これからのヘルスリテラシー

健康を決める力

Health
Literacy

Nakayama Kazuhiro
中山和弘

情報源 ＞ 入手 ＞ 理解 ＞ 評価 ＞ 意思決定 ＞ 健康

講談社

はじめに

　みなさんは、ミミズの煎じ薬を飲んだことがある
でしょうか。私は子どもの頃、ぜんそくやへんとう
炎でよく学校を休んで小児科に行きました。早く帰
りたいのに、母と医師の話は長く、待合室で待つ私
は蚊帳の外でした。しかし家に帰れば帰ったで、ミ
ミズを煎じた薄茶色のお湯が待っていました（後に
ネットで調べると地竜と呼ばれる生薬でした）。変
なニオイがしておいしくなくて鼻をつまんで我慢し
て飲んでいました。何年か前に、母親と話していた
ら「あんたミミズ好きやったね」と言うので「なん
で」と聞くと「出したら必ず飲んだから」と言われ
て、ショックでした。何も決められない自分がいま
した。それでも、胸に手を当てるとゼーゼーするの
が少し楽になる気がしました。

　中学からは、仲良しの友人に誘われるまま、サッ
カー部に入りました。最初はクタクタで家に帰った
らすぐに寝てしまう日々で、親からは体が弱いのだ
からすぐ辞めなさいと何度も言われました。それで
も、学校を休まないようになり、自分の体のことは
自分で決めてよいのではと思いました。大学では、
就職についてまったく決められず、勧められるまま
大学院に進みました。その頃、女性に「ほんと決め
られない人ね」と言われて、自分で決めることの意
味について胸に手を当てて考えました。

　本書のテーマであるヘルスリテラシーとは、健康
や医療の情報を「入手」「理解」して、「評価」「意
思決定」できる力のことです。意思決定とは、決め
るという意味でもありますが、学術的には2つ以上
の選択肢から1つを選ぶことです。このように自分
にはないものを研究することは、意外にあることで
す。決められる人は、決めればよいだけですから。

　リテラシーとは読み書き能力のことです。それ
は、社会に参加して、自分の潜在的な力を引き出し
て自己実現できる力で、人間の尊厳であり、誰もが
持つべき権利です。健康情報の読み書きでも同じ
で、ヘルスリテラシーは健康や生命につながってい
ます。ヘルスリテラシーが注目される理由は、それ

が低いと健康状態がよくなく、健康格差の要因であ
ることが明らかになってきたからです。今や世界中
で、私たちの健康を決めている最大の要因は、ライ
フスタイルや行動の選択です。そして、病気の予防
や治療のための選択肢が増え続けています。わかり
やすくて信頼できて自分に合った情報がないと、う
まく決められません。

　そこで、私たちが日本人のヘルスリテラシーを調
査してみたところ、欧州8か国やアジア6か国と比
較して最も低いものでした。入手や理解まではでき
たとしても、評価や意思決定が難しい傾向がありま
した。決められない人は私だけではないようです。
これらは個人の能力だけではなく、環境の影響も大
きいものです。よりよい意思決定のために信頼でき
る健康情報を手に入れるのは簡単でしょうか。健康
情報をわかりやすく説明して、意思決定を手助けし
てくれる人を見つけるのは簡単でしょうか。

　そのためにまず、自分でできることとして、信頼
できる情報を見極めるポイントである「か・ち・
も・な・い」を紹介しています。それは、か：書い
たのは誰か？、ち：違う情報と比べたか？、も：元
ネタ（根拠）は何か？、な：何のための情報か？、
い：いつの情報か？の頭文字です。「情報は5つを
確認しないと『価値もない』」と覚えられますが、
いかがでしょうか。私たちの最近の研究では、この
5つをよく確認している人ほどヘルスリテラシーが
高いうえに、新型コロナウイルス感染症の予防行動
を多くしていました。

　次に意思決定の難しさについてはどうでしょう。
『世界価値観調査』（2017-2022）によれば、幸福感
が高い国や地域ほど人生の選択の自由度が高い傾向
にあります。日本の幸福感は先進国では低めで、人
生の選択の自由度は88の国・地域の中で86番目で
す。日本人は意思決定が苦手だということを示す調
査もありますし、選択肢も少ない社会なのでしょう
か。そうなると日本でも自己決定は幸せなのかが気
になります。神戸大学西村特命教授らの調査による

と、健康、人間関係に次いで、所得、学歴よりも自己決定（進学先や就職先を自分で決めたか）が幸福感に強い影響を与えていました。この結果を見たとき、健康を自分で決められれば、それも身近な人々と信頼関係を築きながらできれば、もっと幸福になれるのではと思いました。

意思決定は時に難しいものです。どれに決めたとしても、別の選択肢のほうがよかったかもしれないと後悔することもあるでしょう。しかし、なぜあのような決め方をしたのかと後悔すれば、2重の後悔になってしまいます。それを避けるには、選んだ結果が出る以前の意思決定の仕方に注目する必要があるようです。

意思決定をする場として会議やミーティングなどがあります。みなさんは、案が出されるたびに「あーだこーだ」と欠点を指摘してつぶしていって、結局はいい案がないということになった経験はないでしょうか。私の講演では、この質問を投げかけると多くの人がうなずきます。しかし、ある企業の研修に呼ばれて同じ質問をしたところ、首を振られました。どうしているかを聞くと、まずみんなに自由に選択肢を提案してもらってから（ブレインストーミング、略してブレストでしょう）、それぞれのプロコン（Pros/Cons、長所と短所）をあげていって、目標やミッション（企業理念）などに一番合っているものは何かを話し合って選んでいると説明してくれました。後で聞くと、世界中で著しい成長を遂げた外資系企業の社員のみなさんだったことがわかり、苦笑いしてしまいました。

どのようなものにも光と影があります。後悔しにくく納得できる意思決定をするには、選べる選択肢がすべてそろっているか確認し、各選択肢の長所と短所の両方を知り、各選択肢の長所と短所を比較して自分にとって何が重要かの価値観を明らかにすることが大切と言われています。すなわち選択肢、長所、短所、価値観の4つが大切なので、その覚え方を考えました。選択肢は英語ではオプション（option）がよく使われるので、頭文字を取ると「お・ち・た・か」になります。納得したことを「胸（または腹）に落ちた」と言いますから、「胸に『お・ち・た・か』」と覚えられますが、いかがでしょうか。私たちの研究では、大事なことを決めるときにこの4つをよく考えている人ほどヘルスリテラ

シーが高く、新型コロナウイルス感染症の予防行動も多く実施していました。

こうして、意思決定の点からヘルスリテラシーを言い換えてみると、信頼できる情報を見極めて、選べる選択肢とそれぞれの長所と短所を知り、自分の価値観をもとに、「健康を決める力」と言えると思います。症状や病気を治すことも母親に従うことも大事でしょうが、ミミズの煎じ薬を飲むつらさや飲んでいる人はどれくらいいるのか知ることも大事です。どれを優先するかの価値観が問われますが、人の価値観は子どもの頃から意思決定を経験していく中で作られていくものでしょう。

それは胸に手を当てて、自分の心の声を聞き、自分らしさを表現することでもあり、それが上手にできることは健康の大きな柱だと思います。しかし、それには、学ぶ必要があるようです。もし、子どものころから自分で意思決定せずに、誰かや周囲に任せきりだと、自信を得たり成長したりする機会に恵まれていない可能性があります。様々なストレスや困難を乗り越える経験をすることは、その機会になりえるかもしれません。

本書では、こうした内容について紹介しながら、ソーシャルメディアの時代に、新型コロナウイルスをめぐる情報の氾濫を経験し、これからどのような力を身に付けることが必要かを考える材料を提供しています。みなさんと一緒に考えていければと思います。

最後に、本書をまとめるにあたり、書くために必要だったことを学ぶ機会を与えていただいたすべての方々と、本書の企画から出版まで支援していただいた講談社サイエンティフィクの池上寛子さんに、心から感謝します。

2022年10月
中山和弘

目次

第 Ⅰ 章

ヘルスリテラシーとは
意思決定する力

1.1　リテラシーとは人間の尊厳

Ⓐ　リテラシーとは

ヘルスリテラシー（health literacy）とは何でしょうか。その前にそもそもリテラシーとは何かですが、それはレター（letter）、すなわち文字を由来とした言葉です。そして、リテラシーとは読み書き能力のことです。読み書きができる人の割合を識字率といいますが、その識字のことです。

また、読み書きには文字だけではなく数字があります。数字を使える能力、すなわち算数や数学の力を数的能力、英語ではニュメラシー（numeracy）といいます。数的能力とリテラシーを分けることもありますが、基本的にはリテラシーといえば数的能力も含まれることが多いです。日本でも江戸時代の初等教育では「読み書きそろばん」といっていたのと同じで、これらはセットです。

ではそれがなぜ必要なのでしょう。私たちは普段生活していると読み書きできることが当たり前であまり意識しないですが、なぜ読み書きが必要かは、それができない人がいて初めて気がつくことです。それは、社会に参加するためであり、自らの目標を達成するためです。例えば、就きたい職業や果たしたい役割、実現したい夢があるでしょう。それには生まれ持った力である潜在能力を発展させられるようにリテラシーが必要です。生まれたときにはどのような可能性もあるわけですが、どのような家に生まれついたかとか、どのような地域文化に生まれついたかで、様々な環境の影響を受けます。しかし、本来、多様な可能性を持っているわけです。この潜在能力、持てる力を引き出す、発揮させることが大切であるというのは看護で著名なナイチンゲール（Nightingale）も言っていることです。

リテラシーは人間の尊厳であり、誰もが持つべき権利すなわち人権です。世界人権宣言の第1条にあるように、すべての人間は、生まれながらにして自由であり、かつ、尊厳と権利とについて平等です。すでに、情報リテラシー、メディアリテラシー、コンピュータリテラシー、金融リテラシーなど様々なリテラシーがあって、何か高度な能力を指しているような印象を受けるかもしれませんが、リテラシーは、本来、人権として誰もが持つべき力を意味していて、現代において自由に自分らしく生きるには様々なリテラシーがあることが望ましいということでしょう。

Ⓑ　フレイレとエンパワーメント

リテラシーは人間の尊厳であって誰もが持つべき力だと広く説いた人に教育思想家のフレイレ（Freire）がいます。教育学を学んだ人はご存じかもしれませんが、フレイレがどのような活動をしたのかを紹介します。彼の実践から生まれたエンパワーメント（empowerment）という言葉がよく知られています。エンパワーメントとは、保健医療や福祉でも重要視されているものです。フレイレはブラジルの貧しい農村の人々が支配者に抑圧されているとしました。労働者として使われているだけでなく、文字を知らされず、否定的な自己像を植えつけられていると指摘しました。農村の人々は、その原因がよくわからず、沈黙していることが文化になってしまっていることを発見したのです。

20年ほど前、筆者はブラジルに調査に行ったことがあります。ブラジルでの日系人の適応と健康についての調査で、多くの方にインタビューをしました。ブラジルでは日系人は尊敬されていて、農業で成功している人や、医療関係に進んでいる人など、様々な分野で勤勉に努力するというイメージのようです。あるインタビューで、農業で成功している日系人のお宅にお邪魔したときのことです。ご主人にお屋敷の中を案内してもらった際、ある部屋が土間になっていて、そこで黒人の男性と女性が何か作業をしていました。あとでご主人が、「うちの奴隷で、学校も行ってなくて、文字もよくわからない、たまに反抗することがあるので、これが欠かせない」

と、ピストルを見せてくれました。フレイレがブラジルで活躍したのは20世紀半ばのことですが、21世紀にまだ現実であることに驚きました。

　最初に沈黙していることが文化になってしまうことを知ったときは、ブラジルだけの話だろうかと思いました。現代の日本でも、よくわからないけど黙っていよう、何を言ってもしょうがないし、という諦めの気持ちを持つことはないでしょうか。

　では、それに対してフレイレは何をしたのでしょうか。批判的意識化という、沈黙している文化を客観的に自覚することです。自分たちが今の状況に置かれている理由は、学校に行っていないから、行かせてもらっていないからだと知ることです。フレイレは、読み書きができない人に、紙芝居を使って、その状況を説明して、気づきを促しました。不利な状況にあっても、本来備わっている力、潜在的な力を十分発揮できるように、何が問題なのかを明確にすることです。そしてその問題の原因を知り、やはり社会や環境を変えなければいけない、そのための活動に取り組めるようになることです。これがエンパワーメントと呼ばれるようになりました。端的に言えば原因を知ってそれを解決できる力を持つことです。このエンパワーメントに必要な力は、読み書きを超えた力で、リテラシーによって何ができるようになるかといった、今ある社会を批判的に読み解く力であるという見方から、批判的（critical）リテ

ラシーと呼ばれました。

1.2 ## ヘルスリテラシーの定義とその背景

Ⓐ ヘルスリテラシーとヘルスプロモーション

　そのフレイレが成し遂げたことを健康領域に応用したのがナットビーム（Nutbeam）です。ナットビームは2000年に、ヘルスリテラシーの概念についての重要な論文を発表しています[1]。ヘルスリテラシーを、公衆衛生（public health）の視点から考えるとどうなるかという論文です。公衆衛生とは、言い換えれば、みんなの健康あるいは社会の健康のことであり、それを実現するためには、ヘルスリテラシーが必要であると主張しています。ヘルスリテラシーは、ヘルスプロモーション（health promotion）には欠かせないエンパワーメントのために重要だと訴えました。

　ヘルスプロモーションとは、誰もが健康になれるように、地域・コミュニティや組織づくり、政策づくり、市民とのコミュニケーションや教育など、幅広いアプローチを用いる活動です。それは、個人が行動を変える力だけではなく、それをサポートするためにコミュニティや集団で環境を変えられる力を高めること、公平を実現するためのエンパワーメントを目指すものです。

コラム ══════════════════════ COLUMN

エンパワーメントとは

　中学のときに読んでいた雑誌『ミュージック・ライフ』で、英国のロックバンド・クイーンは特に女性からアイドル的な人気でした。そのことがあって、曲は好きなのに友達には素直に好きと言えない思春期男子でした。そのリードボーカルのフレディ・マーキュリーの半生を描いた映画『ボヘミアン・ラプソディ』が大ヒットしました。空港で荷物の運搬係をしていた彼はメンバーと出会い大成功し、45歳でエイズのため亡くなりました。メンバーにエイズを告げたときのセリフが心に残りました。「同情は時間の無駄だ。時間はすべて音楽に使う。悲劇の主人公にはならない。俺が何者かは俺が決める」（字幕通りではありません）。そして大観衆を

前に、本当の自分を確かめるかのようなパフォーマンスを見せます。その姿に涙が止まりませんでした。

　同じ頃、涙したのが映画『こんな夜更けにバナナかよ』でした。小学6年生で、筋肉が衰えていく難病の筋ジストロフィーと診断された鹿野靖明さんの半生が題材で、大泉洋さんが主演で実写映画化したヒューマン・コメディです。鹿野さんは、「母親には自分の人生を生きてほしい、自分自身の夢も実現したい」と考えて、自らボランティアを集めて自立した生活を送り、42歳で亡くなりました。「俺は一日一日が勝負なんだ」と言って、夜中に「バナナ食べたい」などと思いを正直に口にする一方、ボラン

ティアに対しても「本音で話せよ、正直に生きているか」と問いかけるのでした。そして「命の責任は自分で持つ」という自分の信念を貫きました。

どちらの映画も、見た人に「力を与える」ものでした。それを「エンパワー（empower）」といいます。その名詞形エンパワーメントは、生まれ持った力を生かせるよう、人生や生活を自ら決められるようにする、いわば、本当の自分を生きられるようにするという意味でも使われます。そして自分で健康を決める力＝ヘルスリテラシーは、そのエンパワーメントのために不可欠なのです。

しかしそれは決して一人では実現できません。それぞれの主人公は、バンドメンバーやボランティアに自分たちは家族だと話します。鹿野さんは「人はできることより、できないことのほうが多いんだ

ぞ」「思い切って人の助けを借りる勇気も必要」と語りました。

ヨーロッパの患者組織であるヨーロッパ患者フォーラム（European Patients' Forum）はヘルスリテラシーとエンパワーメントを重要な課題としています。同時に、差別や偏見の根絶を訴えています。愛するクイーンには「手をとりあって」という日本語の曲があり、東日本大震災のチャリティーアルバムにも入っています。誰もが差別されず、本当の自分を生きられるよう手をとりあいましょう。

※このコラムは、毎日新聞2019年1月30日東京朝刊のコラム『健康を決める力』「手をとりあってこそ」を加筆・修正したものです。

ヘルスリテラシーをよく理解するには、1960年頃からみんなの健康のために行われてきた健康教育とヘルスプロモーションの歴史を知るのが早道です[2]。それらに先進的に取り組んできた欧米において、1960〜70年代に、喫煙、肥満、飲酒、運動不足などが、予防可能な病気や死亡の主な要因だとわかり、健康教育は、健康的なライフスタイルを推進するキャンペーンが中心でした。人々が現在とっている行動の健康へのリスクを指摘し、新しい行動のよい点を伝えるものです（これはヘルスビリーフモデル（p.24参照）に基づく古典的な方法です）。しかし、これらは、すぐに行動に移せるようなスキルを持つような、教育レベルが高い人や経済的に豊かな人など一部の人にしか効果がありませんでした。

そのため、1980年代には、その人の周囲を取り巻く人間関係の影響に焦点が当たっていきました。人が行動を選ぶときには、その人にとって重要な人物、例えば配偶者や親や友人などが、その人に期待していることに影響を受けていることが指摘されました。アイゼン（Ajzen）らによる計画行動理論（theory of planned behavior）における主観的規範（subjective norm）と呼ばれるものです。また、バンデューラ（Bandura）によって、人は他者の成功や失敗の体験から学び（観察学習）、他者から褒められることで行動を強化している、すなわち褒められた行動はそのあと繰り返されやすいことが明らかにさ

れました（社会的学習理論といいます）。そこで、個々人について、家族やグループなどの他者との関係に合わせて行動変容を促進するプログラムが開発されました。

さらに、マーケティングの理論を取り入れることによって、その人が所属している集団に焦点を当てました（非営利目的のマーケティングでソーシャルマーケティングと呼ばれます）。集団の属性として、例えば、性別・年齢あるいは地域・規範意識などを考えます。多様な集団の存在を把握して、それぞれの集団が持っている社会的な規範に合わせて行動変容を促す方法が開発されました。しかし、これらはまだ、対象への情報提供と教育に頼っていたため、必ずしもうまくいかず、多様な社会経済的集団の健康状態のギャップを縮めることはできませんでした。なぜなら、健康状態は、個人の行動によって影響を受けるとはいえ、個人の行動は社会経済的環境によって決定されているため、個人の行動を変えるには、環境そのものを変える必要があるからです。そのことを示したのが、WHO（World Health Organization、世界保健機関）によるヘルスプロモーションであり、人々が健康の決定要因をコントロールできるようにする活動でした。1986年に、カナダの首都オタワで、第1回の世界ヘルスプロモーション会議が開催され、オタワ憲章が採択されました。オタワ憲章でのヘルスプロモーションの定義は「人々が自らの健

康をコントロールし、改善することができるようにするプロセス」というものでした。前半は「自分の行動を変えること」で個人のことですが、後半は「変えられるように支援すること」で社会のことです。それ以前の、トップダウン式の「自分のことだから自分で気をつけてください」という方法ではなく、「それができるようにみんなで環境を変えていきましょう」という方法への転換でした。その実現のためには、個人が自分を含めた周囲の一人ひとりのために、社会に参加して協力しあうことが必要です。広く情報を共有して、自分も社会の一員として、社会をつくっていることを意識することが大切になります。

　そして、2005年の第6回の世界ヘルスプロモーション会議では、バンコク憲章が採択され、ヘルスプロモーションの定義を、健康の決定要因を追加し「人々が自らの健康とその決定要因をコントロールし、改善することができるようにするプロセス」としました。これは、健康や病気の原因としてのライフスタイルや行動といった個人の決定要因よりも、その背景にある「原因の原因（causes of causes）」＝健康の社会的決定要因（social determinants of health, SDOHまたはSDH）の影響の大きさを示すものでした。詳しくは第11章（p.147〜）で紹介しますが、例えば、タバコは様々な病気の要因になりますが、それは吸うこと自体が要因のようにみえますが、そもそもなぜ吸い始めたのかを考えると、映画やテレビで憧れのスターが吸っていて、先輩や友人もみんな吸っていたからという場合はどうでしょう。そのような環境を変えることが大事であることがわかります。また、経済的な影響も大切で、収入が少ないほど肥満が多くなる傾向があって、それは安価な食品のほうが太りやすいなどの理由が考えられています。

　そして、ヘルスプロモーション活動の成果として、ヘルスリテラシーが重要視されるようになりました。それは、自分の健康的なライフスタイル、効果的なヘルスサービス、健康的な環境といった様々な健康の決定要因を変えられる力です。最近では、2021年に第10回のヘルスプロモーション世界会議でジュネーブ憲章が採択されましたが、生涯を通じたヘルスリテラシーの向上が高い優先順位にあることが示されています。

Ⓑ　3つのレベルのヘルスリテラシー

　ナットビームは、ヘルスリテラシーには、3つのレベルがあるとしました（**図1.1**）。

　1つ目のレベルは、機能的（functional）ヘルスリテラシーと呼ばれ、健康情報を理解できる力を指します。これはナットビームがこの論文を書く以前からあった言葉で、ヘルスリテラシーといえば、リテラシーにヘルスがついた言葉として、健康関連用語が理解できるかどうかを指すことが多くなっていました。現在でも、それを指すことが多いのですが、ナットビームは、それは基本的なヘルスリテラシーとして不可欠であるものの、それだけでは健康になれないとしました。

　知識や意欲があっても、実際に行動に移すためには、周囲の協力を得る必要があります。ナットビームは、それを相互作用的（interactive）ヘルスリテラシーと呼び、ヘルスリテラシーの2番目のレベルに位置づけました。糖尿病の人を例に挙げましょう。あるお父さんが糖尿病だとわかって、医師から糖尿病がどのようなもので、きちんとコントロールしないとどのような合併症があるのか、そして食事療法が重要だという説明を受けたとき、理解できるまでが機能的ヘルスリテラシーです。では実際にそのお父さんがそれらを理解しただけで、糖尿病をコントロールできるでしょうか。それが簡単にできるなら、保健指導の最前線にいる人たちは苦労しないわけです。健康教育や糖尿病関連の学会で、長きにわたり一所懸命取り組んでいるのは、どうしたら行動を変えられるかという研究です。

　そのお父さんは料理が全くできないとします。家に帰って奥さんに「糖尿病になって食事を変えたほ

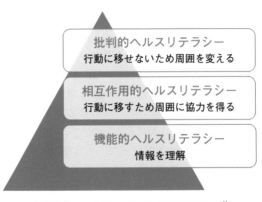

図1.1　3つのレベルのヘルスリテラシー[1]

うがよいと言われたのでお願いします」と話したとします。そうしたら奥さんは「わかった。ヘルシーなメニューを考えよう。糖尿病の人に向いた食事を一緒に勉強しよう」と言ってくれるかもしれません。それから、昼食はいつも社員食堂で食べているとして、食堂のおじさんに「糖尿病になったので、ヘルシーなメニューをつくってくれないか、タニタ食堂みたいな」と話したら、「社長がこれからは健康経営だと言っていたので、ヘルシーメニューを考えようと思っていたところなんだ、頑張ってみるよ」と言ってくれるかもしれません。このように家でも職場でも食事療法を可能にするのが、相互作用的ヘルスリテラシーです。

しかし、世の中いつもそのようにうまくいくとは限りません。家に帰って奥さんに「糖尿病になった」と言ってみたら、「ヘルシーな食事？　ふざけないで。そんなの考える時間もお金もない。あんたが台所に入るのも絶対イヤ」と言われるかもしれません。食堂でおじさんに「糖尿病になった」と言ったら、「ヘルシーメニュー？　うちは若いものばかりで、みんな揚げ物が大好きで、それで工場がもっているんだから。お前のためだけにつくっていられるか。うちの飯が食えないようじゃ、もう年だよ。ここで働けないということだろう。やめろ、やめ

ろ」と言われるかもしれません。この場合は、実際に行動に移せません。

では、そのときどうするのか。泣き寝入りするのでしょうか。いいえ、奥さんを何とか説得する、社員食堂にも何とか掛け合う、社長に掛け合う、同僚に協力を求める、様々な手を使って、何とかそれを変えられないかと努力する方法があります。大変なことですが、そうしない限り、健康は手に入りません。これが批判的（critical）ヘルスリテラシーで、要するに環境を変える、周囲を変えることです。批判的ヘルスリテラシーは、個人の利益だけでなく集団の利益に結びつくもので、個人の力だけでなく、集団やコミュニティの力です。つまり批判的ヘルスリテラシーを必要とするヘルスプロモーションは、多くの人々自身の手によって、行われるものです。

情報が理解できたとしても、それを生かせるかどうかが鍵であり、わかっていてもできないとすれば、かえってストレスになることもあります。もしそのような状況のときは、ヘルスリテラシーの3つのレベルを思い浮かべてみれば、他者との相互作用によって自分が行動に結びつけられているか、環境がそれを阻んでいるとすれば、その原因を考えて、そこに働きかけることが必要なことがわかるでしょう。

コラム ──────────────────── COLUMN

ヘルスプロモーションの取り組みの例

ヘルスプロモーションをより理解するために実際に行われた取り組み例をみてみましょう。1990年代に、米国のマサチューセッツ州で喫煙率を劇的に下げた例です[3]。この取り組みで大事にされたことは、決して喫煙者を責めないことでした。その頃には、禁煙キャンペーンが展開されて、すでに、副流煙の害は知られていて、公共施設については禁煙の条例ができていました。次のターゲットは、経済的な打撃があるという理由で禁煙への反対意見が根強いレストランやバーでした。そのために、保健の専門家やボランティア団体が行ったことは、多くの市民が禁煙のレストランを望んでいるという調査結果を知らせるキャンペーンでした。市民の60％は全席禁煙を、80％は禁煙席の設置を望んでいて、90％は禁煙になっても変わらずに外食に行きたいと思

うという結果です。禁煙にしても、レストランは決して損をしないし、それどころか市民にとってよいことだとアピールしました。こうして、一人ひとりの行動ではなく、環境にアプローチをしました。

また、地域の若者たちを集めて、自分たちの住む町にあるタバコの広告の影響について仲間同士で考えさせる活動も行っています。家に帰ると、そこで学習したことを家族に教えます。そして、地域の若者たちが健康な家庭やまちづくりに参加しているという意識を身につけていきます。喫煙者からではなく、タバコ会社から、地域ぐるみで自分たちの健康を守るために、宣伝の影響とそれに対抗する方法を考えて、社会を変えていくという方法をとりました。町を走る禁煙のキャンペーンバスの写真があります（**図**）。

ヘルスプロモーションとは、直訳すれば健康の促進・振興という意味ですが、一般的にプロモーション活動といえば、よく使われる意味での「宣伝活動」でもあります。タバコのような健康によくないものが宣伝されていれば、専門家はそれに対抗して何が健康によいのかを宣伝する責任があるといってもおかしくはありません。

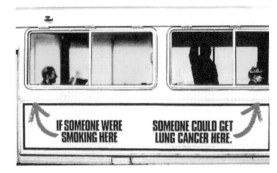

図　地域を走るバスに書かれているのは「左の矢印のところの人がタバコを吸っていると、右の矢印のところの人が肺がんになる可能性がある」

(https:www.industrydocuments.ucsf.edu/tobacco/docs/#id=xxdl0037より)

C　ヘルスリテラシーは個人と環境の相互作用

ヘルスリテラシーはなぜ必要になったのでしょうか。健康のためには一人ひとりの持つ力も大切ですが、一人ひとりが置かれている環境の影響も大きく、個人と環境の両方が関係しています。

そもそも自然に生活しているだけで、食事や運動などでヘルシーなライフスタイルを送れるような環境であれば、いわゆる生活習慣病にもなりにくいわけです。それがなかなか難しい環境になっている、あるいはそのような環境にしてしまったという背景があります。喫煙、運動不足、お酒の飲みすぎ、ファストフード、ストレスなどは、現代が生み出してきたもので、このようなリスクファクターが増えたことで、行動を変える必要が出てきたわけです。また、遺伝に関する研究が進むほど、遺伝子の働きも環境によるものであることがわかるなど、どのような環境をつくるかが重要になっています。様々な病気になるリスクの存在がわかってくると、専門家は単にそれを伝えるだけではなく、リスクを減らすた

ヘルスリテラシーは個人と環境の相互作用

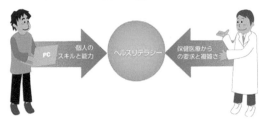

サイト「健康を決める力」より

めの選択肢を知らせて選んでもらうまでが求められます。

それは、病気になったときも同じです。医療技術の進歩は早く、新しい治療やケアが開発されて、その選択肢は次第に増えています。それぞれの選択肢には、長所（利益）と短所（リスク）がありますから、どれがよいか選ぶ必要があります。例えば、あと数か月生きられる抗がん剤があるものの、それなりの副作用を経験することになったり、乳がんで生存率は変わらずに乳房を残す方法があっても、全部切除するよりは再発率が少しだけ高かったりと、患者が何を優先するかを考える機会が増えてきています。さらに、遺伝子検査でわかることが増えて、一人ひとりに合わせた治療法を選ぶことが可能になってきています。

そのため、保健医療の側から個人へ、予防や治療のためにどの選択肢を選ぶかを決めることを要求する機会が増えました。その要求に応えることが厳しければ厳しいほど、ヘルスリテラシーが求められることになります。例えば、食事を急に変えることも厳しいですが、食事療法の説明が専門的で難しすぎて理解できないときもそうです。説明が難しいほど、聞く側の力が必要になりますが、誰でもわかるように説明してくれれば、特別な力は必要ないわけです。

これらはヘルスリテラシーが個人と環境の相互作用の産物だからです。保健医療の側からの要求が多かったり複雑で難しかったりするほど、個人は高いレベルのヘルスリテラシーが求められます。例え

ば、多くの人が糖尿病になりやすい恵まれない環境であるほど、個人のヘルスリテラシーは必要になります。しかし、一人ひとりの力には限度があるので、サポーティブな環境にしなければなりません。環境をそのように変えていくためにも、一人ひとりが批判的ヘルスリテラシーを身につけていく必要があります。

したがって、保健医療の側から、わかりやすく情報が提供されて、自分にあったものを選ぶ支援がされれば、求められるヘルスリテラシーも少なくなるわけです。もちろん、一人ひとりが健康のためのスキルや能力を身につけておけば、健康のリスクに直面してから急にヘルスリテラシーを求められることもありません。どちらのアプローチも必要です。

このようにみると、ヘルスリテラシーは、市民や患者にだけ当てはまるものではありません。医療者においても、いかに相手に合ったわかりやすい情報が提供できて、うまく選ぶための支援ができるかの能力も医療者としてのコミュニケーション能力であり、ヘルスリテラシーと呼ぶことができます。市民や患者のヘルスリテラシーの向上もさることながら、そのハードルを下げるための医療者の力をヘルスリテラシーと呼ぶことが増えてきています。

Ⓓ 包括的なヘルスリテラシー

ナットビームをはじめ多くの人が、ヘルスリテラシーとは何かについて、様々な定義を述べています。先駆者であるナットビームは、先に紹介した2000年の論文[1]で、ヘルスリテラシーの定義を、「よい健康状態を推進して維持させられるような、情報を入手し、理解し、活用するための個人の意欲と能力を決める認知的社会的スキル」としています。この定義は彼が担当している1998年のWHOによる定義[4]でもほぼ同様です。

2012年には、ヨーロッパヘルスリテラシープロジェクト（European Health Literacy Project, HLS-EU）というプロジェクトが立ち上がって、その定義を整理しています[5]。このプロジェクトは8か国（オーストリア、ブルガリア、ドイツ、ギリシャ、アイルランド、オランダ、ポーランド、スペイン）が集まり、それぞれの国でヘルスリテラシーの全国調査を行うというものです。ヘルスリテラシーの測定のために、システマティックレビュー（systematic review）という、それまでの関連する論文を集めて体系的に

まとめる作業をしたうえで、ヘルスリテラシーを定義しました。

HLS-EUの定義では、ヘルスリテラシーは健康情報を入手して、理解して、評価して、活用できる力とされており、ナットビームの定義に評価する力が追加されて4つの力になっています。詳しくすべてを書くと「健康情報を入手し、理解し、評価し、活用するための知識・意欲・能力であり、それによって、日常生活におけるヘルスケア・疾病予防・ヘルスプロモーションについて判断したり意思決定をしたりして、生涯を通じて生活の質（quality of life, QOL）を維持・向上させることができるもの」[5,6]です。現在は、この定義が多く使われています。この定義は今までいわれてきたことを包括したものになっていて、全部をカバーしようとしてつくられています。言い換えれば、公衆衛生すなわちみんなの健康という、包括的な健康の視点からまとめたものともいえます。

HLS-EUの定義を詳しく見てみましょう。「入手」は、英語ではobtainやaccessといわれるもので、手に入れることです。「理解」は、understandで、意味内容がわかることです。「評価」は、evaluateやappraiseといわれ、それが自分にどのように当てはまるのか、それが正しいのか、信頼できる情報なのか、間違いがないのか、という評価です。「活用」は、applyやuseといわれ、情報に基づく意思決定（informed decision）ができる力とされています。

そして、これらの4つの力を使う場面として、日常生活における、ヘルスケア・疾病予防・ヘルスプロモーションの3つの領域が挙げられています。4×3で12次元の能力になります（**表1.1**）。ヘルスケアの場面は、例えば症状があったときに病気についての情報を得たり、実際に薬を飲んだり受診したり医療者とコミュニケーションを取ったりすることです。保健医療サービスの利用といってもよいかもしれません。疾病予防は、病気の予防そのものですが、主に個人でできることが含まれていて、例えば予防接種を受ける、検診に行く、ライフスタイルを変えるといった場面が含まれます。最初この定義をみたときに「偉い！」と評価できた点は、疾病予防とヘルスプロモーションを分けていたことです。疾病予防が個人ですぐにできることであるのに対し

表1.1　ヘルスリテラシーの4つの力と3つの領域 [5]

	入手	理解	評価	活用
ヘルスケア	医学的・臨床的問題に関する情報にアクセスする力	医療情報を理解し、意味づけする力	医療情報を解釈し評価する力	医学的問題について情報に基づく意思決定をする力
疾病予防	健康のリスクファクターに関する情報にアクセスする力	健康のリスクファクターに関する情報を理解し、意味づけする力	健康のリスクファクターに関する情報を解釈し評価する力	健康のリスクファクターについて情報に基づく意思決定をする力
ヘルスプロモーション	社会的・物理的環境における健康の決定要因の最新情報を得る力	社会的・物理的環境における健康の決定要因の情報を理解し、意味づけする力	社会的・物理的環境における健康の決定要因の情報を解釈し評価する力	社会的・物理的環境における健康の決定要因について情報に基づく意思決定をする力

て、ヘルスプロモーションは環境や社会を変えることと分けています。

そして、これら3つの領域において「判断したり意思決定をしたりして、生涯を通じて生活の質を維持・向上させることができるもの」とされています。判断というのは評価する力を用いたもので、最終的には意思決定をすることになっています。

Ｅ　意思決定とは2つ以上の選択肢から1つを選ぶこと

では、意思決定とは何でしょうか。字面からは、意思を固める、気持ちを決める、覚悟を決めるという意味に捉えられる場合もあるようです。例えば、選択肢が1つしかなくても、これしかないんだ、これでいいんだ、納得しよう、のような内容です。しかし、学術的に用いられる意思決定の定義は、2つ以上の選択肢から1つを選ぶことです。これは心理学や経済学を含めた幅広い学問において使われている、英語ではディシジョンメイキング（decision making）の定義です。

健康や医療の分野でも、健康を決めるのはいくつもの選択肢から何を選ぶかです。例えば、糖尿病になって食事療法とともに運動を始めるとしても、選択肢があるわけです。散歩、ジョギング、ジムに通う、テニス教室など、たくさんあるでしょうが、そ

れぞれには必ず長所と短所があります。気軽さ、続けやすさ、カロリー消費量、経済的負担、楽しさ、筋力の向上など様々な特徴があるでしょう。

こうして健康のための意思決定にも、自分が選べる選択肢は何であり、それぞれにどのような長所と短所があるかを知る必要があります（**図1.2**）。そして、それらは科学的根拠に基づく信頼できてわかりやすい情報であることが不可欠です。さらには、自分はどの長所と短所が1番大事かという価値観が問われます。そこに優先度がないと選べませんし、意思決定できなければ、その経験をヘルスリテラシーとして身につけることができません。

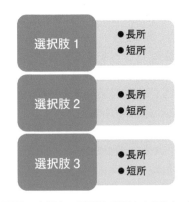

選択肢1　●長所　●短所

選択肢2　●長所　●短所

選択肢3　●長所　●短所

図1.2　必要なのは信頼できるわかりやすい情報

コラム　　　　　　　　　　　　　　　　　　　　COLUMN

批判的ヘルスリテラシーに必要なリテラシー

社会や環境を変えると聞くと少しハードルが高くなる批判的ヘルスリテラシーですが、それを身につけるために必要なリテラシーを考えてみましょう。

より身近なものになるかもしれません。

まず挙げられるのは、市民リテラシーです。これは、市民が公的な問題を意識し、意思決定過程に参

加する能力です。それには、メディアの情報を批判的に捉えられるメディアリテラシーが必要です。テレビや新聞だけでなく、インターネットを効果的に活用して、利用可能な選択肢と各々の長所と短所を知り意思決定できるスキルが望まれます。さらに、人々が政府や行政などと交渉したり話しあって政策を決めることについての知識、個人の健康に関する行動や選択が社会の人々の健康に影響することの認識が含まれます。

次に、文化的リテラシーです。これは、健康情報を解釈し、それに基づいて行動するために、自分が所属している文化を認識したうえで、その情報をうまく活用できる能力を意味します。つまり集団の信念、習慣、世界観、ある集団に自分が属しているという感覚（社会的アイデンティティ）を認識し、活用する能力です。例えば、地域の慣習や迷信、流行な

どは、科学的な視点からみたときには、科学的な知見と一致しているものもあればそうでないものもありますが、一致していないからといって否定せずにその理由を理解できることが必要です。他者とのコミュニケーションにおいて、あらゆる文化、階層、人種、年齢、ジェンダー、セクシュアリティ、民族、宗教の人に対して相手を尊重する能力、他の文化の人々にとっての健康的なライフスタイルの定義や、その文化の健康への影響力などを理解できる能力です。これは健康をめぐる文化的な多様性（ダイバーシティ）に敏感になり、それを受け入れ、学ぶことができる力です。

このように、社会の様々なしくみや文化を知ることが、自分だけでなく、みんなの健康をつくるために必要です。批判的ヘルスリテラシーに必要な力が現実味を帯びてこないでしょうか。

Ｆ　ヘルスリテラシーとは健康を決める力

ヘルスリテラシーという言葉を日本で普及させるために、筆者は「健康を決める力」と呼ぶことにしました。「健康決定力」とも考えたのですが、周囲の人の意見を聞くと、「ちょっと固い」「サッカーのゴールの決定力みたい」などと言われたので、やわらかい表現であるこちらにしました。健康は自分で決められるという意味と、そのためには自分で意思決定する力が大事だという意味を込めています。ヘルスリテラシーとは、HLS-EUの定義をみても、端的に言えば、健康について情報に基づく意思決定をする力です[5]。情報に基づく意思決定は、英語ではインフォームドディシジョン（informed decision-making）で、インフォームドは、「十分に情報を得たうえで」という意味です。「健康を決める力」とは、情報に基づいた意思決定によって、自分の健康を決めること、自分の意思決定が健康に影響していることを表現しているわけです。

HLS-EUの定義は、情報源があって、そこから健康情報を入手して、理解して、評価して、活用するのですが、筆者は、最近、活用は意思決定と言い換えています。そしてこの一連の4つの能力のプロセスが健康に結びつくということです（**図1.3**）。この4つのプロセスは、健康情報に限ったものではなく、一般的に情報を活用するために必要なプロセス

です。情報リテラシーというと、この4つの力をいうことも多いため、情報が健康情報になったものともいえます。そうすると、ヘルスリテラシーは健康情報リテラシーであるともいえます。

ただ、そのプロセスで健康になるというときの、健康の定義も大事です。WHOの健康の定義（「健康とは、身体的、精神的、社会的に完全に良好な状態であり、単に疾病がないとか虚弱でないということではない」、詳しくは第13章p.178を参照）にもあるように、身体的な健康だけではなく、心理的なものも社会的なものも入っているべきですが、本当にその人が望んだ意思決定ができるかどうかそのものも、健康なのではないでしょうか。そのような人々にとっての意思決定の意味については、第2章以降でお話しします。また、ヘルスリテラシーを多くの人に知ってもらうために、サイト「健康を決める力」（https://www.healthliteracy.jp/）（**図1.4**）を運営してきていて、

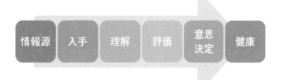

図1.3　　ヘルスリテラシーのプロセス

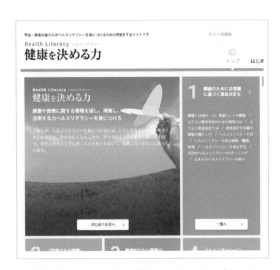

図1.4　サイト「健康を決める力」のトップページ

本書はそれを大幅に更新し、整理したものです。

1.3　ヘルスリテラシーの測定と評価の動向

Ⓐ　ヘルスリテラシーの見える化

　ヘルスリテラシーは測定して評価できる点が、注目される理由でもあります。測定できれば、自分のヘルスリテラシーの向上や、ヘルスリテラシーの向上のために行っている介入（キャンペーンや学習プログラムなど）の効果を見える化して評価することができます。

　測定することに意義があるがゆえに、測定尺度（測定のための「ものさし」という意味で使われます）も多く開発されています。米国国立医学図書館（NLM）とボストン大学などが協力し、ヘルスリテラシーツールシェド（Health Literacy Tool Shed）という、ヘルスリテラシーのツール（測定尺度を測定ツール（道具）と呼ぶこともあります）の登録データベースを作成しています。シェドとは物置小屋、倉庫という意味です。同じ尺度で多言語に訳されているものもあるので、重複もありますが、270以上もの尺度が登録されています。筆者が仲間たちとつくった、HLS-EUで開発された尺度（p.13で紹介します）を日本語に訳した日本語版も、申し込みをして、このデータベースに入っています。

Ⓑ　機能的ヘルスリテラシーの尺度

　ヘルスリテラシーツールシェドには、特に機能的ヘルスリテラシーの尺度が多く登録されています。元々リテラシー（識字）の調査の一部として実施されるなど、機能的ヘルスリテラシーの歴史が古いこともありますし、病院などで高齢者や患者を対象として測定されることが多いからです。

　英語の代表的な尺度に、TOFHLA（Test of Functional Health Literacy in Adults）があります[7]。TOFHLAは読解力部門50問と数的基礎力部門17問からなります。読解力部門は、病院で患者さんが実際に目にする文章などを使った、穴埋め型の問題で、選択肢から回答を選びます。数的基礎力部門は、ニュメラシーを測るもので、処方薬の服用方法などが書かれたラベルから、必要な数的情報を扱うことができるかを評価します。

　他に、REALM（Rapid Estimate of Adult Literacy in Medicine）という、125個の医学的な英単語について適切に発音できるか、要するにその言葉を知っているかどうかを測る尺度があります[8]。例えば、menopause（更年期・閉経）という言葉が入っています。日本でも、更年期についてしっかりと理解している人はどれほどいるでしょうか。TOFHLAにもREALMにも短縮版がありますが、まだ日本語版がないようです。

　より簡便で日本語版がある尺度としてニューエストバイタルサイン（the Newest Vital Sign, NVS）があります[9]。バイタルサインとは、体温・脈拍・血圧など、生きていることを示すサインのことです。今やヘルスリテラシーも生命に関わるものなので、最新のバイタルサインといえて、誰もが測るべきものだというわけです。アイスクリームの容器の栄養表示ラベルを使って、対象者に読解力や解釈力、計算力を問う6つの質問からなるテスト形式の尺度です。例えば、全部食べると何カロリーか、間食として炭水化物が60gまではよいとするとどれだけ食べてよいか、1個全部食べたら1日のカロリーの何%になるか、などを質問するものです。このような力は、栄養だけではなくて、薬の説明書から用量や用法を適切に読んで使えるかという力と共通します。

　また、病院などで、目の前にいる患者にすぐ使えるように、1～3問の尺度が開発されています。1問

のものではSingle Item Literacy Screener（SILS）が知られていて、「医者や薬局からもらう説明書やパンフレットなどの文書を読むとき誰かに助けてもらうことはどのくらいありますか（筆者仮訳）」と質問します[10]。「いつも」「しばしば」「ときどき」「たまに」「ない」で回答してもらい、「ない」以外の人はヘルスリテラシーに何らかの問題があると判断するものです。

3問のものではBrief Health Literacy Screen（BHLS）があります。「病院の資料を読むのを誰かに手伝ってもらうことはどのくらいありますか」「医療書類を自分一人で記入する自信はどのくらいありますか」「書かれた情報を理解するのが難しく、病状を知るのに問題があることはどのくらいありますか」という3つの質問（いずれも筆者仮訳）によって、ヘルスリテラシーが不十分な人を見つけることができるとされています[11]。簡便にテストをして、そのような人には特に丁寧に説明しなくてはいけないと考えます。

Ⓒ 機能的ヘルスリテラシーの測定と健康影響

2003年には米国の全国調査で、機能的ヘルスリテラシー（国で開発された尺度が使われています）がきちんと備わっていてメディアなどに流通しているような健康情報をしっかり理解できる人が、9人に1人しかいないことが報告されました[12]。米国でヘルスリテラシーが問題になっているのは、多民族国家だから、ヒスパニック系、アジア系などが多いか

ら、と考える人もいますが、実はヘルスリテラシーが低い人の多数派は白人の高齢者です。米国はやはり白人が最大多数の国（人種の分け方にもよりますが6〜7割）なので、そこで問題があるということです。やはりわからない専門用語があると意味が通じなくなるものです。例えば先に更年期の話をしましたが、更年期女性の話があっても「更年期って何だったかな」という場合は、その情報はなかなか伝わらないでしょう。

これで米国ではヘルスリテラシーが大きな問題になったようです。そのため機能的ヘルスリテラシーに関しては、それがどのように健康に影響するのかという研究がたくさんあります。**図1.5**はヘルスリテラシーの違いによって高齢者がどれぐらい早く亡くなっていくかという研究の結果です[13]。先ほど紹介したTOFHLAの短縮版でヘルスリテラシーを測定しています。縦軸が生存割合（Alive, %）で、100％を0か月にして、追跡していくわけです。3260人の高齢者を追跡したときに、3群で死亡率に差があり、1番下が「不十分（Inadequate）」で最も早く亡くなっていき、1番上は「十分（Adequate）」、真ん中は「最低限（Marginal）」です。月日が経てば経つほど、差が開いていくグラフです。「不十分」では「十分」の人に比べて1.52倍早く亡くなるという結果です。ただし、この研究は、高齢者では認知機能の低下があるのでそれが原因ではないかと指摘があり、認知機能の死亡率への影響を取り除いてみ

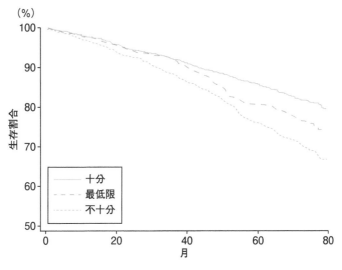

図1.5　ヘルスリテラシーの死亡率への影響[13]

表1.2　機能的ヘルスリテラシーの低さの健康や医療への影響

予防サービス（マンモグラフィ、インフルエンザ予防接種など）を利用しない

病気、治療、薬などの知識が少ない

ラベルやメッセージが読み取れない

医学的な問題の最初の兆候に気づきにくい

長期間または慢性的な病気を管理しにくい

保健医療専門職に自分の心配を伝えにくい

慢性の病気のために入院しやすい

救急サービスを利用しやすい

職場でケガをしやすい

死亡率が高い

医療費が高くなる

ても、ヘルスリテラシーが死亡率に影響していて、「不十分」では「十分」の人に比べて1.27倍早く亡くなるという結果でした[14]。2021年にこれらを含めた19の論文の結果をまとめた（システマティックレビュー）結果、ヘルスリテラシーが「不十分」「最低限」の人は「十分」の人に比べて1.25倍早く亡くなるという結果になっています[15]。

このように、機能的ヘルスリテラシーの低さの健康や医療への影響については、多く報告されています[16]。検診や予防接種などの予防サービスを利用しないなどの影響が指摘されています。医療費の面でも、2009年の論文によると、ヘルスリテラシーの低い人々によって年間3〜5％の追加のコストがかかっていて、1人当たり年間143〜7798米国ドル余分だと計算されています[17]。これらの影響を表1.2にまとめました。

機能的ヘルスリテラシーの低さにより、情報の理解ができず、コミュニケーションもとれないため、新しい知識が身につかない、言われたことに対して肯定的な態度をとれない、自信が持てない、行動を変えられないことなどから、これらの影響が生じていると考えられます。

Ｄ　3つのレベルのヘルスリテラシーの尺度

ナットビームの示した3つのレベルのヘルスリテラシーを測定する尺度も開発されました。日本で考案された、2型糖尿病患者のヘルスリテラシーの尺度です[18]。これは、機能的ヘルスリテラシー、相互作用的（ほぼ同じ意味ですが伝達的（communicative）とされています）ヘルスリテラシー、批判的ヘルスリテラシーの3つからなります。批判的ヘルスリテラシーについては、自分の問題に気がついて、その環境を変えるというものが強調されていたのですが、糖尿病患者で実際に行動に移せるレベルとして、この尺度では情報を批判的にみるという内容で測定しています。

機能的ヘルスリテラシーは、病院や薬局からもらう説明書やパンフレットなどを読む際、例えば、「字が細かくて読みにくい」「内容が難しくてわかりにくい」といったことがどの程度あったか（「全くなかった」〜「よくあった」）を回答するものです。

相互作用的（伝達的）ヘルスリテラシーは、糖尿病やその治療・健康法に関することについて、「いろいろなところから知識や情報を集めた」「見聞きした知識や情報をもとに、実際に生活を変えてみた」といった項目について、上と同様に回答するものです。

批判的ヘルスリテラシーは、「見聞きした知識や情報が自分にも当てはまるかどうか考えた」「見聞きした知識や情報の信頼性に疑問を持った」「見聞きした知識や情報が正しいかどうか聞いたり、調べたりした」「病院や治療法などを自分で決めるために調べた」という4項目です。

この尺度を使った研究で、機能的ヘルスリテラシーが高いほど合併症がない、相互作用的ヘルスリテラシーが高いほどA1cレベルが低い（血糖値を低く抑えている＝糖尿病をコントロールできていることを意味します）という結果が出ています。また別の研究では、相互作用的ヘルスリテラシーあるいは批判的ヘルスリテラシーが高いと、糖尿病のケアやセルフマネジメントの理解度、それらの自己効力感（自信のこと）が高いという結果を出しています[19]。また、相互作用的ヘルスリテラシーが高いほど、医師の説明がわかりやすいと回答していました。

さらに健康な人たち向けの尺度も開発されています。労働者向けの、相互作用的（伝達的）・批判的ヘルスリテラシーを測る尺度（communicative and critical health literacy, CCHL）です[20]。「あなたは、もし必要になったら、病気や健康に関連した情報を自分自身で探したり利用したりすることができると

表1.3　　相互作用的（伝達的）・批判的ヘルスリテラシー

1	新聞、本、テレビ、インターネットなど、いろいろな情報源から情報が集められる
2	たくさんある情報の中から、自分の求める情報を選び出せる
3	情報がどの程度信頼できるかを判断できる
4	情報を理解し、人に伝えることができる
5	情報をもとに健康改善のための計画や行動を決めることができる

思いますか」という質問で、**表1.3**の5項目に対してそれぞれ「強くそう思う」から「全くそう思わない」の5段階で回答するものです。5問と比較的少ないので、簡単に測れるツールです。

Ｅ 包括的なヘルスリテラシーの尺度

　そしてさらに、ヘルスリテラシーの概念は次第にカバーする範囲を拡大してきています。より多次元で包括的な尺度が求められるようになりました。そのような尺度があれば、社会経済的状況や教育による差や、国・コミュニティ・グループによる違いなどを明らかにできます[21]。こうした個人の責任ではないところで生じる健康状態の違いを意味する健康格差の存在を発見するとともに、その格差を是正するための介入を開発していくことが可能となります。それは言い換えれば、ヘルスリテラシーとは、変えることが可能な健康の社会的決定要因であるということです。

　包括的なヘルスリテラシーの定義として、HLS-EUの定義についてすでに述べました。その定義をもとに、HLS-EUで47問の尺度であるヨーロッパヘルスリテラシー調査質問紙（European Health Literacy Survey Questionnaire, HLS-EU-Q47）が開発されています[22]。入手、理解、評価、活用（意思決定）という4つの能力をヘルスケア、疾病予防、ヘルスプロモーションの3つの領域で測定するものです。48問にして、4項目ずつにすればよいと思うのですが、そうはいかなかったようで、47問でできています。入手では、気になる症状や病気の情報を見つけること、理解では、医者の言うことやメディアの情報を理解すること、評価では、複数の治療法の長所と短所を判断したりメディアの健康情報の信頼性を判断すること、意思決定では、予防接種を受けるべきかどうかを決めたり、健康を改善するために意思決定をすることなどが含まれています。

　プロジェクトに参加したEUの8か国で測定した結果、ヘルスリテラシーが不足している人は全体で47.6％でした。オランダが1番ヘルスリテラシーが高く、不足している人は28.6％でした。最下位はブルガリアで、62.1％の人が不足していました。初めてみたときは、ブルガリアがかわいそうだなと思いました。ブルガリアヨーグルトでお世話になっていたり、長寿の村もあると思うのですが、少し残念でした。

　彼らは調査結果から、国による健康格差もあるし、国の内部でも得点の高い低いがあって、ヘルスリテラシーが健康格差の要因になっていると指摘しています。なぜなら、この尺度は、自分を健康と思うかどうかという健康度の自己評価と関連がみられ、ヘルスリテラシーの得点が高いほど健康だと回答していましたし、身体活動の頻度とも関連していたからです。

　そもそもこれだけ不足の人がいるということは、多くの人が健康情報が手に入らないし理解もできないし、自分で意思決定することができない状況にあるということです。これは人権問題として取り組む必要があるとしています。これは社会や政治が取り組むべき課題で、国家レベルで動くべきだと指摘しています。

　このレポートをネットで発見して、日本ではどうなるか調査することに決めました。すでにヘルスリテラシーの研究プロジェクトを実施していたのですが、メンバーの人たちに紹介したら、誰かがやる前に日本語版をつくりましょうということになりました。EUのプロジェクトの筆頭著者であるオランダのソーレンセン（Sørensen）氏にメールを出して、翻訳してもよいか確認したら、快く元の質問紙を送ってくれて日本でも実施しました[23]。どうなったでしょうか。これは第10章で詳しく紹介します。

　なお、この尺度は47項目と項目が多いこともあり、HLS-EU-Q16とHLS-EU-Q6という、47項目の中から16項目または6項目を選んだ短縮版の尺度も同時に開発されています。さらに、47項目から12項目を選んだ短縮版として、台湾では、**表1.1**の12次元の能力から1項目ずつ選んだHLS-SF12[24]が、ノルウェーでは統計的な方法で12項目を選んだHLS-Q12[25]が開発されています。日本でも、これら2つの12項目版とHLS-EU-Q16のうちどれが利用に適しているかについて調査をして、HLS-Q12が候補になると示した研究があります[26]。

　これらのHLS-EUの尺度を用いてヘルスリテラシーを測定して、健康状態や生活の質などとの関連をみた日本の研究はいくつもあります。一般住民や企業の従業員を対象として健康状態や健康行動と関連がみられたもの[23,27,28]や、患者を対象としてヘルスリテラシーが高いほど社会活動、運動習慣を実施していたり、生活の質（QOL）が高かったもの[29,30]、高齢者を対象として動脈硬化のリスク低下やフレイル低下などと関連していたもの[31,32]などがあります。

　HLS-EUのプロジェクトは、その後、M-POHL（WHO Action Network on Measuring Population and Organizational Health Literacy）[33]というネットワークをつくり、HLS19という2019～2021年の調査プロジェクトになっています。調査項目はHLS-EUのものに加えて、デジタルヘルスリテラシー（HLS$_{19}$-DIGI）、医師とのコミュニケーションのヘルスリテラシー（HLS$_{19}$-COM-P-Q11（長い版）とHLS19-COM-P-Q6（短い版））、適切な保健医療サービスを見つけて利用できるナビゲーションヘルスリテラシー（HLS$_{19}$-NAV）、ワクチン接種のヘルスリテラシー（HLS$_{19}$-VAC）が開発されて使われています。こうした、新たな測定の試みを含めて世界のヘルスリテラシーへの取り組みの動向は、2019年に出版された「International Handbook of Health Literacy (Policy Press, 2019)」[34]（PDFが無料でダウンロードできます）を参照することをおすすめします。

　HLS-EU以外のもう1つの包括的な尺度はオーストラリアのオズボーン（Osborne）らが開発したHealth Literacy Questionnaire（HLQ）です[35]。内容を紹介すると、44項目で**表1.4**の9つの領域に分かれています。

　HLQはHLS-EUと同じ4つの能力を中心とした

もので、ヘルスケアの利用や医療者との関係に焦点が当たっていて、HLS-EUの尺度に比べると疾病予防やヘルスプロモーションの具体的な判断や意思決定が少なめになっています。これも様々な国で使われています。地域のみならず企業で使われていることが多い印象を持つのは、企業などと共同で健康増進プログラムを開発しているからです。

　現在、包括的な尺度では、HLS-EUの尺度とHLQの2つがよく使われています。しかし、これらは包括的なものを目指して開発されてはいるものの、健康の社会的決定要因に関する項目、例えば、貧困や社会経済的な格差が健康に影響するという情報を入手できるか、職場や学校で孤立していることが健康に影響するという情報を理解できるかといった内容が含まれているかといえばそうではありません。これらをヘルスリテラシーとして測定するものも開発されています[36]。詳しくは第11章（p.150）でお話しします。

　また、これらは大人を対象とした包括的な尺度ですが、子どもを対象とした包括的な尺度も開発されています。子どもにも回答しやすいもので、子どものときに身につけておくべき内容が考えられています。2018年にはシステマティックレビューが出ていて、ナットビームの3つのヘルスリテラシーを測定していて、英語版がある、フィンランドで開発されたHLSACが適切なツールだと評価されています[37]。その後2020年には、HLS-EU-Q47のドイツ語版をもとにして、それを思春期の13～18歳に適用するために作成したMeasurement of Health Literacy Among Adolescents Questionnaire

表1.4　Health Literacy Questionnaire（HLQ）

1	ヘルスケア提供者に理解されサポートされている感覚
2	十分な情報を手に入れて自分の健康を管理すること
3	積極的に自分の健康を管理していること
4	健康のためのソーシャルサポート（他者からの支援）
5	健康情報の評価
6	ヘルスケア提供者と積極的に関わることができること
7	ヘルスケアシステムを上手に利用できること
8	よい健康情報を見つけられること
9	健康情報がよく理解できて何をすべきかがわかること

（MOHLAA-Q）とその下位尺度であるHLS-EU-Q12-adolescents-DEが開発されています[38]。日本語版では中学生のヘルスリテラシー尺度があり、ソーレンセンらのシステマティックレビューを参考とした包括的な内容になっています[39]。

❺ インターネットの健康情報についてのヘルスリテラシーの尺度

みなさんは健康情報をどこで入手していますか。多くの人がインターネットから得ているでしょう。そこで、健康情報の入手先をインターネットに限定したヘルスリテラシーとしてeヘルスリテラシーという尺度が開発されています。開発したノーマン（Norman）は、eヘルスリテラシーとは、「電子的な情報源から健康情報を探し、見つけ、理解し、評価して、そこで得た知識を健康問題を解決するために活用する能力」としています[40]。そして、その中心にあるのは**表1.5**の6つのリテラシーだとしています。

これらは、確かにインターネット上の信頼できる健康情報を入手、理解、評価して意思決定できるために必要であることがわかります。そして、eヘルスリテラシーを測定する尺度eHealth Literacy Scale（eHEALS）が開発されています。**表1.6**の8項目に対して、「かなりそう思う」から「全くそうは思わない」の5段階で回答するものです。日本語版が開発されているので紹介します。

この尺度は、実際に「役立つ健康情報サイト」や「質の高い健康情報サイト」があることが前提となるか、あるいは、あることが望まれるものになっています。日本の場合もそうですが、そもそもそのようなサイトが十分でない場合は、能力の問題ではなくて、環境に恵まれていないことを示していると評価する必要があるでしょう。つまり、eHEALSは、サイトという既存の健康情報を利用するための情報収集（いわゆるHealth1.0）のスキルに焦点が当たっています。しかし現在は、ソーシャルメディアで流れてくる投稿を見てやりとりをしたり、モバイルアプリにデータを登録して情報を得たりする双方向性が高い状況（いわゆるHealth2.0）では、新しいスキルが求められます。そのためソーシャルメディアやアプリによる双方向のコミュニケーションで必要になるスキルを追加したデジタルヘルスリテラシー（digital health literacy）の尺度が開発されていま

表1.5　eヘルスリテラシーにおける6つのリテラシー

1	従来のリテラシー	読み書きができる
2	情報リテラシー	情報がどうつくられているか、Webの場合はGoogleなどのサーチエンジンや多くの情報源のしくみを知ったうえで情報を入手して活用できる
3	メディアリテラシー	メディアの情報の内容をその背景にある社会や政治、市場の視点などから批判的にみるスキル
4	ヘルスリテラシー	健康情報を入手、理解して適切な意思決定ができるスキル
5	コンピュータリテラシー	問題解決のためにコンピュータを使う能力で、特に新しい技術やソフトウェアに対応できる
6	科学リテラシー	健康に関連した研究成果がどのようにつくられているかを理解する

表1.6　eHealth Literacy Scale（eHEALS）

1	私は、インターネットでどのような健康情報サイトが利用できるかを知っている
2	私は、インターネット上のどこに役立つ健康情報サイトがあるか知っている
3	私は、インターネット上で役立つ健康情報サイトの見つけ方を知っている
4	私は、自分自身の健康状態についての疑問を解決するために、どのようにインターネットを使用すればよいかを知っている
5	私は、インターネット上で見つけた健康情報の活用方法を知っている
6	私は、インターネット上で見つけた健康情報サイトを評価することができるスキル（技能）がある
7	私は、インターネット上の質の高い健康情報サイトと質の低い健康情報サイトを見分けることができる
8	私は、健康状態について判断する際に、インターネットからの情報を活用する自信がある

す[41]。例えば、人々が自分の健康についてコミュニケーションをとったり、自分の健康をセルフモニタリングしたり、さらにはインターネットを通じて治療を受けるなどです。これには、自分で投稿することや、自分と他人のプライバシーを考慮することも含まれます。また、この尺度の開発者らは、eHEALSが健康情報を見つけたり評価したりできる力についての自己認識を測っているので、それらを実践するために必要なより客観的なスキルを測ったとしています。

日本語版も開発されていて[42]、尺度の内容としては、パソコンやネットのスキルの他、情報の信頼性の評価（第6章で紹介します）の項目とも重なる具体的なスキルとして、情報が商業目的かどうか判断することや、違う情報源（ウェブサイト）を見ることが入っています。そして、書き込みのスキルについては、「疑問や健康上の心配をきちんと言葉にすること」「自分の意見・考え・気持ちを文章で表現すること」「自分の言いたいことを正しく理解してもらうようにメッセージを書くこと」が簡単か難しいかを尋ねています。さらに、FacebookやTwitterなどのソーシャルメディアに投稿するときに、誰が読むことができるか判断すること、自分の個人情報を公開すること、他の人の個人情報をシェアすることをどの程度しているかという項目が入っています。

このような最新の動向を含めて測定しようとする試みはいくつかあって、2021年には、さらにHealth3.0とも呼ばれる、モバイルアプリで自分の健康データを自由に管理・活用したり他者とやりとりしたりするようなeヘルスツール（eHealth tool）に注目した尺度が開発されています[43]。この尺度が開発された香港では、欧米の先進国と同様に、政府が病院の診療記録などを含めた統合的な電子健康記録共有システム（eHealth）を開発して、すべての国民に生涯自由に使えるようにしている背景もあるでしょう。特徴的な項目には「自分の健康ニーズに合わせて、どのようなeHealthツールを選べばよいかがわかる（例：薬の説明をチェックする、健康相談をする、ダイエット計画を立てる）」「eHealthツールでフォローしている先進的なユーザを目標にし、彼らから学び、彼らに追いつくことができる」「eHealthツールの利用にあたっては、情報の機密

性を保護する（他人の情報を盗んだりせず、侵害するものには通報すること）」といったものがあります。このように、自分の健康や医療のデータを自分の持ち物として活用できるようにするという世界の動きの中で、ヘルスリテラシーがカバーする範囲は拡大しています。それが身につけられるかどうかは、政府や行政が、国民の絶え間ない参加によって、健康や医療をいかにデジタル技術を生かすように変えられるかにもかかっています。

G 健康問題別のヘルスリテラシーの尺度

最後に、ますます増えつつある、疾患別、例えば、がんのヘルスリテラシーなどの健康問題別のヘルスリテラシーを紹介します。

先に紹介したヘルスリテラシーツールシェドには、特定の状況あるいは具体的な内容（Specific context）という分類があり、疾患や治療法の他にも、環境衛生、知的障害、遺伝、栄養、喫煙、病気の予防などの保健行動、健康の社会的決定要因などがあります。2022年には、前年までに測定されたヘルスリテラシーの測定尺度全体のシステマティックレビューが出て、健康問題別の尺度は90あるとされています[44]。主なものを**表1.7**にまとめました。

実際に病気がある人の場合は、その人にとって必要な力、期待される力はその病気に特有のもの（がんなら部位別になど）である場合が少なくないので、このような力を測定する尺度は今後ますます増えていくものと予想されます。ただ、病気によらず共通して必要な力が抜けてしまってはいけないので、尺度の内容をしっかりと把握しておく必要があります。

H メンタルヘルスリテラシーの尺度と日本の状況

健康問題別で特に多くの研究が進んでいるものの1つにメンタルヘルスがあります。ツールシェドにはあまり登録されていないのですが、数多くの尺度があります。むしろメンタルヘルスリテラシーは、ヘルスリテラシーとは独立した分野として、早くから取り組まれてきているともいえます。2022年度からは、高校の保健体育の教科書に精神疾患の記述が40年ぶりに復活しました。新学習指導要領には「精神疾患の予防と回復には、運動、食事、休養及び睡眠の調和のとれた生活を実践するとともに、心身の不調に気付くことが重要であること。また、疾

表1.7　病気や健康問題に合わせたヘルスリテラシーの尺度の例

関節炎	脳卒中	補完代替医療
高血圧	手術	メンタルヘルス
がん	血液透析	栄養
がん患者の介護者	乳幼児ケア	喫煙
がん検診（乳がん、子宮頸がん、大腸がん）	知的障害	環境衛生
心不全	腎臓病	遺伝
歯の健康	伝染性疾患	病気の予防などの保健行動
糖尿病	HIV	健康の社会的決定要因
ぜんそく	新型コロナウイルス感染症（COVID-19）	
多発性硬化症	薬物療法	

病の早期発見及び社会的な対策が必要であること」と盛り込まれました。これらは、メンタルヘルスリテラシーについて書かれているといってもよく、海外ではすでに学校教育にも取り入れられています。精神疾患は、がん、脳卒中、急性心筋梗塞、糖尿病と並ぶ日本の5大疾病の1つです。中でも患者数は300万人以上と最多で、生涯で5人に1人が経験します。自殺者の9割がかかっているという報告もあり、自殺は15〜34歳の死因の1位を占めます。これは主要先進7か国では日本のみです。2分の1が10代半ば、4分の3が20代半ばまでに発症するといわれ、知識がないと早期発見につながらず、偏見や差別、いじめにつながります。

　メンタルヘルスリテラシー不足の多くの若者は、精神的な不調を感じた場合、ネット検索に向かいます。そこで「うつ　診断」などと検索すると、セルフチェックのサイトが現れ、回答すると「病気の疑いがある」といった受診を勧める結果が出ます。早期発見につながる可能性はありますが、十分な科学的根拠があるとはいえません。本質的な問題から目をそらさせたり、病気と思い込んで苦しんだりするリスクがあると指摘されています。他方、英語で検索すると、病気の説明が中心で、セルフチェックは見当たらないといいます。メンタルヘルスリテラシー教育の充実のためにも、その尺度の開発や測定に注目する必要があります。

文　献

1) Nutbeam D. Health literacy as a public health goal: a challenge for contemporary health education and communication strategies into the 21st century. Health Promot Int. 2000;15(3):259-267.

2) 一般社団法人 日本健康教育学会. 編. 健康行動理論による研究と実践. 医学書院；2019.

3) Zarcadoolas C, Pleasant AF, Greer DS. Advancing Health Literacy: A Framework for Understanding and Action. Jossey-Bass; 2006.

4) Nutbeam D. Health promotion glossary. Health Promot Int. 1998;13(4):349-364.

5) Sørensen K, Van den Broucke S, Fullam J, et al. Health literacy and public health: a systematic review and integration of definitions and models. BMC Public Health. 2012;12(1):80.

6) 中山和弘. ヘルスリテラシーとは. In：福田洋，江口泰正. 編著. ヘルスリテラシー：健康教育の新しいキーワード. 大修館書店；2016：1-22.

7) Parker RM, Baker DW, Williams MV, Nurss JR. The test of functional health literacy in adults: a new instrument for measuring patients' literacy skills. J Gen Intern Med. 1995;10(10):537-541.

8) Davis TC, Crouch MA, Long SW, et al. Rapid assessment of literacy levels of adult primary care patients. Fam Med. 1991;23(6):433-435.

9) Kogure T, Sumitani M, Suka M, et al. Validity and reliability of the Japanese version of the Newest Vital Sign: a preliminary study. PLoS One. 2014;9

（4）:e94582.

10） Morris NS, MacLean CD, Chew LD, Littenberg B. The Single Item Literacy Screener: evaluation of a brief instrument to identify limited reading ability. BMC Fam Pract. 2006;7（1）:21.

11） Chew LD, Bradley KA, Boyko EJ. Brief questions to identify patients with inadequate health literacy. Fam Med. 2004;36（8）:588-594.

12） Kutner M, Greenberg E, Jin Y, Paulsen C. The Health Literacy of America's Adults: Results From the 2003 National Assessment of Adult Literacy（NCES 2006–483）. 2006.

13） Baker DW, Wolf MS, Feinglass J, Thompson JA, Gazmararian JA, Huang J. Health literacy and mortality among elderly persons. Arch Intern Med. 2007;167（14）:1503-1509.

14） Baker DW, Wolf MS, Feinglass J, Thompson JA. Health literacy, cognitive abilities, and mortality among elderly persons. J Gen Intern Med. 2008;23（6）:723-726.

15） Fan ZY, Yang Y, Zhang F. Association between health literacy and mortality: a systematic review and meta-analysis. Arch Public Health. 2021;79（1）:119.

16） Berkman ND, Sheridan SL, Donahue KE, Halpern DJ, Crotty K. Low health literacy and health outcomes: an updated systematic review. Ann Intern Med. 2011;155（2）:97-107.

17） Eichler K, Wieser S, Brügger U. The costs of limited health literacy: a systematic review. Int J Public Health. 2009;54（5）:313-324.

18） Ishikawa H, Takeuchi T, Yano E. Measuring functional, communicative, and critical health literacy among diabetic patients. Diabetes Care. 2008;31（5）:874-879.

19） Inoue M, Takahashi M, Kai I. Impact of communicative and critical health literacy on understanding of diabetes care and self-efficacy in diabetes management: a cross-sectional study of primary care in Japan. BMC Fam Pract. 2013;14（1）:40.

20） Ishikawa H, Nomura K, Sato M, Yano E. Developing a measure of communicative and critical health literacy: a pilot study of Japanese office workers. Health Promot Int. 2008;23（3）:269-274.

21） Kickbusch I. Health literacy: addressing the health and education divide. Health Promot Int. 2001;16（3）:289-297.

22） Sørensen K, Van den Broucke S, Pelikan JM, et al. Measuring health literacy in populations: illuminating the design and development process of the European Health Literacy Survey Questionnaire（HLS-EU-Q）. BMC Public Health. 2013;13（1）:948.

23） Nakayama K, Osaka W, Togari T, et al. Comprehensive health literacy in Japan is lower than in Europe: a validated Japanese-language assessment of health literacy. BMC Public Health. 2015;15（1）:505.

24） Duong TV, Aringazina A, Kayupova G, et al. Development and validation of a new short-form health literacy instrument（HLS-SF12）for the general public in six asian countries. HLRP Heal Lit Res Pract. 2019;3（2）:e91-e102.

25） Finbråten HS, Wilde-Larsson B, Nordström G, Pettersen KS, Trollvik A, Guttersrud Ø. Establishing the HLS-Q12 short version of the European Health Literacy Survey Questionnaire: latent trait analyses applying Rasch modelling and confirmatory factor analysis. BMC Health Serv Res. 2018;18（1）:506.

26） Maie A, Kanekuni S, Yonekura Y, Nakayama K, Sakai R. Evaluating short versions of the European Health Literacy Survey Questionnaire（HLS-EU-Q47）for health checkups. 総合健診. 2021;48（4）:351-358.

27） Goto E, Ishikawa H, Nakayama K, Kiuchi T. Comprehensive health literacy and health-related behaviors within a general Japanese population: differences by health domains. Asia Pacific J Public Heal. 2018;30（8）:717-726.

28） 木村宣哉, 小原健太朗, 秋林奈緒子, 宮本貴子. 日本の鉄道会社における包括的ヘルスリテラシーの実態と職場の健康診断・健康相談等に関する行動との関連. 産業衛生学雑誌. 2019；61（4）：123-132.

29） Kobayashi R, Ishizaki M. Relationship between health literacy and social support and the quality of life in patients with cancer: questionnaire study. J

Particip Med. 2020;12(1):e17163.

30) Kita Y, Machida S, Shibagaki Y, Sakurada T. Fact-finding survey on health literacy among Japanese predialysis chronic kidney disease patients: a multi-institutional cross-sectional study. Clin Exp Nephrol. 2021;25(3):224-230.

31) Uemura K, Yamada M, Kuzuya M, Okamoto H. The association of limited health literacy and risk of arterial stiffness in community-dwelling older adults. Nippon Ronen Igakkai Zasshi Japanese J Geriatr. 2018;55(4):605-611.

32) Uemura K, Yamada M, Kamitani T, Watanabe A, Okamoto H. Effects of health literacy on frailty status at two-year follow-up in older adults: a prospective cohort study. Nippon Ronen Igakkai Zasshi Japanese J Geriatr. 2021;58(1):101-110.

33) WHO Action Network on Measuring Population and Organizational Health Literacy. M-POHL. Accessed May 25, 2022. https://m-pohl.net/

34) Okan O, Bauer U, Levin-Zamir D, Pinheiro P, Sørensen K. International Handbook of Health Literacy: Research, Practice and Policy across the Lifespan. Policy Press. Published online 2019:740.

35) Osborne RH, Batterham RW, Elsworth GR, Hawkins M, Buchbinder R. The grounded psychometric development and initial validation of the Health Literacy Questionnaire (HLQ) BMC Public Health. 2013;13:658.

36) Matsumoto M, Nakayama K. Development of the health literacy on social determinants of health questionnaire in Japanese adults. BMC Public Health. 2017;17(1):30.

37) Guo S, Armstrong R, Waters E, et al. Quality of health literacy instruments used in children and adolescents: a systematic review. BMJ Open. 2018;8(6):e020080.

38) Domanska OM, Bollweg TM, Loer AK, Holmberg C, Schenk L, Jordan S. Development and psychometric properties of a questionnaire assessing self-reported generic health literacy in adolescence. Int J Environ Res Public Health. 2020;17(8):2860.

39) 山本浩二, 渡邉正樹. 中学生におけるヘルスリテラシーの構造と保健知識及び生活習慣との関連：中学生用ヘルスリテラシー尺度の開発と保健教育への応用の検討. 日本教科教育学会誌. 2018；41(2)：15-26.

40) Norman CD, Skinner HA. eHEALS: the eHealth Literacy Scale. J Med Internet Res. 2006;8(4):e27.

41) van der Vaart R, Drossaert C. Development of the Digital Health Literacy Instrument: measuring a broad spectrum of Health 1.0 and Health 2.0 skills. J Med Internet Res. 2017;19(1):e27.

42) 宮脇梨奈, 加藤美生, 河村洋子, 石川ひろの, 岡浩一朗. デジタル・ヘルスリテラシー尺度(DHLI)日本語版の開発. 日本公衆衛生雑誌. 論文ID 23-021, [早期公開]公開日2023/09/05, Online.

43) Liu HX, Chow BC, Liang W, Hassel H, Huang YW. Measuring a broad spectrum of eHealth skills in the Web 3.0 context using an eHealth Literacy Scale: development and validation study. J Med Internet Res. 2021;23(9):e31627.

44) Tavousi M, Mohammadi S, Sadighi J, et al. Measuring health literacy: a systematic review and bibliometric analysis of instruments from 1993 to 2021. PLoS One. 2022;17(7):e0271524.

第 **2** 章

納得がいく意思決定は
情報に基づく意思決定

2.1 情報とは何か

Ⓐ データと情報と知識の違い

第1章では、ヘルスリテラシーとは、端的に言えば、情報に基づいて意思決定ができる力だと述べました。では、情報はどう定義されるのでしょうか。その定義は全部挙げると実にたくさんあります。ここでは、主に3つの意味で使われるという点から見ていきます。それは「データ」「情報」「知識」です。これらの区別をしておいたほうがわかりやすく、そのほうが情報の意味がわかりやすいと思います。

情報をデータということもありますし、データも情報という意味で使われることがあります。しかし、「データ見せて」と「情報教えて」は、区別できるということです。知識を情報ということはあまりないかもしれませんが、「知識が豊富」という場合、「情報に詳しい」というイメージがあると思います。この3つの違いは、情報とは何かを考えさせてくれます。

まずデータです。これは3つの中で最もシンプルなものです。データとは記号のことで、文字や数字などです。データは、それについての意味づけや評価は含んでいないことが特徴です。それが持つ意味がわからなければ、ただの文字や数字の羅列にすぎません。それがよいデータなのか、悪いデータなのかという価値が入っていないものです。例えば、生まれたときの体重が2500 g未満（低出生体重児といいます）だと、2500 g以上の場合と比べて、大人になって2型糖尿病に1.45倍なりやすいというデータがあります[1]。このとき、1.45倍という数値だけ見るとそれに特に意味はないわけです。価値あるいは意味を評価できなければ単なる数字です。

そして、情報とは「データ＋価値」だということです。

情報 ＝ データ ＋ 価値

データを意味づける、評価するということです。情報とはある「特定の目的」のために、データの価値を評価して、意思決定に使うことができるものです。子どもの健康を目的とした場合、小さく生まれると将来どれほど糖尿病になりやすいのかという「データ」を知り、糖尿病になることは問題だと「評価」して、もっと体重を増やすようにしようという意思決定に使えば情報になるということです。情報は意思決定のためにあるといえます。

例えばある人に、データだけを紹介しても、2型糖尿病についてよく知らなかったり、小さく産んでも大きく育てればよいと思っていたりすれば、「それはそんなに大変？」となるでしょう。これはコミュニケーションにおいても重要な見方になります。情報を伝える場合は、データだけでなく価値の部分が大事です。

最後は知識です。知識とは幅広い情報の蓄積です。情報をたくさん持っているということです。そして、「特定の目的」だけでなく、「将来の様々な目的」に応じて、使い分けて、評価して、意思決定に使えるものです。日本で生まれる子どもの体重は妊婦のやせによってずっと減少してきて増えていないのですが、妊婦のやせがなぜ増えたのか、なぜ対策をしてこなかったのか、なぜ低出生体重児だと糖尿病になりやすいのか、糖尿病以外の病気は大丈夫か、どうすれば健康的に体重を増やせるのか、妊婦の体重を増やして大丈夫なのか、という知識がなければ、適切な対処方法ができないでしょう。「将来の様々な目的」に応じるには、どこを見直して、どうすればよいかという選択肢についての知識がないと難しいです。

そして、新たなデータに触れたとき、例えば低出生体重児で糖尿病が1.45倍というデータを情報として取り入れて、新しい知識を増やしていくわけです。いわゆる生活習慣病への対策を考えると、低出生体重は糖尿病だけでなく、心臓病、高血圧、腎臓病、脳梗塞、骨粗しょう症など多くの病気に影響を

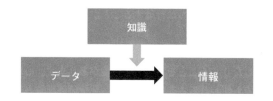

及ぼすことがわかっています。生活習慣病対策には、妊婦の体重対策が大事であるという新しい選択肢を知識として蓄えていく。ついつい目の前の大人への対策に目が行きがちですが、当然、子どもの頃から、さらにお母さんのお腹の中にいるときから考える必要があるという知識です。

　そして大事なことは、その知識があるからこそ、データを情報に変えられるということです。したがってデータだけ与えられて、情報に変えられるのは知識のある人だけです。知識がない人にデータを提示するときには、それがどういう意味なのかという情報としてしっかりと伝えないといけません。だから本格的に納得してもらうためには、知識を提供する必要があります。したがって知識の差を埋めるということが、データを提供したときに多くの人が情報に変えられることでもあります。他方、知識がない人に対しては、しっかりと、データを情報に変えてあげる手助けが求められます。

Ⓑ 情報は確率と価値でリスクとベネフィット

　健康や医療では、人を対象としています。人は百人百様で、全く同じ人は存在しません。低出生体重児が必ず2型糖尿病になるわけではなくて、あくまで調べてみたら1.45倍なりやすかったという確率の話です。「こうなれば、こうなる」「こうすれば、こうなる」と100％確実なものは、なかなかないという世界です。不確実だからこそ、確率がデータとして用いられるともいえます。

　そして、低出生体重児だといわゆる生活習慣病になりやすいというのは、低出生体重がリスクとなるという意味です。リスクとは何でしょうか。危険あるいは危険性と訳されることが多いですが、リスクとは「損失の発生確率×損失の大きさ」と定義されます。

　リスク ＝ 損失の発生確率 × 損失の大きさ

　損失と書きましたが、簡単に言えばよくないこと、問題なことです。糖尿病のリスクとは、糖尿病になる確率と糖尿病という問題の大きさで表されます。糖尿病になれば必ず亡くなるというような大きな問題が発生するわけではなく、早期発見してしっかり食事や運動に気をつければ対処できる問題ではあります。ただ、進行すると合併症が怖い病気でもあるので、診断されればそれだけで医学的な問題にはなるでしょう。

　リスク社会という言葉をご存じでしょうか。世の中は未来の出来事をリスクで表現することが増加しています。1980年以降は雨が降るリスク（雨が好きな人、雨でイベントなどが中止になってほしい人、雨不足で困っている人などはリスクではないですが）である降水確率が発表されるようになりました。それ以前は、晴れか雨かといった天気予報だけで、もし晴れの予想なのにちょっとでも雨が降れば予報が外れた、といわれていたわけです。今は晴れでも降水確率が30％と出ていれば、雨が降ってもしょうがないかという感じで、あとは自己判断になります。50％を超えると傘を持っていく人が増えるというデータもあるようですが、70％を超えないと持っていかないという人もいるわけです。こうして雨が降るリスクに基づいて意思決定するようになったわけで、リスクの情報がなければ自分で考えることはできません。

　ずっと情報化社会といわれてきましたが、その情報がリスクである社会になっているというわけです。情報がなければリスクはありません。知らぬが仏ですが、知ってしまえば、リスクがあることになります。それがやはり判断材料になります。例えば、海外旅行に行くとして、犯罪発生率が高い地域と犯罪発生率が低い地域があります。わざわざ犯罪発生率が高いところでホテルをとろうと思うでしょうか。知らないで夜通し拳銃の音がするようなホテルでは嫌ですね。

　また、健康や医療に関するデータは、リスクだけではありません。保健医療は、悪いことを予測するだけでなく、予防したり治療したりして、成果や効果が出るものです。薬やワクチンや手術など、どれもリスクを伴いますが、よいことがあるから使われています。英語ではベネフィットと呼ばれることが多いです。ベネフィットの英語benefitのbeneとは「よいこと」でfitは「行う」だそうです。ベネフィットの定義は、リスクの定義の「損失」を「利益」

に置き換えてみればよいでしょう。

$$\boxed{ベネフィット}＝\boxed{利益の発生確率}×\boxed{利益の大きさ}$$

ベネフィットとリスクでセットです。もっとわかりやすくするには、長所と短所、メリットとデメリットといってもよくて、似たようなものです。

例えば、ワクチンのよい点は何でしょう。新型コロナウイルスで日本でも最初に使われたファイザーのワクチンは発症予防効果が95％と報告されました。これはワクチンを打っていないある人数のうち100人が発症する（症状が出て検査で陽性になる）とすれば、ワクチンを打った同じある人数のうち5人しか発症しないという研究結果が得られたということです。これは、発症しないというよいことが95％の確率で起こると期待されるというベネフィットになります。もちろん、ワクチンには、有害事象（副反応）が付き物で、痛みや発熱など好ましくない症状が発生するリスクがあります。しかし、ベネフィットがリスクを明らかに上回ると考えられる場合に接種するわけです。

このように、保健医療でベネフィットとリスクが情報として得られて、それをもとに意思決定を行うわけです。そして、それは、データ＋価値であり、確率×価値（よいことと悪いこと）で表されることが多いということです。

2.2　情報の使い方で2つの意思決定の方法

Ⓐ　情報を使う意思決定

健康や医療の世界では、人間に起こることは大抵不確実なので、ある結果が起こる確率を伝えて、その結果の価値を受け止めて、どう行動するかを考えることになります。例えば太ってきてしまってダイエットしたい、と思ったときに、やせるジムのコマーシャルを見て、これでダイエットできるだろう、やってみようかなと思うのはなぜかです。そこに行けば減量という結果が起こると予想される確率と、結果として減量に成功することの価値、この2つによってそのジムに入会してダイエットするかどうかを決定するということです。例えばタバコをやめたほうが肺がんにならなくて済むとか、栄養に気をつけたほうが病気にならないとか、そういう確率と価

値を考えて私たちは行動することが多いということです。

このような情報によって意思決定したり行動を起こしたりすることを説明する理論があります。心理学でも使われる古典的な理論で、期待価値理論といいます。人が行動しようとする動機づけを、行動によって結果がどの程度の確率で起こると思うかの「期待」と、起こる結果に対する「価値」で説明しようとするものです。期待はその人が予想する確率で、主観的なものです。そうなりそうだな、そうなるに違いないなど、その人が思う起こりやすさのことです。経済学では似たものを期待効用理論といいます。価値または効用は、基本的にはよいこと、嬉しいこと、満足できることですが、その裏返しの場合もあります。よいことまたは悪いことがどれくらいの確率で起こりそうかで人はものを選ぶという考え方です。

Ⓑ　経験や勘を使って直感的に素早く判断する方法

確かに何らかの考える必要のある場面や解決すべき問題やリスクに直面すると、このように決めることが多いと思いますが、いつもではありません。結果が起こる確率を必ず意識しないと行動を決定できないことになります。例えば宝くじを買う人は、確率をよく考えて買わないと思います。基本的に1等が当たる確率はほぼゼロに近いですから。特に何億も当たるような大きいくじは価値や効用だけを考えていて、あとは「当たってくれ」と願うしかありません。

また、例えばテレビショッピングで衝動買いしてしまったとします。衝動買いとは、あとで後悔する買い物とも定義できるそうです。テレビショッピングで出てくる商品というのは1つの選択肢にすぎません。さらに、コマーシャルというのは、ポジティブな点だけをアピールするようにつくってあります。先ほど、運動ジムのコマーシャルを見て期待と価値を考えると述べましたが、コマーシャルでは、時間が15秒か30秒しかないため、視聴者にじっくりと考えてもらうよりは、イメージや雰囲気、インパクトのある映像や音楽などを使って、感覚や感情に訴えています。これは、私たちが身につけているヒューリスティックスという方法を利用したものです。ヒューリスティックスは、経験や勘（経験則）

を使って直感的に素早く判断する方法です。私たちはいろいろな経験から様々なものを身につけていくわけで、それ自身は決して悪いことではなく、なるべく早く答えが出るようになるので、ヒューリスティックスをすぐに使おうとします。そのような癖があることを知っておいたほうがよいです。

ヒューリスティックスは過去の経験からなるべく正解に近いものを早く見つけられるという利点がありますが、それは正解とは限らず、判断に偏り（バイアス）があることが知られています（意思決定におけるバイアスは、第4章p.40〜でより詳しく紹介します）。私たちには様々な先入観や思い込みなどがあって、人を見た目で判断したり、信頼できそうな人の話を信じたり、今なら限定で1万円の商品が半額と聞くと買いたくなって、あとで後悔することがあるわけです。ヒューリスティックスは選ぶのは早いですが、信頼性に欠ける1番の問題は、選択肢が不足していて選ぶべきものを選べない可能性があることです。「そんなのあるって知らなかった。今までずっとこれでうまくやっていたのに」ということがあります。確かに今まではそれでよかったかもしれないですが、新しいものが出ていたとか、今までのこれはよくないとか効果がないというのがわかったということもあるわけです。

ⓒ 直感的な意思決定と合理的な意思決定

時間がなく、情報も不足している、失敗しても大したことがない、何度もやり直せるといった場合を除いて、納得できるためのよりよい意思決定はやはり情報に基づいています。広告も情報の一部ですが、それが意思決定にふさわしい情報なのかどうか、情報とは何かも考えておく必要があり、それは健康や医療についても同じです。これまではどうしても、受診して医師が決めたものをそのまま受け入れることが多かったわけですが、今は次第に、自分で決める、あるいは医師が決められないような似たような選択肢が増えてきています。そのような中で、きちんと選択肢の情報を得て決められるかどうかです。

そもそも、人が思い考えたり、判断したり意思決定したりするとき、大きく分けると2種類の方法やプロセスがあるといわれています。これまで紹介したような、情報を重視せず無意識的・感覚的・感情的・主観的・自動的にすぐに決まる直感的な方法

と、何よりも情報に基づいて意思決定する意識的・論理的・理性的・客観的・科学的によく考えた合理的な方法です。直感的とは、その人しかわからないもしくは本人でさえ理由が説明できないものであり、合理的とは、意思決定すなわち選択肢を選ぶ理由が目的に合っていて誰が見ても納得できるものです。このような2種類があることは二重過程理論（dual process theory）と呼ばれ、主に心理学や経済学で研究されてきました。2つの過程というのは、ワクチンを接種するかどうかなどの行動や、健康のために運動するのは好きか嫌いかの態度を決めるといった結論に至るまでのプロセスです。これら2つのうちどちらかだけが使われるものではなく、同時にしかもそれぞれ独立して使われるとされています。カーネマン（kahneman）は、直感的で素早いものをシステム1、合理的でゆっくりなものをシステム2と呼びました[2]。そして、人はシステム1を信頼していて、システム2で意思決定しているつもりでも、システム1の影響が強いため、非合理的な意思決定をしてしまうことを指摘しました。

特に、意思決定については、人によって意思決定の方法が異なるとして、意思決定のスタイルについての研究があり、測定する尺度もいくつも開発されています。それらには、主な2つの意思決定スタイルである直感的なスタイルと合理的なスタイルとの2つが含まれています。それぞれシステム1とシステム2にも該当します。ハミルトン（Hamilton）らは、意思決定スタイルの研究を集めて整理して、直感的なスタイルの特徴は、勘や感情を中心とした素早い意思決定プロセスの利用であり、合理的なスタイルの特徴は徹底的に情報を探し、すべての選択肢と潜在的な代替案も考慮した意思決定プロセスの利用で、それぞれ5項目ずつで測定する尺度を開発しています[3]。

具体的にわかりやすいように、実際の測定項目を筆者が和訳してみました（**表2.1**）。

合理的スタイルの尺度には、徹底的に情報を集めることや事実を調べるという情報の評価に関する項目と、すべての選択肢を評価するために長所と短所またはベネフィットとリスクについてよく考えることに関する項目が含まれています。言い換えれば、情報に基づく意思決定という点では、合理的なスタイルが必要となるということです。それは科学的根

表2.1　　2つの意思決定スタイル[3]

直感的なスタイル （システム1）	意思決定するとき、主に自分の直感に頼る
	意思決定については最初の直感に従うことが多い
	直感で意思決定をする
	意思決定をするとき、第一印象に頼っている
	意思決定の際には、分析よりも感情を重視している
合理的なスタイル （システム2）	意思決定をする前に、必要な情報をすべて集めたい
	最終的な選択をする前に、選択肢を徹底的に評価する
	意思決定の際には、時間をかけて状況の長所・短所やリスク・ベネフィットを熟考する
	意思決定のプロセスにおいて、事実を調べることが重要である
	意思決定の際には、様々な要素を考慮する

拠やデータといった情報を評価するプロセスと、選択肢を評価するという意思決定のプロセスという2つのプロセスが含まれています。

D　習慣は情報も意思決定も必要ない

　私たちの日常的な反応や行動の多くは何気ない直感的なものです。進化の点からは古いもので、大きな努力もいらず、次々と楽に早く処理できるという特徴があります。朝起きて顔を洗うかどうか、家を出るときどちらの足から靴を履くかなどは自動的に自然とできてしまうものです。これらの日常的な生活には、親や先生に言われたり、周りの人を見て真似したりした結果、自動的に行われるようになったもので、習慣と呼べるものが多くあります。習慣は一定の限られた地域で古くから広く浸透していれば慣習とも呼べますし、より広く社会に浸透しているとそこでの文化とも呼べるでしょう。

　健康教育では、喫煙などのリスクを伝えてきましたが、一部の期待価値理論あるいはシステム2（合理的スタイル）で意思決定する人しか禁煙に成功しませんでした。なぜなら喫煙は習慣だからです。習慣とは情報も意思決定も必要なくなったものです。何かのきっかけさえあれば、無意識に行われます。朝起きたら、ご飯食べたら、トイレを出たらなど、きっかけさえあれば吸い、なくなったら買いに行きます。タバコをやめると決めたばかりの人が、「じゃあ行ってくるわ」と出かけて、「どこ行くの」と聞いたら「タバコ買ってくる」と言う話は十分にありえる話です。自動的だから変えるのは難しいです。そのため、習慣化する前の子どもの頃から健康

教育が必要です。

E　健康教育での期待価値理論とヘルスビリーフモデル

　公衆衛生学・健康教育学では、健康に望ましい行動をしてもらうために、その行動のしやすさを説明する古典的・基本的な理論として「ヘルスビリーフモデル（health belief model）」があります。これは、個人の「信念」や「思い」から行動の予測を試みるものです。

　いわゆる「メタボ健診」が始まる頃、出版社などから「医療者の中には行動に関する理論を知らず、保健指導に自信がない人が多いので、講演をお願いします。教科書も書いてください」と連絡がありました。しかし、日本では具体的にどのような指導をすれば効果があるのか、研究がまだまだ不十分で、「実践する根拠がない中、それは難しい」とお断りしました。当時、メタボ健診の理論的・実践的根拠を厚生労働省のサイトで探しましたが、十分に検討されているとは思えない印象でした。メタボ健診は効果が限定的で、より効果を上げられる新たな制度設計が必要という研究結果[4]もありますが、そのことも一因だと考えられます。

　ヘルスビリーフモデルでは、次の4つの「思い」によって行動が説明されます。

①現在の行動による問題の起こりやすさ

　今の自分が、ある病気（例えば、がん）になりやすいと思う程度で、問題が「起こりやすい、確率が高いだろう」と思うかどうかです。例えば、がんについていつも報道されているとか、家族がなったか

らとか、自分が不摂生をしているからとか、何らかの思い当たる要因があると、より強くなるかもしれません。

②現在の行動によって発生する問題の重大さ

もし病気になった場合、それをどのくらい「重大だ」と思うかです。治らない、仕事ができない、つらい生活が待っている、お金がかかる、といったことです。起こった問題に対する「価値」づけの意識ともいえます。

これは①の「問題の起こりやすさ」とセットになっていて、「問題の起こりやすさ」と「問題の重大さ」を掛け合わせたものは、「リスク」の定義と一致します。これら2つで、健康に望ましくない「現在の行動」を維持することに対してのリスク認識を表しています。それが強くなれば、避けるような行動をとるだろう、という考え方です。「確率（起こりやすさ）」と「価値」で行動が動機づけされるという「期待価値理論」に基づいています。

③新しい行動の利益や効果

そのリスクを減らすために勧められる健康のための行動が、どの程度「利益や効果」があると思えるかです。例えば、早く受診をしたら、重症化を防げるのか、病気を早期発見できるのか、といったことです。これは、行動に対して「よいこと」が起こるだろうという「よい結果への期待と価値」になっています。

④新しい行動の障害

勧められた行動によって、利益とは反対に、「障害」や「よくないこと」があると思う程度、「悪い結果への期待と価値」です。例えば、受診するのは面倒くさい、感染のリスクがある、病気が見つかると怖い、高い治療費をとられるのではないか、というようなものです。

これら4つのうち、どれが最も行動に影響しやすいと思いますか。行動にもよりますが、④の「障害」が影響している場合が多いことが知られています[5]。例えば、健診に行くかどうかは、面倒だと思うかどうかと仕事に遅れたり休んだりするのが不便だと思うかどうかという「障害」が1番影響していたという研究もあります[5]。私たちは、いつも合理的・理性的に行動しているわけではないですし、将来のためによいことをするより、まずは目の前の嫌なことを避ける性質があるようです。

したがって、何が行動の障害になっているのかを明らかにして、それに直面することやそれを取り除くための手助けが求められます。また、決めることから逃げている自分を見つけ、むしろ意思決定することで自分らしさを発見するのを楽しむ発想も持てるとよいのですが、これもまたサポートしてくれる人の存在が望まれるでしょう。

習慣がよいものであるかどうかは、本人や社会がそれをどう見るかでしょう。まさか悪いとは思っていなかった習慣もあるでしょうし、そのような情報を知らなかった、あるいは自分には関係ない情報だと思ってしまうから目が行かないということもあります。そうすると早くから、悪い習慣、望ましくない習慣を身につけないために、初期の段階で選ばせる、選んでもらうことが考えられます。子どもの頃から、「タバコ吸うのと吸わないのとどっちがいいと思う？」と自分で選んで吸わないと決めてそれを習慣にしてもらうわけです。

熟練の技、超人的なテクニックなども、システム2を重ねて学習し身についた結果、システム1になったものと考えられます。将棋の藤井聡太棋士の技も、詰将棋でいくつもの選択肢を論理的に考えていく中で培っていったものではないでしょうか。初めて将棋をする人が、全くの直感だけで強い相手に勝つことは難しいでしょう。

低出生体重児だと2型糖尿病に1.45倍なりやすいというデータも、1.45倍ならあまり変わらないのではと受け止める人もいるでしょうし、その程度なら自分の場合はそうならないとか、低出生体重児ではなくても糖尿病になる人はいると考える人もいるでしょう。あくまで確率であって、結局はなるかならないかの2択で、「どうせわかりはしない、なるかならないかだったら自分はならないよ」として、リスク情報として捉えない人もいるわけです。また糖尿病に問題を感じない、どのみち病気になっていつか死ぬのだと思う人もいます。このようにデータが意思決定に使われない場合もあり、確率だけわかっても価値が見いだせるかどうかです。どう使おうが自由といえば自由です。保健医療関係者からすれば、それによって若い女性や妊婦のやせすぎをやめてほしいわけですが、結局データをどう評価するか、情報に基づいた意思決定をするかどうかはその人次第です。

文献

1) Knop MR, Geng T, Gorny AW, et al. Birth weight and risk of type 2 diabetes mellitus, cardiovascular disease, and hypertension in adults: a meta-analysis of 7 646 267 participants from 135 studies. J Am Heart Assoc. 2018;7(23):e008870.

2) ダニエル・カーネマン. 村井章子. 訳. ファスト＆スロー(上)(下)：あなたの意思はどのように決まるか？ 早川書房；2012.

3) Hamilton K, Shih SI, Mohammed S. The development and validation of the rational and intuitive decision styles scale. J Pers Assess. 2016; 98(5):523-535.

4) Fukuma S, Iizuka T, Ikenoue T, Tsugawa Y. Association of the national health guidance intervention for obesity and cardiovascular risks with health outcomes among Japanese men. JAMA Intern Med. 2020;180(12):1630-1637.

5) 坪野吉孝，深尾彰，久道茂. 地域胃がん検診の受診行動の心理的規定要因 Health Belief Modelによる検討. 日本公衆衛生雑誌. 1993；40(4)：255-264.

第3章

信頼できる情報としての
エビデンス

3.1 エビデンスとは

A エビデンスと誤差

よりよい意思決定のためには、信頼できる情報が欠かせません。その情報が科学的根拠に基づいている必要があります。科学的とは一言で言えば客観的なことで、誰が見ても明らかにわかるような根拠あるいは証拠があることです。その科学的根拠のことを、英語ではエビデンス（evidence）と呼びます。健康のことでは、健康のために行うことと結果としての健康に、因果関係が認められるという根拠です。運動が病気の予防になったり、薬に治療効果があったりというような、原因と結果の結びつきがあることを示す証拠になるものです。

そして現在、エビデンスに基づく医療（evidence-based medicine, EBM）が重視されています。医療であるmedicineのEBMだけでなく、看護のnursingではEBN、幅広く保健医療としてhealthcareではEBHCなどともいわれて、エビデンスに基づくことが強調されています。それまでの、専門家の経験や勘といったものも大事なのですが、実際に人を対象とした研究データに基づこうとするものです。

エビデンスをつくるための実験や調査を用いた研究では、運動などの病気の予防効果や、薬などの治療の効果の大きさや、運動不足などによって病気になるリスクの大きさなどを測ります。その測りたい本当の値である「真の値」をしっかり調べて、誰がみても効果あるいはリスクが十分にあると判断できるときに初めてエビデンスがあるといえます。しかし、そこに至るにはチェックしなければならないことがあります。研究で測定した「観測値」は、必ずばらついたりずれたりすることがあるからです。それには必ず「誤差」が含まれています。

言い換えれば、観測値というのは、真の値＋誤差になっています。

$$\boxed{観測値}=\boxed{真の値}+\boxed{誤差}$$

例えば、テレビ番組で、平均体重が60 kgの5人の参加者を対象に、ある簡単な体操がダイエットに効果があるかという実験を行ったところ、1か月で平均体重が55 kgに減ったとします。その場合に、その体操がもたらした効果は平均体重が5 kg減るというものですが、この平均で5 kg減少という観測値には、誤差はどのくらい含まれているかが問題になります。

そのとき、誤差には2種類あります。偶然誤差と系統誤差です。まず、偶然誤差について説明すると、全く予測のつかない、そのときそのときの原因不明のランダム（無作為）な誤差です。協力してもらった5人以外で、新しく平均体重が60 kgの5人にまた同じ実験をすれば、今度は平均体重が4.5 kg減るかもしれません。このとき、0.5 kgの差は人の違いによる誤差で、原因はよくわからない場合は、偶然誤差といえるでしょう。偶然誤差については、5人のような少ない人数のデータよりも、より多くのデータから平均を出したほうが真の平均値に近づきます。このことを「大数の法則」といいます。そのほうが、誤差が少なくなります。1000人で実験すれば、その体操で平均体重がどれくらい減るのか、より小さな誤差になるでしょう。これは例えば、クラスの学生100人全員での平均身長がわかっているとして、そこから5人を選んで平均値を取るよりは、50人を選んで平均値を取ったほうが、100人の平均値との差が小さくなりやすいことは予想がつくでしょう。選ぶサンプルの人数をサンプルサイズといいますが、サンプルサイズが大きいほうが、誤差が小さくなります。

B 小さなサンプルサイズで生じる問題

サンプルサイズが小さいと、偶然誤差が大きくなるため、物事を見誤ることにつながることがあります。実は、筆者も学生時代にはパチスロにハマったのですが、続けて大勝ちしたビギナーズラックのた

めです。親からもらった授業料（当時は今ほど高くありませんでした）までつぎ込んでしまい、深く反省しました。

「エビデンスに基づく医療」に統計学は不可欠です。筆者の授業では、ビギナーズラックなどで思い込みが起こるしくみを説明しています。見てもらうのは、表計算ソフトに関数を組み（EXCELで例えば、＝IF(RAND()>0.5,1,0)）、0と1の数字のどちらかを、2分の1の確率でランダム（無作為）に何百個も並べる作業です。すると、ランダムとは、すべてが適度に散らばるのではなく、意外と0か1のどちらかに偏ったところができます。何百個の0と1の数字の中には、8割以上が1、あるいは8割以上が0になる個所がそれなりにできます。そこだけ見れば「十中八九」になります。

実際に386個の0または1をランダムに並べてみました。0か1が8割以上になるところに印をつけてみました。どうでしょうか。意外と0と1が続くところは多くないでしょうか。

111000001000011111101100101000010100011101
101000000010100101000010110111100101001011
1001011110000111111101101110010101111110001
1001000011000010001010101010100101011101
111100001011101111100001101011100100110011
1111101110110010010000011111101100110100111
10001000111010010110101110101001100000011
10101110111010111101100010100011000110000
110110000100101001111110100111000001000000
000111000001011000

「1＝勝ち」とすると、最初にたまたま1ばかり出てしまった場合、結果としては勝ち続けて、「才能がある」と思ってしまいます。血液型と性格の関係には科学的根拠はありませんが、几帳面そうな人に「A型?」と聞けば、5人に2人はA型ですから、続けて当たれば信じてしまうかもしれません。一旦信じてしまえば、そのあとは外れれば「珍しいね」、当たれば「やっぱりね」でしょう。もしビギナーズラックからギャンブル依存症になったらどうでしょう。いつもよいことがあるより、たまによいことがあるほうにひかれる現象を「間欠強化」といいますが、滅多に勝たないほうが喜びは大きいのです。弱

いチームや人気のないグループを応援し続けるのも似ているかもしれません。

もし事前に0と1が出る確率が2分の1だとわかっていない場合はどうでしょう。数字をいくつ並べたら、確率を正確に予想できるでしょうか。10個程度では0か1に偏るかもしれません。これが病気の予防や治療の効果（効果あり＝1、効果なし＝0）の判定だったら重大です。たまたま続けてみた薬に効果があった場合には、効果があると信じ込んでしまうかもしれません。何百何千と多いほうが正確に近づくことがわかります。そこから1が多いところだけを抜き出すなど論外で、すべてを公表しなくてはなりません。

Ⓒ 研究におけるバイアス（偏り）とは

系統誤差は、ある方向に偏りを生じるものです。それには原因が必ずあり、いつも少し高めになるとか低めになるとかいうものをいいます。偶然誤差は、人数を増やすなど測定回数を増やすことで減らせますが、系統誤差はそれでは無理で、原因と大きさがわからないと減らすことはできません。例えばボウリングで、狙ったところから左右どちらかに同じ程度に少しずつずれるのは偶然誤差ということができて、その場合は、一所懸命に繰り返し練習してフォームを固めるしかないでしょう。しかし、いつもボールが右に行ってしまってガターになる傾向があるのなら、それは系統誤差であり、フォームに原因があるため、修正あるいは矯正する必要があるでしょう。

系統誤差は、偏りであり、バイアスと呼ばれます。これがある場合、観測値が大きすぎたり小さすぎたりするわけですから原因と大きさを探る必要があります。エビデンスをつくるための研究では、観測値を揺るがすバイアスには細心の注意が必要です。

先ほどのある簡単な体操がダイエットに効果があるかという実験を例にすれば、まず、研究の対象者を選ぶときにバイアスが生じます。その対象者が、一般の人を代表した人といえるかどうかという問題です。アルバイトとして実験前に頼まれて無理に太らされた人であれば、それ以前の生活に戻せばやせてしまう人かもしれません（選択バイアス）。体重計の設定も正確でないかもしれないし、データを書き写すときに改変しているかもしれません（測定バイアス）。体操以外は普段通りの生活をしたといって

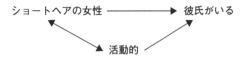

図3.1　みせかけの関連
（ショートヘアではなく活動的だから）

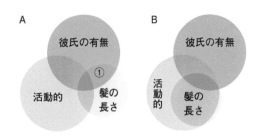

図3.2　関連の大きさを円の重なりで示すベン図

も、やせるプレッシャーがかかっていて食生活に変化が起きていたことも考えられます（交絡バイアス）。

特に、この最後の「交絡」（混乱・混同という意味）は、真犯人（上の例では食生活）を見逃すことになるため注意が必要です。治療の効果のうえでよく知られているのはプラセボ（偽薬）効果です。偽の薬でも効くと思えば効くという心理的な効果です。脳が薬を飲んだときのように働くためと考えられています。

Ｄ　みせかけの関係を見抜く

「ショートヘアの女性ほど彼氏がいる」と聞いたらどう思いますか。昔ある看護学校で統計学を教えていて、出てきた結果です。学生に自分たちで興味のあることを考えて質問紙（いわゆるアンケート）をつくってもらい、自分たちを対象として調査を行って分析しました（看護とは関係ないですが、興味のあることで楽しく学ぶためです）。ショートヘア、セミロング、ロングの3択の質問項目で、「ショート」と答えた人が、彼氏がいる率が最も高かったのです。そこでさらに、ショートヘアの人たちがどういう人かを分析しました。すると、ショートヘアの人は授業中は寝ない、遅刻もしない、アルバイトもしているという「活動的」な人だとわかりました。

それでも、彼氏がいるのは、ショートヘアだからではない、髪の毛を切った翌日から次第に彼氏ができはじめることは考えにくいと思われます（当時はショートヘアが流行ってはいましたが）。そのような、みせかけの関連のことを交絡がある、または交絡因子があるといいます。交絡という聞き慣れない言葉ですが、元の英語はconfoundで、混乱させる、混同するという意味です。この場合、「活動的である」が交絡因子になります（**図3.1**）。

これを図で見てみましょう。**図3.2**は、彼氏がいるかどうかが髪の長さと活動的なことでどれくらい説明できるのかを、円の重なりで表したベン図と呼ばれるものです。

円の重なりが大きいほど関連が大きくなるようにしています。「彼氏の有無」が「髪の長さ」とも

「活動的」とも両方とも関連している場合は、Aのようになります。「髪の長さ」は「活動的」と重なっていても、①の部分で「髪の長さ」と「彼氏の有無」が重なっているので、「活動的」であろうがなかろうが髪が短ければ彼氏ができることがあるならば、左のような図になるという意味です。それに対して、彼氏がいるのは活動的であることだけが原因だとすれば、Bのように、「髪の長さ」は「活動的」と重なってはいるけれども、①の部分がなくなります。「髪の長さ」は、「活動的」と「彼氏の有無」の重なりの中に含まれてしまっています。関連があっても直接ではなく、活動的であることを通して間接的に関連していることがわかります。図3.1で言えば、「ショートヘアの女性」から「彼氏がいる」へは矢印は引けず、「活動的」から「彼氏がいる」へだけ矢印が引けるということです。

こうして、①の部分の大きさを統計学では多変量解析という方法で計算することができます（ベン図を用いて多変量解析をわかりやすく説明しているテキストとしては、筆者による『看護学のための多変量解析入門』（医学書院）があります）。多変量解析とは3つ以上の変化するデータの関連を分析する方法です。健康や病気では、原因が2つ以上考えられる場合がほとんどです。したがって、みせかけの関連がないか調べるために多変量解析が欠かせません。

Ｅ　エビデンスにはレベルがある

このようなバイアスを排除できているかを表すレベルを、「エビデンスレベル」（**図3.3**）といいます。

最も低いのは、データに基づかない専門家などによる意見です。データがなければ証拠にならないということです。専門家の意見として、「だいたいこのような人のほうが2〜3倍は病気になりやすいのではないか」「こういう人は大抵8割くらい治るも

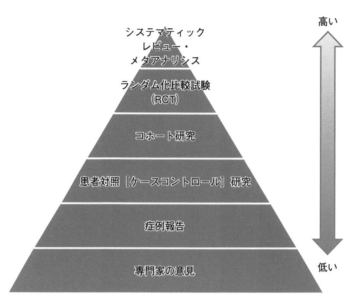

図3.3　エビデンスレベル

表3.1　乳がんとタバコの関係（人）

	タバコを吸う	タバコは吸わない	合計
乳がんになった	A	B	1000
乳がんになっていない	C	D	1000

んだ」と根拠となるデータがない中で言われても、誤差が大きいと考えられます。次が、数の少ない症例の報告です。これから研究が必要な仮説を提案する意味では大切ですが、まだ検証されたものとはいえません。

エビデンスのレベルを上げるには、人を対象としたデータを収集し、統計的に分析して比較・検証した研究が必要になります。統計的な分析から、「何倍なりやすい」「何％の人に効果がある」という誤差の少ない数値が出てくることが期待されます。

ⅰ）ケースコントロール（患者対照）研究

その1つの方法は、現在起こった結果がなぜ起こったのかについて、過去の状況を比較して差があるものを探すもので、ケースコントロール（患者対照）研究といいます。例えば、表3.1のように病気（例：乳がん）になった人のグループとそうでない人のグループ（表では例として1000人ずつ）で、過去の原因と考えられる状況（例：喫煙歴）に違いがあるかを比較します。表3.1のA～Dの部分の人数を対象に調査して把握します。2つのグループで過去

の原因がある（タバコを吸う）ほうが何倍病気（乳がん）になりやすいかについて計算ができます。この方法では病気の発生率がわからないので、何倍なりやすいかの近似値になります。ちなみにA/C÷B/Dで計算しますので、A＝200、B＝800、C＝100、D＝900だったとすれば、200/100÷800/900＝2.25で、タバコを吸う人は約2倍強乳がんになりやすいという結果になります（あくまで仮想のデータです）。

ⅱ）コホート研究

もう1つの方法は、たくさんの人を対象にしていろいろなことを調べながら、結果に差が起こるかどうか観察するもので、コホート研究といいます。コホートとは古代ローマの歩兵隊の単位で、現在は追跡する対象となる集団のことです。例えば、表3.2のように、現在病気でない人たちを対象に、病気の原因と予想される状況（例：定期的に運動するか否か、表3.2では例として8000人と12000人）のデータを収集し、しばらく待って、どのような病気になるのか（例：心臓病）を追跡し観察してA～Dの人数を把握してその違いを比較するものです。例えば、

表3.2　　運動と心臓病の関係（人）

	運動する	運動しない
心臓病になった	A	B
心臓病にならない	C	D
合計	8000	12000

病気の原因と思われることがある人（定期的に運動しない）とない人（定期的に運動する）を比べると何倍病気（心臓病）になったかが計算できます。例えば、8000人中8人と12000人中24人が病気になったとすれば、24/12000÷8/8000＝2で、運動しないと2倍病気になりやすいとわかります（あくまで仮想のデータです）。

　ケースコントロール研究とコホート研究の2つは、現在の結果から過去の原因にさかのぼって観察するか、現在の原因から未来の結果を観察するかの違いです。どちらもただ質問に答えてもらったり測定してもらったりするだけで、研究のために普段の生活に何か変化を起こすものではありません。

iii）ランダム化比較試験

　これらよりさらにエビデンスレベルが高いのは、過去や未来に何が起こったかをただ観察するのではなく、研究対象者に依頼して原因にあたるものを実際に行ってもらう（観察に対して介入と呼ばれます）実験的なものです。対象者を、ランダム（無作為）に2つのグループに分けます。これは、ランダム化比較試験（randomized controlled trial）という方法で、略してRCTと呼ばれます。このとき、対象者も研究者もどちらのグループになったのかわからないようにします。どちらかに結果が出やすいようにしないためです。そして、どちらかだけに原因をつくってもらったり（例：健康について学ぶグループへの参加）、なくしてもらったり（例：ファストフードを控える）して、何もしないグループと健康状態や病気の発生などの結果（臨床研究ではアウトカムやエ

ンドポイントと呼ばれます）を比較する方法です。**表3.3**では、健康について学ぶグループに参加するかしないか（例として200人ずつで、A〜Dの人数を把握します）でヘルスリテラシーが向上するかどうかという例です。薬や患者への情報提供など、治療や学習の効果などを明らかにするための研究でよく用いられます。

　やはりコホート研究と同様に、原因があるかないかの2つのグループで、結果が何倍発生したかという数値が計算できます。

　例えば、参加者200人中100人が向上して、参加していない人200人で10人が向上したとすれば、100/200÷10/200＝10です。参加すると10倍向上しやすいことがわかります。

　ただし、ランダムに分けるのが難しい場合もあって、ランダムに分けない比較試験もあります。これはRCTに次ぐエビデンスレベルになります。また、こうして観測した値は、先述したようにサンプルサイズが少ないほど、偶然にでも差が大きく出てしまう可能性があります。このような偶然の誤差を減らすためには、より多くの人数を対象にすることが必要で、研究の規模もエビデンスの信頼性を高めます。RCTはエビデンスの定番で、エビデンスがあるかはRCTが行われていることが問われることが多いですが、そのときサンプルサイズが十分であることも問われます。

iv）システマティックレビュー

　そして最終的に、最もエビデンスレベルが高いのは、1つの研究で判断するのではなく、エビデンスレベルの高い、特に多くのRCTを集めて分析したシステマティックレビューになります。そのうち、各研究で観測されたばらついた値を統合して1つの値にするための分析をするメタアナリシスという方法があります。これによって、いくつもの研究結果をまとめて、全体としては観測値と誤差がいくつぐらいなのかが推定できます。例えば、上のグループ

表3.3　　健康について学ぶグループ参加とヘルスリテラシーの向上の関係（人）

	健康について学ぶグループに参加する	通常の生活をしてもらう
ヘルスリテラシーが向上した	A	B
ヘルスリテラシーに変化なし	C	D
合計	200	200

参加でヘルスリテラシー向上というRCTでは10倍でしたが、同じような研究で、その数値がそれぞれ2、4.5、3.2、1.3…となっていれば、これらを全部合わせると一体数値はいくつになるのかが計算できます。この数値は信頼性が最も高いものとなりますが、ここまでいくつもの規模の大きな研究が進んでいることが条件になります。国際的にはシステマティックレビューを行う組織としてコクラン（cochrane）がよく知られていて、サイトでその結果を見ることができます。日本にもコクランジャパンがあって、日本語で読むことができます。

　しかし、このエビデンスのレベルというのは、研究の方法としての信頼性のレベルではあるのですが、そのまま鵜呑みにはできないことに注意が必要です。メタアナリシスでは、数を集めようと思うと多様な対象者や方法の研究を一緒にして分析することになるので、多様な対象者や方法の特徴によって

原因や効果が違っていても全体として1つの評価になりがちです。例えば、海外での研究が多いので世界全体ではそうでも日本だけは違うかもしれない可能性があります。患者の場合、年齢や重症度や病気の細かな違いなど多様な患者に対しては、それぞれに多様な効果があるかもしれません。そのため、特定の患者を集めた研究や、多様な患者を大規模に集めて追跡して違いを丁寧に分析した研究のほうがより個々の患者の状況に合った研究になりうることがあります。したがって、全体としてどうかという話と、より個別の状況ではどうかという話など、様々な角度から考える必要があります。本格的には専門家でないと評価が難しい点がありますが、少なくともエビデンスレベルが全く考えられていなかったり、エビデンスレベルだけで判断したりしているような情報に出くわしたら問題だと思うことが大切だと思います。

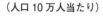

コラム　　　　　　　　　　　　　　　　　　　　　COLUMN

何倍なりやすいといっても分母に注意

　何倍病気になりやすい、何倍死亡しやすいというときは、注意が必要です。例えば、死亡率は、国や地域における、大抵は1年間に発生した死亡者数を分子、人口を分母として計算します。しかしそれは粗死亡率と呼ばれ高齢化で高くなるのが欠点です。

　では死亡率は年齢によってどれほど高くなるのでしょうか。2020年の日本人女性の年齢別の死亡率をみてみます。最も低いのは9歳と10歳の0.00005で、まさに「万が一」未満です。それが50歳では0.001と1000人に1人となり、60歳では0.003、70

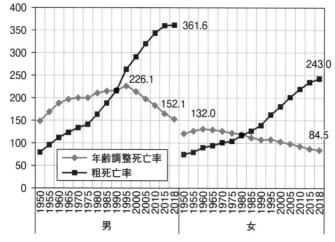

図　がんによる死亡率の推移（厚生労働省. 人口動態統計より）
（注）年齢調整死亡率は1985年モデル人口（男女計）の年齢構成の場合の死亡率

歳では0.007と100人に1人に近づきます。80歳では0.02で50人に1人、90歳では0.09で10人に1人、100歳では0.3で3人に1人、105歳以上は1で全員です。

この50年間の死因別の死亡率（死亡者数を人口で割ったもの）の推移をグラフで見ると、目立って右上がりなのはがんです（図）。昔よりも何倍もがんで死亡しやすくなっているように見えても、それは高齢者の割合が急増したからです。その証拠に、ここでは、がんの死亡率だけをグラフで示しますが、確かに粗死亡率（年齢構成を考えていない単純な死亡率を区別して呼ぶもの）は大きく増加していても、高齢化の影響を取り除くために分母の年齢構成をそろえた死亡率（年齢調整死亡率）ではむしろ減少しています。

死亡率を比較して怖いと感じる、病気になりやすくて不安だと感じるようなグラフでは、比較している数値の分母を要チェックです。これは同様に、ある健康法を実施したグループと実施しないグループの比較で、実施したほうで効果があったという場合、分母となる人たちが何を比べても同じだといえるような人たちなのか（年齢や性別、健康状態など）を確認する必要があります。

ⓕ エビデンスに基づく診療ガイドラインと標準治療

病気の治療方法については、エビデンスのレベルが高い研究でより効果が認められた方法を選びたいものです。1つの病気について世界中で多くの研究が行われていますし、新しい治療方法がどんどんと開発されていると、医療者が、ましてや患者がエビデンスを見極めて選べと言われても困ってしまいます。そこで、専門の学会などで専門家たちがエビデンスを集めてシステマティックレビューを行い、治療法の各選択肢の利益（ベネフィット、効果など）と害（リスク、副作用など）を見比べて、最新の知見をわかりやすい形で診療ガイドラインとしてまとめています。これによって、最新の標準治療や推奨度に関する情報を知ることができて、診療に生かすことができます。最新の情報をわかりやすく医療現場に行き渡りやすくすることで、診療の質を保つこともできます。日本では、厚生労働省の委託事業で公益財団法人の日本医療機能評価機構がMinds（マインズ、Medical Information Network Distribution Service）という診療ガイドラインのデータベースをつくっていて、誰でも見ることができます。治療だけでなく、がんの検診やワクチンについてのガイドラインもあります。

ここでいう標準治療とは、レベルの高いエビデンスをもとにして、治療の利益が害を上回ることが、専門家から見て自信を持って、現時点で、最も推奨できる治療法のことです。医療も進歩しますので、将来はよりよい方法が出てくるのは確かかもしれ

せんが、待ちすぎて悪化してしまうようでは困ります。標準というと「平均的」「並み」「普通」という意味にも思えますが、ここでは最善・最良の方法なので標準として選択肢の中で必ず検討されるべき治療法と考えたほうがよいものです。専門家から見て1番よいとわかっている方法が、世界中どこでも標準的に選択肢に入ることは医療格差がない公平・公正な医療という意味にもなります。

ただ、気をつけなくてはならないのは、診療ガイドライン通りにしなくてはいけないわけではないということです。そこで評価している利益や害は、自分が大切にしたい価値観と一致しているわけではないかもしれません。また、ガイドラインにないから何もできないというわけでもありません。ガイドラインは、専門家から見てベストであり、最低限すべきもので、しかしそれ以上にできる場合もあります。結局は様々な治療法の長所と短所と価値観を突き合わせて、何を選ぶかは一人ひとりの意思決定になります。

3.2 エビデンスに基づく保健医療（ヘルスケア）

Ⓐ エビデンスと価値観

エビデンスに基づく保健医療（ヘルスケア）（EBHC）の普及に貢献した英国のグレイ（Gray）は、図3.4のように、そこでの意思決定にはエビデンスだけを用いるのではないとしています[1]。エビデンスだけでなく「価値観」「資源とニーズ」を含

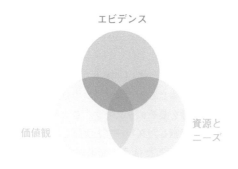

図3.4　エビデンスに基づく保健医療

めた3つの要素が欠かせないとしています。

「価値観」は、エビデンスのある予防・治療・ケアなどの選択肢を比較して、何を重視して意思決定するかに影響します。そしてさらには、エビデンスと価値観をもとに決めた方法を実行するために必要な「資源とニーズ」があるかどうかです。資源とは、選んだものが実行できる環境や条件のことで、ニーズとは、その資源が不足している場合に、それが必要だと考えられる程度のことです。

例えば、誰かに意思決定を促したいとき（例：予防接種率を上げたいとき）は、エビデンス（例：ワクチン接種の長所と短所を示すデータ）と価値観（例：長所と短所の中で何が1番大事か）、そして選択肢の実現可能性（例：接種可能な施設、予算等）の3つの情報を重ね合わせて提供すれば効果的でしょう。

エビデンスと価値観の組み合わせは、情報の定義であるデータ＋価値と一致します。エビデンスは、何倍効果がある、何倍予防できるなど、主に確率のデータで示されますし、それをどう評価するかは価値観によります。これは情報を使う合理的な意思決定や期待価値理論、期待効用理論とも共通していることがわかります。エビデンスに基づくといっても、意思決定に使えるには、エビデンスをどう評価するか、データをどう評価するかという価値あるいは価値観がセットなのです。

Ⓑ ナラティブの持つ意味

とはいうものの、私たちが「信頼できる」と判断する情報は、エビデンスだけではありません。例えば、経験者の体験談です。エビデンスが、集団に対して一定割合以上の効果があるかどうかの情報であるのに対して、体験談は個人の情報です。このような個人の「語り」を表す「ナラティブ」という言葉

が、保健医療の世界で注目されています。テレビなどのナレーションが「語ること」であるのに対して、ナラティブは「語ったもの」のことです。実際に行ってみて起こったことと、それについて思ったり対処したりしたことです。体験談ではありますが、いわばその「ストーリー」「物語」で、それまでの人生の歴史を背景にして、新しい経験を過去の自分と照らしてどのように受け止めていくかという方法です。

例えば、がんと診断されたとき、どのように受け止めたらよいのか、これからどうすればよいのかです。治療方法に関するエビデンスが何より大事かというと、いったい何が起こったのかを自分の言葉で表現できることも大事だということです。医学的診断や治療やケアがあるかもしれませんが、それが自分にとって何なのかです。それが明らかになるためには語ることに意味があって、話していくうちに、自分が思っていることに気づくことがあります。人は語ることで、人生という物語やドラマを描いていくともいえます。

このため、ナラティブを大切にする医療として「ナラティブに基づいた医療」（narrative-based medicine, NBM）が提言・実施されています。病気になった理由、経緯、病気そのものについて現在どのように考えているかなどの物語・ナラティブから、患者が直面している問題を全人的（身体的、精神的、社会的）に把握して解決方法を探るものです。患者との対話と信頼関係を重視し、科学としての客観的なデータに頼る医学と、人と人との対話や触れあいのギャップを埋めると期待されました。特に治療法にエビデンスがないような病気の場合、価値観が問われますので、それを明らかにする作業が必要です。

さらに、患者のナラティブから学ぶために、それを集めて整理して研究や教育に生かそうとする組織もあります。患者にインタビューをして語りを集めたデータベースの動画を作成して公開している「健康と病いの語りディペックス・ジャパン[1]」です。英国オックスフォード大学でつくられているDIPEx（Database of Individual Patient Experiences）をモデルにしていて、この組織は世界の13か国に

1　https://www.dipex-j.org/

広がっています。

特に、有名人の病気やそのナラティブについては、メディアがこぞってニュースで取り上げることに注目する必要があります。それは、多くの人が病気の予防や早期発見、治療法の選択などについて考える機会にもなります。このような現象は、マスメディアにおける「議題 (アジェンダ) 設定効果」と呼ばれていて、よく取り上げられるトピックは人々に重要なことだと思われることが知られています。裏を返せば、話題にのぼらないことは、「重要ではないこと」と受け止められる可能性があります。

また、エビデンスの見方について理解できていないと、そのときどきのナラティブな情報に流されやすくなります。体験談のようなナラティブな情報で、エビデンスを超えて自分の価値観に合うものが優先的に選ばれることもありえます。特に若者の場合は、例えば「かっこいい」「かわいい」というポジティブなものや、「面倒くさい」「自己中心的」「自信がない」というネガティブなイメージに左右されたりすることに注意が必要です。

Ⓒ 日常生活に潜むリスクのエビデンス

保健医療というのは不確実なものであるがゆえに、エビデンスが重視されますが、今や病気になったときだけの話ではありません。生活習慣病という言葉がありますが、私たちの日常生活、生き方、ライフスタイルにリスクが潜んでいることが明らかになってきています。例えばがんなどの慢性疾患 (非感染性疾患) について、リスクファクターという言葉が普及しています。リスクファクターとは、例えば血圧、血糖値、コレステロール値、尿酸値などの検査値もそうですし、喫煙、飲酒、肥満、運動不足などの行動もそうです。今や肥満そのものが病気のように扱われるようになりました。研究によって、特に1950年代、1960年代から、いろいろな生活習慣が病気の要因になっているとわかってきました。米国での集団を対象にした疫学研究 (コホート研究) によって、リスクファクターという言葉が使われるようになりました。

さてその健康のリスクファクターの中で、どういうものの影響が大きいのでしょうか。米国の研究では、75歳未満の死亡に影響を与えている5つの要因の割合を考えると、遺伝が30%、社会的環境が15%、物理的環境が5%、個人の行動 (ライフスタ

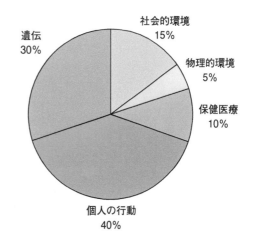

図3.5 75歳未満の死亡に影響を与えている要因の割合[3]

イル) が40%、保健医療が10%とされます[2]。この数値を図にしたものがあります (**図3.5**)[3]。個人の行動が最も大きくなっていて、具体的には、喫煙、飲酒、薬物、過食、運動不足、それから危険なSEXなどです。危険なSEXとは何ですかという質問を受けたことがありますが、これは主に感染です。性行為感染症にかからないということです。それからストレスコーピング、ストレス対処をどうするかということも大きな行動です。例えば、お酒ややけ食いなどに頼れば、一過的に、その場だけであれば何とか乗り切るかもしれませんが、ストレスが変わらないのであればストレスの原因であるストレッサーを変えないといけません。

遺伝は簡単には変えられないので、次に注目すべきは健康に関連のある行動をつくり出している社会的環境 (教育や職業、家族や人間関係など) です。行動は、本人の意思決定によるものもあるでしょうが、社会の影響を強く受けて誘導された意思決定、あるいは選択肢がなく選択の自由がない場合もあるでしょう。かつてタバコは当たり前に誘われたりかっこいいと思わされたりしたものですが、そういった価値観なども含まれるでしょう。ここはなるべく自分で情報に基づく意思決定をしたいものです。それから環境も一人では変えられないと思うかもしれないですが、みんなで、人々の行動で変えていくことが可能なはずです。

物理的環境は、水や空気、住居や交通などです。これらも、人間や社会、あるいは一人ひとりの行動

表3.4 現代医療以外の健康法や治療法（米国NCCIH https://www.nccih.nih.gov/を参考にして作成）

伝統医療	伝統的ヒーラー、中国医学、アーユルベーダ、ホメオパシー、ナチュロパシーなど
こころ−からだ	瞑想、深呼吸、リラクセーション、ヨガ、太極拳、気功、マインドフルネス、スピリチュアルプラクティス、音楽・アート・ダンス療法など
身体	鍼、カイロプラクティック、マッサージ、電気・磁気療法など
栄養	漢方・ハーブ、ダイエットサプリ、ビタミン・ミネラル、フィッシュオイル・オメガ3、グルコサミン、コエンザイムQ−10など

表3.5 日本の伝統的・東洋的健康法・治療法

食・薬	食養、自然食品、断食、健康食品、漢方薬、生薬、民間薬など
身体（経穴［つぼ］）	鍼灸、あんま、マッサージ、指圧、竹踏み、整体、電気・紫外線療法、磁気療法、均整術、カイロプラクティック、背骨矯正のための器具など
こころと呼吸（調心・調息）	気功、ヨガ、太極拳、座禅、息心調和術、真向法など
信仰・宗教関連	心霊治療、信仰治療、遠隔治療など

が関連しています。水質汚濁も家庭排水の影響が大きいですし、大気汚染も自家用車が関連しています。

10％を占める保健医療は、保健医療へのアクセスとその質を表します。保健医療にもっと早くかかればよかったということもありますし、医療にかかること自体がリスクでもあります。医療ミスが一定程度あることが米国で報告されていますが、2〜4％は医療の要因で亡くなっているともされます。医療はリスクを冒すことであることをよく知っておかなければいけません。薬学部などでは、薬は反対から読むとリスク、「くすりはリスク」という例えが入学式や最初の講義でよく使われるそうです。薬は適量で、少ない量のため、リスクを冒してでも病気を治すのであって、摂りすぎるとすべて毒です。だからこそ医療専門職として制度化された特別な教育を受けています。従来は患者や市民はその医療分野にある確率は知ることができませんでした。ところが今はやはり情報によって意思決定をしたい、知る権利を持つ消費者であると捉えられます。欧米では患者を消費者と捉える場面が多くなっています。

Ⓓ いわゆる民間療法、補完医療、代替医療、統合医療のエビデンス

日本のみならず、欧米を含めて世界中で、いわゆる現代医療・近代医療・西洋医療と呼ばれる科学的な医療とは異なる医療あるいは治療法・健康法が利用されています。米国や欧州でも、おおよそ3人に

1人が利用していると報告されていて、いわゆる健康食品やサプリメント、ヨガや気功、瞑想、カイロプラクティック、マッサージなど多くのものが使われています。米国にどのような種類のものがあるか例を挙げてみました（表3.4）。

特に日本では、日本で独自に発展してきた東洋医学と呼ばれる医療もありますし、古くから地域に伝わる植物や動物を使った様々な治療法・健康法が民間療法と呼ばれています（表3.5）。

このような医療は、国際的には、補完（complementary）医療、代替（alternative）医療、統合（integrative）医療と呼ばれています。補完医療は、現代医療と一緒に使われるもので、例えば、抗がん剤の治療の副作用を和らげるために鍼灸を利用することが挙げられていて、これは米国でも行われています。

これに対して代替医療は、現代医療の代わりに使われるものです。1970年代などに、オルタナティブ（alternative）という「もう1つの」という意味で、既存のものの持つ欠点を明確にして、それに対抗していく、乗り越えていくという社会運動として盛り上がりをみせました。その利用を求める理由としては、現代医療への批判が指摘されました。それは主に、一人の人間、人をまるごとみるのではなく、臓器や細胞が中心で、1つの症例として扱われるという点でした。例えば、症例Aではなく、他の誰とも違う○○さんとしてみてほしいということで

表3.6　　現代医療以外の方法に期待されるもの（必ずしもエビデンスはないことに注意）
現代医療にない効果がある（愁訴への対応や予防重視）
副作用が少ない（ただし、漢方などでもあるため程度の問題、事故もある）
治療に参加（自分でできるものもある）
治療者とのコミュニケーション
自然治癒力、生命エネルギー、生命力といったものを重視
健康をバランス、調和と見る、病気の原因をその乱れと考える
魔術や超自然的なものを想定する
考え方や感情が病気の原因（病は気から、嫉妬など否定的な感情）
道徳、正しいことをすることと結びついている
高額なものの利用によるステイタス

表3.7　　現代医療以外の治療法のリスクを最小限に抑えるために必要なこと（NCCIH）
医師と相談すること。副作用があったり、他の薬と相互作用があったりするかもしれないため
研究結果すなわちエビデンスがどうなっているかを調べる
施術者を慎重に選ぶ
使っているすべての治療法や健康法について、医師や施術者すべてに伝えること

す。そのほかにも**表3.6**のような点が指摘されてきました。あくまで期待されてきたもので、いずれも必ずしもエビデンスがあるわけではありません。

　これらには治るとは何か、医療とは何かといった、症状や病気など何らかの問題を抱える人がどのような支援を求めるのかについて考えさせられる点があります。心の通ったコミュニケーションや病気の原因や治療法のわかりやすさ、治療に参加している感覚が求められることもあります。それらがないことへの批判から、現在の患者中心の医療の重視へと結びついた側面もあります。患者が医療あるいは医療者や治療者に対して何を求めているのか、あるいは求めていないのか、それらの価値観を共有して、意思決定できるような支援が求められているでしょう。

　そして、現在では、統合医療という、現代医療と補完医療の両方をいくつか組み合わせ、エビデンスを重視しつつ、人を全体として治療することが目指されています。現代医療もそうですが、それ以外の医療における多くの治療法のエビデンスを見極めるための研究が必要です。米国では、そのためのセンターとして、1998年に、補完代替医療センター（National Center for Complementary and Alternative Medicine, NCCAM）を開設し、研究を進めました。しかし、必ずしも十分なエビデンスが得られなかったことや、代替医療は実際には多く利用されてはいないこともあ

り、2014年には、補完統合衛生センター（National Center for Complementary and Integrative Health, NCCIH）と名称を変えています。

　日本では、2015年から厚生労働省eJIM（イージム：「統合医療」情報発信サイト）が開設され、民間療法をはじめとする補完・代替療法に関するエビデンス（根拠）に基づいた情報を紹介しています。また、国立健康・栄養研究所の「『健康食品』の安全性・有効性情報[2]」でも、役に立つ情報が得られます。日本医師会も「『健康食品』・サプリメントについて[3]」として情報発信しています。

　米国のNCCIHは、現代医療以外の治療法のリスクを最小限に抑えるために必要なことを示しています（**表3.7**）。

　これらの背景には、これまでの研究でいわれていることとして、医師の治療以外に様々な方法を使っていることを多くの人は医師に言わないこと、そしてその黙って利用していることはよい点がほとんどないことがあります。いわゆる健康食品でもアレルギーを起こしたり、場合によっては命に関わったりするような危険なものもあります。錠剤やカプセルの形をしたサプリメントなどは医薬品とは全く異なるもので、エビデンスがあれば保険適用になっているはずです。病気を持つ人にとっては特に危険をはらんでいるので、医師が治療以外に使われているものをよく知り、一緒に検討するのが望ましいのですが、必ずしもそうなっていない場合があります。

　海外でもそうですが、日本でも、症状など心身の問題を感じた人のうち医師の診察を受ける人もいますが、それは一部です。様子をみることも多いです

2　https://hfnet.nibiohn.go.jp/
3　https://www.med.or.jp/people/knkshoku/

し、病院や診療所以外の様々な治療を求める人がいることがわかっています。現代医療とそれ以外のものをそれぞれ単独に使った場合のエビデンスもそうですが、組み合わせたときに関してもよく考える必要があるので、両方のエビデンスに詳しい医師に相談できることが望ましいと考えられます。これは、医療者も患者とともに、多様なエビデンスをつくることに参加し学ぶことが求められるということでしょう。

　例えば、がんの治療で、先に述べた標準治療以外の代替療法のエビデンスに関する研究があります。米国で標準治療を受けた患者と、標準治療を受けずに代替療法（実証されていない医療従事者以外によるがん治療）だけを用いた患者の治療開始後の生存率を比較すると、代替療法だけの患者の死亡するリスクが2.5倍高かったという結果でした[4]。治療して6年後の生存率では、標準治療を受けた患者が約75％に対して代替療法だけの患者は約50％でした。同様に、標準治療と標準治療以外の療法（この場合は補完療法と呼ばれますが、定義は上の研究と同じく、実証されていない医療従事者以外によるがん治療）の両方を用いた患者では、標準治療だけを受けた患者より、死亡するリスクが2.08倍高かったという研究もあります[5]。長く生きることを考えると、このようなエビデンスをもとに判断する必要があることがわかります。

　いずれの医療や治療法にしても、それが実施できる資格者は、指定された機関で教育され、1つの登録制度で組織化され、他の医療との関係の持ち方に関するガイドラインや倫理規約を持つことが大切です。そして、科学的なエビデンスレベルの高い研究の対象となることを常に受け入れ、効果の対象と範囲を一般市民に明示しつつ運営されていくことが望まれます。

文献

1) Gray M. Evidence-Based Health Care and Public Health: How to Make Decisions About Health Services and Public Health. 3rd Edition. Churchill Livingstone; 2008.

2) McGinnis JM, Williams-Russo P, Knickman JR. The case for more active policy attention to health promotion. Health Aff (Millwood). 2002;21(2):78-93.

3) Schroeder SA. Shattuck Lecture. We can do better–improving the health of the American people. N Engl J Med. 2007;357(12):1221-1228.

4) Johnson SB, Park HS, Gross CP, Yu JB. Use of alternative medicine for cancer and its impact on survival. J Natl Cancer Inst. 2018;110(1):121-124.

5) Johnson SB, Park HS, Gross CP, Yu JB. Complementary medicine, refusal of conventional cancer therapy, and survival among patients with curable cancers. JAMA Oncol. 2018;4(10):1375-1381.

よりよい意思決定の
プロセスと落とし穴

4.1 よりよい意思決定は合理的なプロセスを経る

Ⓐ 意思決定の7つのプロセス

意思決定には、大きく分けて合理的なものと直感的なものがあると述べました。このうちよりよい意思決定は、合理的なもので、情報に基づく、すなわちデータとその価値を見極めたり意味づけたりして行うものです。合理的とは、目的に合っていてその理由が明確だということです。そのため、情報を用いるというプロセスを経ます。このように決めると、情報を用いない直感的な方法よりも選択肢を見落としたりせず、長所や短所を知らないで決めるよりは価値観に合っていなかったという判断ミスもなく後悔しにくく質の高い意思決定になります。ただし、時間がかかりますから、急いでいるときや刻々と選択肢がなくなったり長所や短所が変化したりするような状況には向かないこともあります。例えば、好みの洋服を選ぶときゆっくり選んでいたらなくなってしまうような、ライバルがいる場合などはそうです。医療の場合は緊急のときもあるので、治療するかどうかなどを迷っているうちに亡くなってしまうと困ります。いつまでに決めなくてはならないか、条件が変わらないかも考えておく必要があります。時間がない場合は経験とか勘に頼らざるを得ないですし、あるいは誰かに判断を委ねることになるでしょう。

基本的な意思決定行動の流れを簡単に紹介します（表4.1）。これは、心理学やビジネス分野、医療における意思決定支援の研究などで触れられている意思決定のプロセスやポイントなどをまとめたものです。この通りにすればよいというよりは、見落としている点がないかをチェックする方法だと考えるとよいでしょう。

まず意思決定が必要な問題を認識して、その解決方法としての選択肢をすべて挙げます。それぞれの選択肢に必ずある長所と短所を見比べて、意思決定には様々なバイアスすなわち判断ミスにつながる落とし穴があるのでそれに注意します。難しいときは支援を求めながら、なかなか決められない場合は、意思決定を妨げている要因として葛藤やジレンマの原因となっているものをチェックしてみるというプロセスです。順序は多少前後することもあります。このプロセスは決めるまでの7つのポイントですが、これ以降には、選択肢を実際に採用して実行してみることがあります。その結果をみて、問題が解決したかどうかの評価をして、選択肢を再検討します。一旦決めてしまうと引き返すことが難しい場合、例えば手術で切除してしまった場合など元に戻せない場合は、再検討はできません。引き返せるかどうかも考えて決める必要があります。

Ⓑ 問題と選択肢と長所と短所の比較が中心

この中でまず重要なことは、意思決定が必要な問題を明確にすることです。例えば、健康診断で生活習慣病のリスクを専門家に指摘されるなど、自分では気がつかないうちに問題を突きつけられる場合もありますが、何が問題なのか理解する必要があります。問題がわからないと、解決策につながらない、あるいは解決の必要性がわからなくて困ります。よく相談を受けている人、例えばがんセンターの相談員の話を聞くと、電話を受けて、どうしましたと聞くと、まず問題がはっきりしていない場合が多いそうです。結局何が問題なのかを聞き出すのが大事な

表4.1　よりよい意思決定のプロセス

1	意思決定が必要な問題を明確にする
2	可能性のあるすべての選択肢のリストづくり
3	各選択肢の長所と短所を明らかにする
4	各選択肢の長所と短所を比較してどれが大事かを明確にして選ぶ
5	意思決定におけるバイアスに注意してじっくり選ぶ
6	意思決定の支援を得る
7	意思決定における葛藤やジレンマを解決する

仕事になります。それぐらい問題を明確にするのは難しい場合があります。これはエビデンスをつくる研究をする場合と同じです。研究は問題を解決するための行動なので、研究テーマを見つけるときも、何が問題か、何を解決したいのかを明確にする必要があります。

　次に選択肢のリストづくりで大事なことがあります。まずは意思決定とは2つ以上の選択肢から選ぶことなので、2つ以上の選択肢が見つからなければできないということです。そして次に、選択肢のリストには、可能性があるものはすべて入れるということです。このときブレインストーミング（ブレスト）の方法がよいとされています。これは出てきた選択肢を批判したり消したりしないで、選択肢の質よりは量で、奇抜だったり意外だったりしても新しい選択肢を増やしていく方法です。本来、ブレストは集団やチームなどで行ってアイデアを発展させていくものですが、1人でも、書き出していって、友人・知人だったら何を挙げるだろうと考えたり、ネットで検索したりすれば見つかりやすいでしょう。怪しいものを含めてたくさん見つかるかもしれませんが、削除するのはいつでもできるので、それは選択肢を評価したあとにします。選択肢に不足がないかという情報収集です。もしかしたら1番よい方法を見落としているかもしれないからです。無理そうでも状況や環境が変わるかもしれません。だから、例えば結婚相手を決めるというときも、大好きなアイドルや俳優を入れてもよいと話します。可能性はゼロに近いけどゼロではなく、いつでも選択肢から落とせるわけで、入れておくのは自由です。車を買うときも、フェラーリやロールスロイスを候補に入れてもよいわけです。お金がなくても、いつ何が起こるかわからないですし、何も起こらなければ結局自動的に削除されます。

　そのあとに、それぞれの評価をするための長所と短所の両方を必ず知ることです。例えば、予防や治療の方法であれば、その効果とリスクで、エビデンスがどの程度あるかです。まだエビデンスとなるRCTなどの研究が十分行われていないとか、すでにたくさん研究があって効果がリスクを十分に上回るとわかっているかなどです。また、経済的なコストや、その治療が実際に行えるのか、長く待たされずにすぐに利用できるのかなどです。例えば認可さ

れていない、施設がない、使える専門家がいないなど、先述したエビデンスに基づく保健医療における「資源」の問題です。どのような選択肢にも光があれば影もあります。長所ばかり見たり、短所ばかり探したりするのでなく、両方がしっかりそろうまで集めましょう。長所と短所の両方が見つからないようでは、選択肢から外したほうがよいくらいでしょう。

　情報はデータ＋価値なので、期待価値理論からみれば、長所と短所はそれぞれ「よいことがどのくらいの確率で起こるのか」「悪いことがどのくらいの確率で起こるのか」です。そして、よいことが起こりやすく悪いことが起こりにくい選択肢を選ぶことが多いですが、それは意思決定する人の価値観によります。そもそも何がよくて何が悪いのかが人によって異なる場合もありますし、起こりやすさの感覚もそうです。価値観を明確にして、よく比較することが求められるでしょう。

　自分で自分のことを決めるのは自分の価値観が問われるときに難しい作業です。価値観を英語ではvaluesといい、価値を意味するvalueの複数形で表現されます。いくつもの価値がある中で何が最も大事かです。心から納得できる意思決定のためには、様々な価値を知り、何を優先したいのか日頃から考えておく必要があるでしょう。

　ここまでの問題に対処するための選択肢を見つけ、それぞれの長所と短所を比較して、価値観に合ったものを選ぶという、表4.1の1～4のプロセスが意思決定の中心部分です。次に5（意思決定のバイアス）、6（意思決定の支援を得る）、7（意思決定の葛藤とジレンマ）と順に説明していきます。

4.2　意思決定におけるバイアス＝落とし穴を知る

Ⓐ　何もしないほうがましな不作為バイアス

　特に直感的な意思決定の場合、勘や経験を頼りに選ぶヒューリスティックスが身についていますが、これは意思決定が早いという長所があります。反面、後悔をしやすいという欠点があります。視野が狭くなったり何かにこだわったりしてしまうような、考え方の癖や傾向、すなわち認知のゆがみが出るからです。その人が悪いわけではなくて、誰もが

じっくりとよく考えれば自分に合ったものを選べるはずなのに、急いでいたりあせっていたりすると違うものを選んでしまいがちです。「そそっかしい」「おっちょこちょい」「軽率」などと呼ばれることもあるでしょう。この認知のゆがみを認知バイアスといいます。代表的なものを紹介しておきましょう。意思決定の思わぬ落とし穴ともいえるので、知っておくとよりよい意思決定につながります。

人には、何もしないで起こるリスクより、積極的に取り組んで起こるリスクを避ける傾向があります。これを不作為バイアスといいます。何かをして嫌なことが起こるよりも、何もしないで嫌なことが起きるほうがまだましだと思いやすいということです。これは、意思決定することを避けようとする傾向でもあります。この傾向を、インフルエンザワクチンの接種で検証した研究があります[1]。次のように想定します。

・インフルエンザにかかって、10000人中10人の子どもが亡くなる
・ワクチンを接種することによって、インフルエンザにかからなくなるが、ワクチンの副作用で亡くなることがある

自分がもし子どもを持つ親だったら、ワクチンの副作用で亡くなる子どもの割合がどれくらいであれば、ワクチンを受けさせるでしょうか。

研究では図4.1のような結果でした。かっこ内は、それを選んだ人の割合を示しています。

このような条件では、ワクチンの副作用で死亡するリスクがあったとしても、インフルエンザにかかって亡くなる人の数よりも、1人でも多くワクチンで救われるのであれば、ワクチンを打つという選択をすべきでしょう。しかし、そう答えた人は9％で、そもそも副作用で子どもが亡くなることを許容できないと答えた人は23％でした。ワクチンを打たずにインフルエンザで亡くなること（不作為によって起きた悪い結果）よりも、ワクチンを打って、副作用で亡くなること（作為によって起きた悪い結果）のほうが重大視されています。これは、とにかく何かすることで損をするのを避けたいという考えだといえます。言い換えると、ワクチンを打って亡くなるかワクチンを打たずに亡くならなくて済むかだけに目を向けてしまっているともいえます。

現状維持のほうが何もしなくてよいので抵抗は少なく、先に起こり得ることを予測して意思決定して、わざわざ行動を起こすというのは面倒なことです。不確実なことが多い医療の分野では余計に難しいかもしれません。新しい意思決定どころか、そもそも現状維持を好み、とにかく変化を好まない傾向

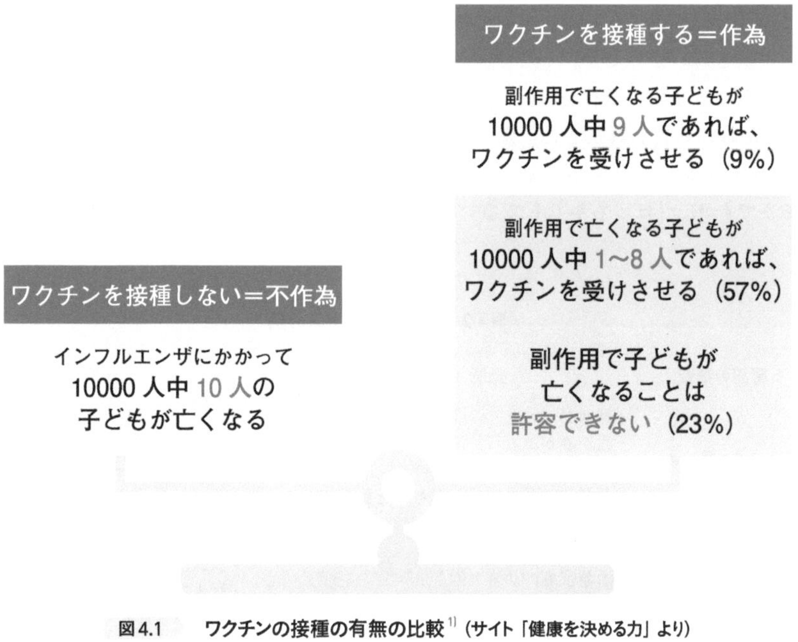

ワクチンを接種する＝作為

副作用で亡くなる子どもが
10000人中9人であれば、
ワクチンを受けさせる（9%）

副作用で亡くなる子どもが
10000人中1〜8人であれば、
ワクチンを受けさせる（57%）

副作用で子どもが
亡くなることは
許容できない（23%）

ワクチンを接種しない＝不作為

インフルエンザにかかって
10000人中10人の
子どもが亡くなる

図4.1　　ワクチンの接種の有無の比較[1]（サイト「健康を決める力」より）

は「現状維持バイアス」とも呼ばれます。「行動を起こさない」「現状を維持する」というのは、意識しなければ選択肢として見過ごしてしまいそうですが、選択肢の1つでもあります。無意識のうちに「しないこと」を選んでしまっていると考えてみましょう。やはり選択肢がいくつあるか確認して、それぞれの長所と短所をよく見比べることが大切です。意思決定に迫られているあるいは直面しているということが意味するのは、少なくとも2つの選択肢とそれぞれの長所・短所、すなわち2つの長所と2つの短所、合計4つの長所・短所を比べることだと思ったほうがよいでしょう。

Ⓑ 希望的観測の確証バイアス

　人には自分の主張や思い込みを支持する情報や、自分に都合のよい情報ばかり集めて、自分の主張を強化しようとする傾向があります。これを確証バイアスといいます。客観的な現実よりもこうあってほしいという希望的観測（wishful thinking）が背景にあります。人はそれぞれ育った環境や経験が違いますので、それぞれの価値観に合った情報が欲しい傾向にあります。

　表4.2では、運動不足による肥満では、現状を肯定するという「信じたい選択肢」の長所と、運動などでやせる努力をするという「信じたくない選択肢」の短所ばかりを見がちであることを表しています。信じたい選択肢は「今のままでいい」というものです。すでに紹介した現状維持バイアスもあるので、現状維持したいと思いがちです。そこでそれを肯定する情報に飛びつきます。筆者も以前、先輩に「貫禄がついてきたね」と言われました。嬉しいような悲しいようですが。それから「温かみがある」（体温も高そうですが）、「ぽっちゃりしてる」（太

ってるわけじゃない、かわいい言い方です）です。テレビを見てお笑い芸人などでやはり「ぽっちゃり」は今流行っていると確認します。次は「非常時のために脂肪としてエネルギーを蓄えている」（非常時のために生きているわけではないですが）などです。実際の非常時にはストレスと同時に肥満によって心筋梗塞のリスクが高いかもしれません。エネルギーは体の中に蓄えておかなくても、非常時用に家や職場や学校でも蓄えておくとよいです。しかし、現状を肯定するために、今の利益や長所を探したがります。

　それに対して信じたくない選択肢の場合は、それの欠点やリスクの情報に飛びつきます。「無理して若づくりしている」と言われたくないし、忙しいのに「ジム通いで時間を取られたくない」し、「ジムはお金もかかる」と考えます。それから「好きなものを食べられなくなる」なんて、食べるのが生きがいなのにもう生きている意味がないと思うわけです。たくさん食べなくてもよいわけですが。やせると「服が着られなくなる」こともあります。やせたら着ようと思っている服がある場合もないでしょうか（筆者はありますが、いつ着るのでしょう）。このように信じたくない選択肢の悪い点を探します。信じたいもののよい点、信じたくないものの悪い点ばかり見がちということです。

　このようなバイアスがかかっていることに気がつく必要があります。この例の場合、選択肢の特徴としての生活習慣病のリスクが大切ですが、目に入りにくいのです。試しに身近な人に「周りの赤いものを全部メモして」と指示して、目を閉じてもらい「青いものは何があった？」と聞いてみるとよいでしょう。見たいものだけを見て、見たくないものは見ていません。医師の診断でも自らの仮説を支持す

表4.2　確証バイアスの例

運動不足による肥満の場合	長所（利益）	短所（リスク）
現状肯定（信じたい選択肢）	・貫禄がついた ・温かみがある ・ぽっちゃりしてかわいい ・非常時のためにエネルギーを蓄えている	生活習慣病のリスクが高い
運動などでやせる努力をする（信じたくない選択肢）	生活習慣病のリスク低下	・無理して若づくりしているように見られる ・ジムはお金がかかる ・好きなものを食べられなくなる ・服が着られなくなる

るデータを集めたり、仮説に沿うようにデータを解釈したり、仮説を否定するような検査を避けたりすることがあると報告されています。人には偏見や期待があって、それに沿って考えてしまう傾向があります。だから長所だけの情報や短所だけの情報は要注意で、どんなものにも光と影があることを忘れてはなりません。選択肢を並べて、信じたいものの短所と信じたくないものの長所を十分理解しているか確認する必要があります。

　ただでさえ、すでに紹介した「不作為バイアス」があります。行動を起こして現状を変えることがベストの結果をもたらす可能性が高い場合でも、現状を維持して何もしないでいることがありますので要注意です。

　また、自分が関心が持てる情報、信じたい情報を見つけたときに、家族や友人に話したり、ソーシャルメディアなどでシェアしたりすることがあります。これは新しい科学的な発見あるいはエビデンスに限らず、デマや陰謀論などと呼ばれるものでも起こります。そのとき、エビデンスを広める人たちとデマや陰謀論を広める人たちは、肯定派と否定派、反○○のように集団として分かれている傾向がみられます。それぞれの仲間やつながりで広まっていきます。このような似たもの同士だけに情報が広がっていく現象を「エコーチェンバー（共鳴室）現象」といいます。特にソーシャルメディアでデマや陰謀論が広がりやすいときにこの現象が指摘されます。これも確証バイアスとの結びつきが強いことに注意が必要です。○○派、反（アンチ）○○という言葉そのものを安易に使うことにも慎重であるべきでしょう。

C 思いつきやすいものを選ぶ利用可能性バイアス

　人は思いついたもの、心に浮かんだ例で考えたり判断したりする傾向があります。利用可能性バイアスまたは利用可能性ヒューリスティックといいます。利用可能性が高いものすなわち手に入れやすいもの、すぐ思いつくものは大事なもので、思いつかないものは大事ではないと思いやすいわけです。何度も経験したことや最近起こったこと、心が動かされたことなどは思いつきやすいものです。例えば、よく知っている芸能人が、ある治療法を行ったが亡くなったというニュースを何度も見たらどうでしょう。仲のよい友人にある食品を健康によいと勧められたらどうでしょう。さっきCMで見たものをスーパーで見かけたらどうでしょう。日本人の死因の割合では、老衰と自殺や不慮の事故ではどれが多いと思いますか。自殺や事故などがニュースになることが多いですが、実際には老衰のほうが多いのです。記憶に残って思い浮かべやすかったり、情報が手に入りやすかったりすると、それが自分に起こる確率を高く感じてしまったり、すぐに思い浮かぶものを選びやすいという傾向があります。

　人間の記憶はいろいろなものに左右されますから、思いつかないものでも、忘れてしまっただけで大事なものはあります。手に入りやすいものばかり見ていると、そこで取り上げられたことがよく起こることと思いやすいので、要注意です。

　また、「○○といえば○○」と思い込んでしまっていることもよくあります。ブラジル人ならサッカーがうまい、背が低い人がスポーツが得意といえば体操かな、と思うなどです。代表的なもの、典型的なものが起こる確率を大きく感じてしまう傾向です。もっともらしいと判断してしまいます。これ自体は問題ではないですが、それ以外のものはないと思ってしまうと困ります。これは、代表性ヒューリスティックといわれます。例えば、病気の症状はその原因に似ていると思いやすいので、胃潰瘍はストレスによって起きると考えがちです。胃潰瘍になった人がいたとき、ストレスが多くて大変だったんだなと思ってしまうかもしれません。しかし、実際は主に細菌（ピロリ菌）によって起こることがわかっています。また、脂肪分の多い食べ物を食べると太ると思いやすいのもそうです。他にはないのか、自分が知らないものが多くあるはずだと考えておくことも大切でしょう。

D 結果論でものをいう後知恵バイアス

　人は結果を知ると「そうなるとわかっていた」と思いやすい傾向があります。結果を知らなければ、予測できなかったはずなのに、記憶がゆがめられます。これは「後知恵バイアス」と呼ばれるものです。結果論とも呼ばれます。オリンピックで卓球の試合を見ていて格上の強豪に勝利したとき「ほらね、勝つと思ってた」、サッカー日本代表が負けたときには「やっぱり監督を変えておくべきだった」という言葉が出やすいです。

　この傾向があることを検証するための、医師の診

断に対する研究があります[2]。医師に患者の記録を見せて、どんな病気を持っている可能性があるか考えてもらいます。事前に患者の正しい診断名を知らせたあとに記録を見て考えてもらうグループと、事前に何も知らせないグループでは、知らせたグループのほうがその診断名の病気である可能性を高く答える傾向にありました。しっかり診断できるはずの医師でも、事前に病名を知ると、そのあとに提供された情報での診断をそれに合わせてしまう傾向があるということです。このような傾向があるので、主治医以外に意見を求めるセカンドオピニオンや、診断の正確さを過信するリスクを考える必要があります。しかし、この研究には先があって、診断名を考えるときに理由を1つ挙げてもらうようにすると後知恵バイアスが減ったといいます。専門家も、正しい答えを知ると「ずっと前から知っていた」と思いやすく、自分を過信してそこから学ぼうとしなくなる傾向がありますから、そのときに知識を確認する質問をするとその理由を考える必要が出てバイアスを予防できるわけです。

意思決定が正しかったかどうかは、そのプロセスの適切さ、すなわち選択肢をきちんと比較したかで評価すべきです。世間には1つの方法を選んだ結果「これでよくなった」「これでやせた」という体験談を紹介する情報があふれています。ソーシャルメディアが全盛の現代では、結果論のような記事や書き込みがあとを絶ちません。現在は、医療機関のウェブサイトは広告規制の対象となっていて、虚偽や誇大表示はもちろん、体験談も禁止です。疑わしいサイトは厚生労働省「医療機関ネットパトロール[1]」に通報できます。人は自分に都合のよい情報を集めようとしますから、「答え」がわかると「知っていた」と思ってしまうので、なぜその選択肢を選ぶのかの「理由」や「根拠」を考えてもらうようにすれば、そこから学べます。哲学者デカルトは「疑いは、知の始まりである」と言いました。目の前に1つの選択肢しか見えないときにそれを疑い、他の選択肢と比べることが大切です。

Ｅ　プライミング効果・アンカリング効果

プライミング効果とは、人が何かに注目していたとき、注目していたものは、次に提示されたものに

何らかの影響を及ぼすことを指します。いわゆる「10回クイズ」で、「ピザ」と10回言わせたあと、「ヒジ」を指して「ここは？」と聞くと「ヒザ」と答えてしまうものです。言い換えると、直前の情報が、それに続く情報に影響を与えるということです。スーパーに買い物に行くときに、たまたま通った家から唐揚げの匂いがしていたら、スーパーで無意識のうちに唐揚げの材料を買ってしまうというようなことが起こります。

似たような効果にアンカリング効果があります。これは、直前に与えられた数値に関する情報が、次に提示された数値を考えるときに影響を与えるものです。アンカーとは船の錨（いかり）ですが、先の数値がアンカーのようになり、その後の判断が先の数値に近い数値になりやすくなります。例えば、「日本人ががんになる確率は20％より上でしょうか、下でしょうか」と聞いたあとに「その確率は何％だと思いますか」と聞いた場合と、「日本人ががんになる確率は50％より上でしょうか、下でしょうか」と聞いたあとに「その確率は何％だと思いますか」と聞いた場合では、前者では小さく予想され、後者では大きく予想されるというようなことが起こるのです。これはその最初の数値に特に意味がないとわかっている場合でも起こるといいます。知らぬ間に先の数値の存在に影響を受けてしまうのです。もっと身近な例では、ある店で、通常価格の下に本日限りの価格が通常価格よりとても安く書いてあると、そんなに安いのかと買いたくなるものです。また、高く売りたければ、最初にかなり高い値段を提示して安くしていったほうが高く売れやすいということです。

そのため、リスク情報として数値を伝える場合は、数値を伝える順番や方法によって受け止め方が変わる可能性に気をつける必要があるでしょう。同じくリスクを数値で受け取る場合も、事前に数値を見せることでリスクを過大や過小に感じさせるような方法が使われていないか、チェックしてみましょう。

Ｆ　過去の経験に頼るサンクコスト効果

サンクコストとは、過去に費やしたもう回収できない埋没したコスト（お金・時間・労力など）を指します。サンクコストバイアスとは、サンクコストに引きずられて、行動がゆがめられることです。例えば、投資を続けても損をすることがわかっていて

も、すでに費やしたお金や時間を惜しんで、投資を続けてしまうことです。パチンコでたくさんお金を費やした場合、そのお金はもう戻ってこないのに、「パチンコ屋に貯金しているから下ろしに行く」という言い方をしてまた通うのがそうです。

医療の分野では、治療費や通院の交通費・時間、治療に伴う苦痛や精神的な負担などが、サンクコストとして挙げられるでしょう。治療を続けてきて、もう効果がないとわかっていても、これまでの費用や時間やつらさを惜しんで「せっかくここまで頑張ったのだから続けよう」と治療を継続してしまう場合などです。もっと身近な例では、せっかく苦労して手に入れた入場チケットがあると、体調が悪くなって行かないほうがよい場合でも、「もったいない」と無理をしてしまいそうになることです。このように「せっかく」や「もったいない」と考える場合は注意が必要です。過去は変えられないので「未来」を考えて意思決定するために「諦める力」が大事です。「諦」という文字は「明らかにする」という意味です。直面している問題や状況を客観的に明らかにしたうえで前に進むことが肝心でしょう。

Ⓖ　選択肢の数で変わるサポート理論

何かを選ぶときに、提供する選択肢の数が違うと、どれを選ぶかの判断が変わってくる可能性があります。選択肢を紹介するときに、紹介する側に何らかの仮説があって、その仮説がサポート（支持）されるという意味で「サポート理論」といいます。

特に大事な意思決定の場面で、後悔しないようにするには、相応の数の選択肢が必要です。よりよい意思決定のためには、可能性のある選択肢をすべて入手すること、くれぐれも途中で選択肢を消さないことが大事です。例えば、医師に「あなたの場合、手術か抗がん剤治療…そんなところですね」と言われた場合、医師が持つ何らかの仮説によって選択肢が消されているかもしれません。患者の意思決定を尊重する医師なら「手術か抗がん剤治療、放射線治療、ホルモン療法、代替療法、少し様子をみて経過観察、があります。それぞれの長所と短所は〇〇と××…」と言うでしょう。もし「もうできる治療はありません」と告げられても、選択肢なしで意思決定はできません。自分の前にすべての選択肢がそろっているかを医師に確認する必要があります。

意思決定をするのは情報の提供者ではなく、受け手です。受け手中心の信頼できる情報とは、選択肢のリストとそれぞれの長所と短所の説明によって、意思決定を支援するものです。選択肢を消すのは、すべての選択肢をよく理解して、何が大事かを決めたあとです。

Ⓗ　情報の受け止め方がゆがむフレーミング効果

医師から「手術による生存率は90％です」と言われる場合と、「手術による死亡率は10％です」と言われる場合では、どちらのほうが手術を受けようと思うでしょうか。生存と死亡は表裏ですから客観的には全く同じデータです。実際にどちらのほうが手術を受けたいと思うかという比較をした研究があります[3]。患者だけでなく医師や統計と意思決定を勉強した人を対象にして行われた研究です。客観的なものの見方ができるはずの人でも、「生存率が90％」とポジティブな情報として提供された場合で、手術を受けたいという人の割合が高くなっていました。全く同じデータでも、伝え方が違うと受け止め方が異なり意思決定に影響を及ぼすということです。これをフレーミング（framing）効果といいます。フレーミングは、枠組みや骨組みという意味があります。フレームには額縁という意味がありますが、金塗りの豪華な額縁に入っている絵と、割り箸みたいな木の枠に入っている絵だと、絵がどう違ってみえるかと同じです。どのような枠組みで伝えるか、どのような言い方で伝えるかによって、意思決定に差が出てきてしまうということです。

「生存率は90％です」という情報は、90％の部分が「データ」で、生存率は生きることに前向きな「価値」を置くとポジティブな情報になります。「死にたい」と思っている人が「手術を受けて死ねるんだったらそれでいいな」と思うなら、ポジティブな意味ではなくなります。それに対して、「死亡率は10％です」という情報では、死亡をよくないこと（多くの人はそう捉えているでしょうが）と思えば、ネガティブな情報になって避けようとするでしょう。それでも、死ぬこと自体が悪いことなのかというとそれも人それぞれです。したがって、生きることと死ぬこととをどう捉えるかを含めて、情報だということになります。

専門家がこれを知らずに選択肢を説明すると、気づかぬうちにどちらかに誘導することになるかもしれません。ただでさえ、人には自分に都合のよい情

報ばかり集めようとする傾向（確証バイアス）があります。すぐにでも手術を受けたい人が、手術に対するポジティブな情報ばかり目にしてしまったら、どうなるでしょうか。やはり、ポジティブな情報とネガティブな情報の両方を伝える必要がありますし、情報を見る場合も必ず両方の側面から見たほうがよいでしょう。広告か何かで95％の人が満足したと書いてあれば、5％の人は満足しなかったと考えましょう。

4.3　意思決定の支援を得る

Ⓐ　意思決定を支援する専門家は誰か

　それから次に、意思決定の支援を得るということです。やはりよりよい意思決定には、期待価値（効用）理論のプロセスやバイアスなど専門的な知識が関係しています。また健康や医療のことで専門的な知識が必要な場合には、選択肢やその長所と短所の理解が難しくなるでしょう。急に専門的な知識を身につけるのは無理なことが多いです。

　それでは、意思決定の支援をする専門家は誰なのでしょう。意思決定についての専門知識と問題解決のための専門知識の両方がわかる人がいるかです。両方を使った決め方を知っているかどうかです。そこでは健康と病気、エビデンスとして因果関係を明らかにする疫学や統計学の知識も必要です。医療者が必ずしも詳しくないのが現状だと思われるのですが、医療関係者にとってわかりやすい統計の授業や教科書がなかなかなかったこともあり、筆者も『看護学のための多変量解析入門』（医学書院）というテキストを書きましたので参考にしてください。「看護学」とついていますが、どなたでも読める本になっています。

　やはり健康や医療の意思決定の支援は、医療関係者がその役割を担うべきです。しかしまだ意思決定の支援について学術的な研究や教育が国際的にも十分ではなくて、特に日本では、本当に始まったばかりです。そのため筆者の研究を今しているわけです。

　ただ、国際的には、健康や医療における意思決定の支援の研究は進んでいて、教育が次第に普及しつつあります。詳しくは第8章で医療者による支援方法を述べますが、ここでは、健康や医療に限定せず、AHPという意思決定の支援のツールを紹介して、意思決定のしくみについて理解を進めます。最近では、健康や医療の分野でも利用が多くなってきています。

Ⓑ　意思決定のための優先度を数値化する方法

　AHP（analytic hierarchy process）とは、階層分析法、階層化意思決定法というもので、いくつかの選択肢の中から最良のものを選ぶために、選択肢の評価を数値化して比べる方法です。目的、評価基準、選択肢からなる階層を図にしたものが**図4.2**です。目的が大腸がん検診で、選択肢は「便潜血検査」と「内視鏡」で、評価基準は「死亡率の低下」「偽陽性／偽陰性」「苦痛」「費用」「時間」を挙げています。「便潜血検査」とは便の表面をなぞって血液があるかを分析するもので、「内視鏡」とは肛門からカメラを入れて観察するものです。偽陽性は本当はがんではないのにがんと疑われる検査結果になること、偽陰性は本当はがんなのにがんではないという検査結果になることです。偽陽性や偽陰性はどのがん検診でも避けられないことですが、がんの種類や検査方法でその率がわかっていることが多いので確認できます。

　評価基準が決まったら、次にすることは、それぞれの評価基準から2つを取り上げて、1対1で比較して（一対比較といいます）、どちらのほうが重要かを決めていきます。例えば、費用と時間であれば、それらを比較して「費用が非常に重要である」「費用がとても重要である」「費用がやや重要である」「どちらともいえない」「時間がやや重要である」「時間がとても重要である」「時間が非常に重要である」の7つから選びます。これをすべての組み合わせで比較します。これらを数値化すると（計算方法は省略します）、優先度が計算されます。優先度は、合計が1.000で、例えば架空の値ですが、「死亡率の低下」＝0.601、「偽陽性／偽陰性」＝0.108、「苦痛」＝0.124、「費用」＝0.080、「時間」＝0.087といったように出ます。数値が大きいほうが優先度が高いということです。これで、比較した人がどれに価値をおいているかがわかります。さらに、「便潜血検査」と「内視鏡」で各評価基準について、1対1で比較していきます。例えば、「死亡率の低下」については、これまでのデータを見て、「便潜血検査」

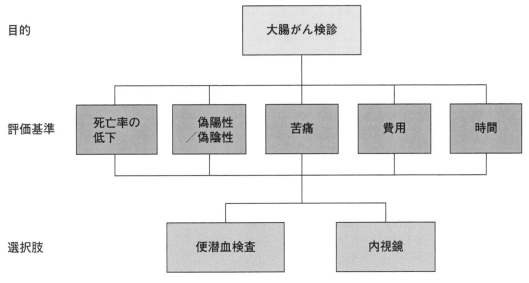

図4.2 大腸がん検診の選択肢と評価基準

と「内視鏡」を比較して、「便潜血検査が非常によい」「便潜血検査がとてもよい」「便潜血検査がややよい」「どちらともいえない」「内視鏡がややよい」「内視鏡がとてもよい」「内視鏡が非常によい」の7つから選びます。すべての基準について回答して数量化すると、各選択肢の優先度が計算されて、例えば、「便潜血検査」＝0.340、「内視鏡」＝0.660などとなり、優先度が高いほうを選ぶと自分の価値観に合ったほうが選べるというしくみです。

AHPについては、ビジネス書が何種類も出ていますし、インターネットで検索しても出てきます。選択肢として「お汁粉」「唐揚げラーメン」「コンビニソフトクリーム」「学食カレー」、評価基準として「おいしさ」「費用」「満腹感」があり、「学食カレー」は満腹感があって費用も安いけどおいしさは全然ダメ、とかいうかわいいものもあります[4]。AHPは世界的にいろいろなところで使われていて、フィンランドの原発の可否に対する国民投票、ペルーの日本大使公邸人質事件のときの人質救出などで使われた実績があります。

意思決定の方法としては、やはり選択肢があり、評価基準を定めてそれらがどの程度重要かを考えることで、各選択肢の長所と短所を見比べて選べることがわかります。意思決定するうえで1番大事なものを明らかにして、それを十分に生かして決める方法がどのようなものかがわかります。

4.4 意思決定における葛藤やジレンマを解決する

Ⓐ 情報や知識の不足

よりよい意思決定のためのポイントの最後は、意思決定における葛藤やジレンマを解決することです。意思決定には難しい選択肢のものもあります。人生の最後の段階で治療を続けるかどうかなど、なかなか決められないときは、葛藤やジレンマが生じている可能性があります。それを解決するには、なぜそれが生じるのかを知らなければいけないでしょう。その理由には、**表4.3**のような7つがあると考えられます。これは、意思決定を支援するオタワ病院研究所のオタワ意思決定支援フレームワーク（Ottawa Decision Support Framework、第9章で説明）[5]を参考としています。

まず1つ目は、選択肢についての知識や情報がなくては、それぞれの長所と短所が十分わからず、比較して決めることが難しくなります。なぜ決められないのかの理由で大きなものですが、決め方を知らないと何が不足しているのかわからないものです。利用できる選択肢に何があるかも明確でない場合もあります。それがわかっていても、例えば、「手術の長所と手術しないことの短所しか聞いていなくて、手術しかないが、それでよいのか不安、何となく納得できない」という話はよく聞く話です。当

	表4.3　　意思決定における葛藤やジレンマ
1	選択肢についての知識・情報の不足
2	ある選択肢に過大・過小な期待をかけている
3	価値観がはっきりしない
4	周囲の人の価値観や意見がよくわからない
5	ある1つの選択肢に対する周囲のプレッシャーがある
6	自分の選択を聞いてくれたり認めてくれたりする人がいない
7	これらの障害を乗り越えるスキルや支援がない

然、手術にはリスクもあり、手術しない場合にはどのような選択肢があるのか、例えば、がんであれば放射線治療など別の方法もありますし、それぞれの選択肢には長所と短所の両方があるはずです。

B ある選択肢に過大・過小な期待をかけている

2つ目は、ある選択肢に過大または過小な期待をかけているためです。例えば、劇的な効果があるダイエット法さえ見つかればいつでも肥満を解消できるといった過大な評価があるとどうでしょう。また、やはり野菜はとれないものと決め込んで、簡単に飲めるある商品だけ毎食飲むようにしている人もいるかもしれません。バランスのとれた食事によるダイエットという本当に必要な選択肢を選ぶのが難しくなります。抗がん剤についても、日進月歩で効果が高まったり副作用が低減したりしているのに、絶対にするものではないと過小評価している場合もまだあるようです。選択肢の長所と短所について正確なデータや確率を知ってから丁寧に考えるべきでしょう。

C 価値観がはっきりしない

3つ目は、価値観がはっきりしないためです。肥満が病気のリスクファクター（危険因子）であることはわかっていても、太っていても「非常時のためにエネルギーを蓄えている」などと思っている場合、何を優先するのか明確にする必要があります。肥満がもとで病気にならないことと、非常時のために自宅に食品を備蓄しておいてもなお肥満であることのどちらが大事かなどです。

しかし、特に初めての経験の場合には、何を大事にすればよいのかわからないので仕方がありません。人に相談したり、他の人はどうしているのかを知ったりするとよいこともあります。筆者の父親は

かなり前に肺がんで亡くなりましたが、治療のときに悩みました。主治医によると、抗がん剤が効くタイプのがんで、実際ピンピンして歩いて帰った患者さんもいたそうですが、もちろん効くとは限らないということでした。ただし、家族は抗がん剤に対してかなり否定的で（過小評価かもしれませんが）「あとはあなたに任せたから、あなたが決めなさい」と言われました。そのときに、相談相手がいないこともありましたが、なかなか実感が持てず、ネットでいろいろと検索しました。そこで役に立ったのは、「Yahoo!知恵袋」や「OKWAVE」などのQ&Aサイトでした。そこでは、同じ病気で、同じ抗がん剤について質問している人たちがいて、経験者から様々な回答もあって、同じことで悩んでいる人がいて、実際に使った人がたくさんいることがわかり、ほっとして救われた感じがしました。

患者や家族にとって、患者会や家族会が貴重な支えになるように、Q&Aサイトも助け合いのコミュニティで情報やサポートを得られる場です。共通した経験を持つ人を探せたり、そのような価値観もあるのかというような多様な価値観に出会えたりする中で、自分の価値観を確認したり、新たな発見ができたりするかもしれません。

D 周囲の人の価値観や意見がよくわからない

4つ目は、周囲の人の価値観や意見がよくわからないためです。自分でいくらその意思決定が必要で大事だと思っていても、もしかすると周囲の人が賛成してくれないかもしれません。例えば、自分は太っていてダイエットしようと思っていても、家族や友人はちょうどいい体型でそのような必要はないと思っているかもしれません。意思決定するにも周囲の協力がないと難しそうな場合、はたしてそれが得

られそうかと考えます。

　私たちは自分にとって重要な人の意見や考え方に影響されているので、自分の方向性と一致しているかどうか考えるわけです。やせてほしいのか今のままいてほしいのか、手術したほうがよいのかそうではないのか、この人の意見は聞きたいという人には聞いてみたほうがよいでしょう。

Ⓔ ある1つの選択肢に対する周囲のプレッシャーがある

　5つ目は、ある1つの選択肢に対する周囲のプレッシャーがあるためです。仲のよい友人に、あるダイエット食品を強く勧める人がいて、断りにくい場合などです。やはり、選択肢の長所と短所をよく理解してコミュニケーションをとる必要があります。例えば、本人や医療者よりも、家族が手術などの積極的な治療を受けさせたがるという場合があります。看護師の人から聞くのですが、手術直前になって「看護師さんにだから言うけど、私は本当はやりたくない」という患者は少なくないようです。「家族がどうしてもと言うから」という状況だとすると、家族の期待に応えたいというのが最も大事な価値観であればよいと思うのですが、「本当はやりたくない」のであれば、それを家族が知っているかどうかです。その理由を理解すれば、家族も納得するかもしれないですし、手術の長所や手術しないことの短所をよく理解していなかったのであれば、納得できるまで考えるチャンスがあってもよいでしょう。

Ⓕ 自分の選択を聞いてくれたり認めてくれたりする人がいない

　6つ目は、自分の選択を聞いてくれたり認めてくれたりする人がいないためです。悩んでいる難しい意思決定ほど、決めている選択肢があったとしても誰かに背中を押してほしいものです。抗がん剤を使ってもよいものかと迷うときもそうでしょう。自信を持って意思決定するためにも、できれば同じ意思決定をしたことのある経験者に聞いてもらって、賛成してもらうことが望まれるでしょう。

　決め方に自信がない場合もありますし、選択肢の長所と短所の解釈が間違っていないか、自分の大事にしていることと一致しているのか、自分の価値観がいつもの自分と同じかなど、自分のことをよく知る人に確認してもらいたいことがあるでしょう。結

婚相手を決めるなどという大事なときに、自分に人を見る目があるのかなど不安で親友に紹介して「いいね！」と言ってもらいたいものでしょう。逆に、素直に「やめたほうがいい」と言ってもらうのも大事です。離婚してみんなに報告したら、「合わないと思っていた」とことごとく言われたというケースもあるようです。

　高価でそもそも治療効果はない健康食品や、驚くほど高額で怪しいがん治療など、誰かが止めてくれればよかったという場合もあるかもしれません。自分の症状や病気のことで、人に心配や迷惑をかけたくないという人もいるかもしれませんが、お互い様ですし、ヘルスリテラシーを高めあうチャンスでもあります。健康について協力しあって意思決定して互いの困難を乗り切ることで、信頼できる人間関係をつくっていくことは幸せにつながることでしょう。

Ⓖ これらの障害を乗り越えるスキルや支援がない

　最後の7つ目は、これらの障害を乗り越えるスキルや支援がないためです。初めてする意思決定の場合、決め方のプロセスを経るスキルがないと難しいですし、特に自分の価値観が明確でない場合には支援が必要です。これまで挙げた6つの中に、自分一人で解決できることがどれほどあるでしょうか。大半は、自分の家族や友人、周囲の人や同じ経験者がどのような経験を持ち、それらについてどう思っているのかが解決の参考になります。難しい意思決定ほど支援が必要で、それが得られないと、意思決定そのものをしたくなくなる可能性が強くなります。なかなか周囲に支援者が得られない場合は、意思決定を支援できる専門的な知識や技術を持った人が必要になります。

文献

1) Ritov I, Baron J. Reluctance to vaccinate: omission bias and ambiguity. J Behav Decis Mak. 1990;3(4):263-277.

2) Arkes HR, Wortmann RL, Saville PD, Harkness AR. Hindsight bias among physicians weighing the likelihood of diagnoses. J Appl Psychol. 1981;66(2):252-254.

3) McNeil BJ, Pauker SG, Sox HC Jr, Tversky A. On the elicitation of preferences for alternative

therapies. N Engl J Med. 1982;306(21):1259-1262.

4) 髙萩栄一郎. AHP（階層分析法；Analytic Hierarchy Process）の分析の流れ. Accessed May 16, 2022. http://takahagi.sakura.ne.jp/EXCEL_AHP/AHP/

5) Hoefel L, O'Connor AM, Lewis KB, et al. 20th Anniversary update of the Ottawa Decision Support Framework Part 1: a systematic review of the decisional needs of people making health or social decisions. Med Decis Mak. 2020;40(5):555-581.

第5章

コミュニケーションと
インターネットがもたらす変化

5.1 コミュニケーションとは何か

Ⓐ コミュニケーションとは情報を共有すること

あらゆる情報のやりとりは、様々なコミュニケーションの方法を通して行われます。「家族や知人が病気になる」「食品の栄養に関心を持つ」「予防接種を受ける」などの場合、どうするでしょうか。このようなとき、私たちはそれらの情報を得るために、友人や仲間に尋ねたり、ネットで情報を探したり書き込んで聞いてみるなどのコミュニケーションを行うはずです。

そこでコミュニケーションがうまくとれれば、適切な情報による意思決定につながる可能性があります。しかし、健康や医療の情報は普段聞き慣れない専門用語を含むなど特有の難しさがあります。さらに、それらをやりとりするコミュニケーション場面の影響を受けてうまく伝わらなかったりします。そこで、わかりやすさに配慮したコミュニケーションを検討することが重要になってきますが、そもそもコミュニケーションとは何か考えてみます。

コミュニケーションが成り立つためには、情報を伝える必要があります。コミュニケーションは情報を伝達するという意味で使われますが、送り手と受け手で、それまでの経験に共通点がなければ伝わりません。communicationという英語の本来の意味は、お互いの「共通項」をつくるという意味です。共通しているものをつくること、情報を伝えたり交換したりして「共有」することです。ただ説明するのではなく、シェアすることで、お互いがお互いに、同じものとして受け止めることです。手紙を送ったり、小包を送ったりするのとは違い、ただ「はいどうぞ」では終わりません。

データ＋価値である情報を共有するとはどのようなことでしょうか。データそのものももちろんねじ曲げないで伝えなければいけませんが、データの価値づけ、意味づけの問題があります。人はみんなそ

れぞれ過去の経験や育った文化も違います。そのためデータをどう評価するかは、過去の評価の経験に基づいて行われるので人それぞれ違います。そしてその経験をさらに積み重ねていくわけです。人それぞれ過去にデータをどう評価したかは違うので、他の人がどう評価したかを知る経験をします。例によって、低出生体重児が1.45倍2型糖尿病になりやすいというデータを知ったとき、妊婦はやせすぎに気をつけなければと思う人もいるでしょうが、何倍とか数字が苦手なのでよくわからないと受け止める人もいて、評価は様々かもしれません。

Ⓑ コミュニケーションの背景にある前提

そのため、データを価値づけするとき、その背景にあるものが大事です。それをコミュニケーションの前提といいます[1]。コミュニケーションを成り立たせる以前に、その人が持っている過去の経験や歴史、あるいは知識といったものなど、いくつもあると考えられます。

図5.1をみると、情報の送り手Aさんは、コミュニケーションがスタートする前に、まずデータを評価するために必要な今までの前提を持っています。そこに新たにデータが出会った場合、Aさんにとって「そのようなことがあるのか」と、価値Aとして、Aさんの意味づけ、価値づけをします。情報として、ただデータを伝えるだけではなくて、意味づけをして伝えるということですが、情報の受け手Bさんは違う前提を持っていて、価値Bとして受け取ります。1.45倍2型糖尿病になりやすいというデータを同じように受け取るかどうかです。受け取る側は「1.45倍なんて小さいから気にしない」と思うかもしれません。データはそのまま伝わったとしても、価値が変わってしまうかもしれないため、価値が共通したものになるためには、前提に共通点が必要です。

したがって、専門家がいくら説明しても非専門家に伝わらないとすれば、そもそも前提となる共通点が少ないことが考えられます。例えば、医学的、生物学的、病理学的な見方でひたすらトレーニングさ

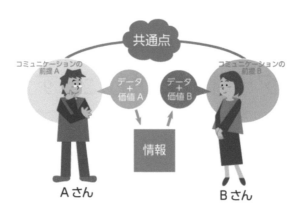

図5.1 　コミュニケーションの前提による価値づけの違い（サイト「健康を決める力」より）

れていて、それが頭の中でいっぱいになっている医師が説明したとき、そういうもの以外で生活している一般の人たちに、どう伝わるでしょうか。これは、言い換えれば、ヘルスリテラシーの差だともいえます。伝わりにくい理由には、専門用語の使用も考えられます。専門家というのは専門以外のことには詳しくないわけですから、ある意味では「おたく」かもしれません。おたくは『広辞苑 第七版』によれば「特定の分野・物事には異常なほど熱中するが、他への関心が薄く世間との付き合いに疎い人」となっています。専門用語が誰にも通じるかどうかは、世間との付き合いが大事だと考えられます。

　教育現場では「これはもう説明したはずです」などと学生や生徒に嫌みを言う教員がいるかもしれません。しかし、実は教員が十分に理解させていなかっただけともいえます。同じように、医療者はしっかり説明したつもりでも、受けた側が理解できているとは限りません。授業や講演では、何度もうなずきながら聞いてくれる人を見かけます。しかし、あとでその人が書いてくれた感想を期待して読むと、「意外と理解してくれているわけでもないなあ」と思うことがあります。これを他の教員などに話すと、みんなが思い当たる「あるある話」のようです。理解したかどうかは誰が判断できるのかという話を聞いた、ある医師の発言を覚えています。それは「自分は患者にわかりやすく説明していると思っていたが、そう思っていたことが傲慢だったと気づかされた」というものでした。

コラム　　　　　　　　　　　　　　　　　　　　　　　　　　　　　　　　COLUMN

医師と入院患者のコミュニケーションギャップ

　米国の医師と入院患者のコミュニケーションがこれほどうまくいっていないことがあるのかと思わせる研究があります[2]。2008年から2009年にかけて、ある病院の入院患者89名と内科の医師43名を対象にした調査です。患者が主治医の名前を正しく言うことができたのは18％であったのに対し、患者が自分の名前を知っていると思った医師は67％でした。医師の77％は、患者が自分の診断名を理解していると思っていましたが、診断名を正しく言えた患者は57％でした。新しい薬をもらったときに25％の患者は説明されていないと答えたのに対して、

すべての医師は何度かしたと答えていました。その薬の副作用の説明については、患者の10％しかされていないと答えたのに対して、医師は81％が説明したと答えました。

　このような患者と医師の差は、性別、年齢、人種などによらず共通してみられたそうです。また、主治医の名前や診断名が言えない患者の割合は、他の研究でも同様の結果があるそうです。医師が伝わっているはずと思っていてもそうとは限らないことはどこでも起こりうる可能性があると思います。

C コミュニケーションの前提：共通言語

前提に何があるのかについて、詳しく見ていきます。たくさんあるうちの代表的なものを紹介します。まず必要なものは、共通言語です。共通の言語がなければ何と言ってよいのかも難しいです。ではボディランゲージである身振り手振りではどうしょうか。若い頃にバックパッカーでインドに行きました。本当に安い最低限の宿で、貧乏旅行をしたのですが、最初に泊まるホテルの入り口で、お兄さんに「部屋ありますか」と聞くと、お兄さんは首を横に倒しました。頭を横に傾けるのです。どういう意味か全然わからなくて、ないのかな、「さあ」みたいな意味かなと思いました。よくよく聞くとあると言うのですが、それでも首を横にふっているわけです。その頃はネットもないので、ググって確認もできないですから、否定ではないらしいと半信半疑のまま過ごしました。ネットで調べると、やはりインドでは「Yes」という意味になるそうです。このように、仕草も共通とは限らず地域や文化によって意味が異なります。他にもいろいろあるでしょう。親指と人差し指でつくるOKサインも日本以外では別の意味だそうです。

また、同じ日本語でも地域や年代、職業、職場によって違います。各業界でもそうでしょうが医療関係者も長く続けている人には当たり前になっている専門用語があります。外部の人には全くわからないものです。専門家以外の人には通じない言葉、その中だけで伝わる言葉をジャーゴン（jargon）といいます。糖尿病のことを"DM（ディーエム、diabetes mellitusの略）"と呼ばれても、direct message（ダイレクトメッセージ）かdirect mail（ダイレクトメール）かと思うでしょう。そもそも糖尿病になるリスクを伝えても、糖尿病がどのようなものか知らなければ、リスクを感じることも難しいでしょう。

さらに問題は、習慣化してしまうと専門用語だと気がつかなくなることです。よくあるのは、医療系の学生が一般の人を対象とした調査で質問紙（アンケート）をつくるのですが、その中に専門用語があるわけです。「この言葉は一般の人はわからないでしょう」と言うと「そうなんですか。一般の人がわかるかわからないかが、わからなくなっています」ということがあります。

専門用語でも、一般の社会人であれば知っているべきとして新聞やニュースで使われている場合もあります。しかし、誰もが理解できるわけではなく、特に健康関連の用語は難しいと考えられます。機能的ヘルスリテラシーへの配慮が必要です。

D コミュニケーションの前提：知識

2番目は知識です。知識は、データを価値づけて情報に変えるものだと紹介しました（2.1節参照）。伝える側は知識を持って情報を提供しても、受け取る側がデータを価値づけるための知識がなければ、情報とならないかもしれません。専門家は知識が豊富ですが、そうでない人が知識に乏しいのは当然で、知識に差があることを前提として対処しないと、理解しあうことはできないでしょう。また、専門家であれば何でも知っているというわけではなく、むしろ専門のこと以外は他の人よりも知識が少ないということも多いので注意が必要です。

知識のあるなしだけではなくて、お互いが当然の知識あるいは常識だと思っていたことが異なるために、コミュニケーションがうまくいかないこともよくあります。専門職としての役割と同様に、それぞれの立場が持っている知識の確認が必要です。患者や市民においても、意思決定のために必要な情報を使いこなせるには、どれだけの知識を身につけておく必要があるのかです。胃や腸など身体についての基本的な知識が必要なときもありますし、ウイルスや細菌についてもそうでしょう。知識を確認して不十分な場合には、それを前提とできるように伝えるようにしなくてはなりません。これも機能的ヘルスリテラシーを考慮する必要があることを示しています。

E コミュニケーションの前提：社会的ルール

3番目は社会的なルールです。人間関係における役割や立場などに応じた社会的なルールや規範などがあります。例えば、男―女、先輩―後輩、教員―学生、上司―部下、医療者―患者、親―子、公―私などたくさんのものがあるでしょう。このような様々な関係があって、それに合わせた行動や態度が期待されています。日本では、伝統的に強い上下関係が残されたままであることが多くあります。上下関係は権力の問題でもあります。権力とは他人を支配し従わせる力です。

医療者―患者では、医師の場合、研修の頃から先生と呼ばれて、早くから先生になっていくあるいは

先生にさせられていくと聞きます。教員―学生では、例えば、大学に入れば学ぶものとして初学者もベテランも対等なはずなのですが、なかなかそうはならないようです。教えてもらう者の態度ではないと教えてもらえなかったり、学生が実習でミスをして泣いて謝ったらそこで初めて許されたりという話まであります。

　敬語を使わなくてはならない場面、気配りをしなくてはならない場面、その場に合った服装や言葉遣い、いわゆる目上の人に対する態度などが挙げられるでしょう。また、教えてもらう側が、何でも手取り足取り教えてもらえると思って受け身で待っていても、教える側は、自分で主体的に学ばないと使える知識や技術が身につかない、と自発的に学ぶことを求めているかもしれません。互いに期待している役割が異なると、どのようなコミュニケーションを期待しているのか理解できない場合もあります。

　医療者においては、医師、看護師、薬剤師、理学療法士（PT）、作業療法士（OT）、言語聴覚士（ST）、ケアワーカー、ソーシャルワーカー、栄養士など、それぞれ専門的な役割を担っています。しかし、お互いに何をしているのか、意外と知らないことがあるようで、その場合はやはりお互いの役割というものをしっかりと理解しあったほうがよいでしょう。今、多職種連携が不可欠で、そのために多職種でともに学ぶことが必要とされています。誰がどのような役割の人なのか、サービスを提供する側がお互いにわかっていなければ、受ける側がわかることは難しいでしょう。良好なコミュニケーションが成立しにくいことになります。

　医療者と患者も例外ではありません。まだまだ、患者が受け身になり医者に従わなければならないという場面もみられるかもしれません。これは伝統的なパターナリズム（父権主義）で、親が何も知らない小さな子どもの代わりに1番よいと思えるものを決めて提供するようにします。それに対して、患者が思春期の子どものように自分で取り組もうとしても難しくて、医師に頼ろうとしたり医師に指導してもらったりして患者が協力する場合もあります。さらに、大人と大人のような相互参加型の関係では、両者が対等な力を持ち、相互に独立してパートナーとして取り組むことになります。これらは、サスとホランダーの医師―患者関係の3つのモデル（能動

―受動・指導―協力・相互参加型）として知られています[3]。お互いがどのような役割を果たすのかについての共通の認識が求められます。これは、誰がどのように意思決定をするのかでもあります。それが食い違っていれば、コミュニケーションはうまくいかないでしょう。

❻ コミュニケーションの前提：コミュニケーションの目的

ⅰ）情報の共有

　最後の4番目は、コミュニケーションの目的です。これは3つ挙げられます。1つ目は、コミュニケーションの本来の目的である情報の共有そのものです。情報を共有することで、各々の共通の目的が形成されたり、それを確認できたりします。例えば、治療の選択肢があって、医療者がそれらをすべて患者に伝えて、お互いに選択肢とそれぞれの長所と短所をシェアすれば、一緒に選べるようになります。情報共有を目的にコミュニケーションをするのであれば、お互い情報を理解できているか確認しあえばよいわけです。どのような選択肢があるのかはもちろん、データの意味づけ・価値づけにおいても、どのようなものがあるのかを紹介するのが目的で、中立的な立場で共有します。

　しかしもし、患者がそのような幅広い情報共有をもとに意思決定を求めているのに、医師が例えば1つの選択肢の長所だけ知っていればよいとして「手術は必要です。とにかく手術です。手術しないとよくなりません。もうそれのみです」と言ったらどうでしょう。いくら他の選択肢がないか聞いても否定されてしまう場合もあるかもしれません。患者は「本当に手術以外にないのかな」と思って、自分でネットで調べてみたりするでしょう。自分と同じ病状では、経過観察の場合もある、手術でなくても放射線療法を用いる場合があると書いてあったりします。そうすると医師のことが信頼できない、不安でどうすればよいのかと思い、誰かに聞きたくなります。実際にQ&Aサイト（「Yahoo!知恵袋」「OKWAVE」など）を見てみると、このような質問が少なくないことがわかるでしょう。保健所含めて様々な相談場所に医師への苦情の電話がよく来るそうですが、情報の共有が十分でないことが多いようです。これはコミュニケーションで共有しようとするものが、情報を受け取る側が望んでいる情報と一致していない

からです。

ii）自分の意図通りに相手に影響を与える

　コミュニケーションの目的の2つ目は、自分の意図通りに相手に影響を与えることです。相手の考え方や行動、感情などに変化を与えることが目的で、説得、交渉、命令、強制などが含まれます。ただの情報共有だと思っていることが説得になっていないか、注意が必要です。知らぬ間に、説得する立場になっていたり、説得される立場になっていたりすることもあります。これはある選択肢に重きを置いていて、相手の自由意思で選べるように中立的であろうとせずに、自分の価値観に合ったものに誘導しようとしているともいえるでしょう。

　例えば医療者が「自分は知識がある、専門家である、だから教えてあげる、自分の言うことを聞いたほうがよい」という態度で接するとどうでしょう。パターナリズムでよかれと思っているパターンです。そうは思っていない患者や市民が、ⅰ）の情報共有を期待していると、「上から来た」ということになってしまいます。場合によっては、自分として扱ってもらえなかった、モノ扱いされたと思うかもしれません。もちろんその逆もあって、何でも教えてもらって何でも言う通りにしたいと思っているのに、詳しく説明されて「あなたが決めるのです」と言われて、驚いてしまうかもしれません。

　健康教育では、健康のリスクファクターやがん検診や予防接種の効果を知ってもらうわけですが、より健康でいられる選択肢を選んでもらいたいという気持ちが、相手の気持ちとマッチしているかです。学生時代、地域のがん検診を受けなかった人に調査を依頼するために自宅を訪問したところ、「俺はどこも悪くない。俺らを病気にして治療して稼ごうという魂胆だろう」と言われて、がんが症状がなくても進むことなどを話してもとりあってもらえませんでした。自分に話をしてくる人はお金儲けのために説得するコミュニケーションしか目的にしていないと思っているわけで、このような人は1人ではありませんでした。どのようにしてそうなったかというこれまでの経験や、それによって形成されたコミュニケーションの前提について、しっかりと情報共有しなければならないと思いました。

iii）お互いの前提を知る

　そこで登場するのが、3つ目の目的です。それは

お互いのコミュニケーションの前提を知ることです。すでに紹介した、共通言語、知識、社会的ルールについてお互いに確認することです。例えば、がん検診についての情報を提供する前に、そこで使われる言葉を知っているか、それらを理解するための知識があるか、医療者の役割についてどう思っているかなどです。これは対象のヘルスリテラシーを知ることでもあるでしょう。

　「情報はデータ＋価値」で考えれば、「データを見て、こう思うのはなぜか」を共有することになります。例えば、「抗がん剤は知人が絶対にダメと言っていて、もう絶対ダメだと思っていて」「その方はなぜ抗がん剤はダメなのでしょうね。効果があるというエビデンスがあるものもありますよ」という話から、お互いの前提を知り合うことです。お互いが影響を受けているつながりやそこでの常識などを知り合い、共有します。これはお互いに自分自身の情報を伝えることにもなるでしょう。

　また、医療者との関係においても、「看護師さんはどういう人なの、なぜ看護師になったの」という世間話みたいなものでも、どういう人なのかを知って、前提を知りたいということでもあります。医師でも、信頼できるかどうか、どういう考え方で医療に携わっているのか、金儲けのためではないなどとあれこれ話したりすることです。

　このように、コミュニケーションとは情報を一方的に伝えることではなく、共有することであり、それが成り立つためには、その目的が何かを確認し、知識の差を確認しつつ、ともに理解しあえる言葉を用いることが必要だということです。

　以上がコミュニケーションの3つの目的でしたが、コミュニケーションにおいては、目的とは違った形で伝わったり、意図していない情報が伝わったりすることも多くあります。例えば、講義中や会議中での私語、部屋を出たあとの廊下での噂話など、本人が意図しないものが周囲に伝わっています。また、情報の内容が理解しにくかったり、関心がなかったりする場合は、情報そのものでなく、情報を提供している人の見た目や話し方、そこに出てきた人やもののイメージや評判などから直感的な受け止め方をされることも少なくないでしょう。人は、合理的な意思決定だけでなく、直感的な意思決定をしますから、そのようなことはいつでも起こります。し

たがって、自分の情報提供が、目的以外の伝わり方をしていないかにも配慮が必要です。

　ヘルスリテラシーは、医療者と患者・市民のコミュニケーションがうまくいっていないことが明らかにされ、それを変えるために登場したともいわれます。今やヘルスリテラシーは医療者に求められていて、どのようなコミュニケーションが必要か、何が障害なのかを知る必要があります。

5.2　インターネットによる情報とコミュニケーションと社会の変化

Ⓐ　インターネットとは網の目のネットワーク

　インターネットを使っていると、普通に情報を得たりやりとりしたりしているでしょうが、これによって何が変わったのか感じにくいかもしれません。これがなかった頃のことなど忘れてしまいがちです。特に小さな頃からインターネットがあるという人にとっては、あまり変化は感じられず、新しく出てくるアプリによって起こる小さな変化ぐらいでしょうか。インターネット以前は、情報を得るとなると新聞、雑誌やテレビ、ラジオなどいわゆるオールドメディアが中心でしたし、コミュニケーションといえば電話、FAXや手紙が中心でした。これらに対してニューメディアとしてのインターネットの登場が情報とコミュニケーションにどのような変化をもたらし、社会はどう変わるのかをみることは、そのヘルスリテラシーへの影響を考えるうえで大事です。

　基本的な知識になりますが、インターネットとは何でしょうか。インターネットとは、ネット（ネットワークの略）の前に「インター（inter-)」という「〜の間、相互に」という意味の接頭語がついた「ネットワークを相互につないだもの」であり、「ネットワークのネットワーク」という意味です。元々パソコンには、他の機器との通信機能があって、従来は学校の中だけとか会社の中だけとかそれぞれ閉じたネットワークで使われていました。ローカルエリアネットワーク（local area network, LAN）というものです。

　図5.2でも網の目のようになっていて、どこかのルートで障害が生じても、それ以外の部分でネットワークが維持できるようになっています。いくらでも迂回ルートがあるように網の目にできています。世界中に張り巡らしたクモの巣のようなので、英語でクモの巣を意味するウェブ（web）からワールドワイドウェブ（world wide web, WWW）とも呼ばれます。これは元々米国で軍事目的でつくられた、どこかが攻撃されても通信が維持されるようにしたセキュリティのシステムでもあります。全部がダメになるわけじゃなくて、リスクが分散されているネットワークです。

Ⓑ　フラットな社会へ

　その特徴があるために、どこからでも誰でも個々の違いを超えてつながることができます。そのような開かれたネットワークの構造自体が、新しい社会

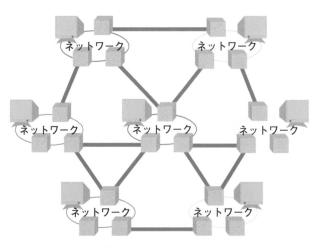

図5.2　分散ネットワーク

のあり方の1つだといわれます。今までは、様々な組織は階層的な管理社会として、ピラミッドのような形が多くありましたが、もっとフラットな社会に変わるとされます。伝統的なトップダウンの意思決定のしくみは、よい面もありますが、大ヒットした映画『踊る大捜査線 THE MOVIE』（1998年）の有名なセリフ「事件は会議室で起きてるんじゃない、現場で起きてるんだ」というように、現場とトップのコミュニケーションがうまくいきにくくなる欠点があります。フラットな社会では、現場が意思決定に参加するボトムアップも可能になりますし、共通の関心や目標さえあれば、誰もが協力して情報交換すればよいじゃないかというしくみが可能です。

　また、インターネットの双方向性とよくいいますが、すぐに情報のやりとりができて、世界各地との距離を感じません。質問や意見を掲載してすぐに意見をもらうことができます。Q&Aサイトでも質問するとすぐ返って来ることがあるようです。電車に乗っているとき、3人組ぐらいの会社員の人たちが話しているのを聞いたのですが「この間プリンタが調子悪くなっちゃって調べてもよくわかんなくってQ&Aサイトにこうこうこうでっていうの説明して質問したら答えがすぐ返ってきてすぐ直っちゃった。ほんとすごいねあれ」と話していました。

　素早い情報交換によって意思決定の速度をより速められます。日本はよく意思決定の速度が遅いといわれます。意思決定のプロセスがはっきり意識されていないためもあるでしょうが、選択肢やその長所と短所をより早く知ることが可能になるわけです。健康や医療のように専門的な知識が必要な場合でも、専門家と非専門家の知識量の差を縮小させられる可能性があります。もっと格差が開くのではという意見もありますが、それはいかに情報がわかりやすいか、適切な場所に適切な方法で提供されるかどうかにかかっている面が大きいです。

　実際に素早い情報交換が行われて成功した例としては、「情報ボランティア」という言葉が生まれた阪神淡路大震災の例があります。ちょうどインターネット元年と呼ばれた1995年のことでした。インターネットやその前身であるパソコン通信（業者）を使って「どこどこで毛布が足りない」など情報を集めたり知らせたりする支援をしました。2011年の東日本大震災でも、Twitterを中心として救助を

求めたり支援したりする活動に、誰もがソーシャルメディアを使って参加し、ソーシャルメディア元年と呼ばれました。日本ではよくSNSという言葉を使いますが、海外ではSNSを含めてソーシャルメディアと呼びます。ブログ、YouTube、Instagram、LINE、Facebook、Wikipedia、Q&Aサイト、掲示板など、誰もが参加できてオープンなメディアです（表5.1）。

　これらは言い換えれば、社会はタテ型からヨコ型へ移行していく可能性を持つということです。インターネットの持つ特徴の1つである対等性です。インターネットはグレート・イコライザー（great equalizer）だという言い方がされてきました。イコライザーというのはイコールにするもので、平等化するツールという意味です。誰もが自分の声を聞いてもらえて、誰もが世界中の情報に等しくアクセスできます。これは民主的な対話ができるツールともいえて、グレート・デモクラタイザー（great democratizer）、すなわち民主化するツールともいわれてきました。民主主義に大事なのは対話であり、対等な立場で会話をすることです。こうして市民の参加と決定権を増大させ、社会のしくみを伝統的で権威的なタテ型から、誰もが参加できるオープンなヨコ型へ変えていく可能性があるといわれてきました。情報は民主主義の通貨ともいわれます。中国や北朝鮮などは情報を統制していますから、その意味では民主主義ではないということです。

◉ インフォームド＝情報を十分理解して

　インフォームドアクションという言葉を聞いたことがあるでしょうか。日本ではあまり聞かない言葉ですが、似た言葉としてインフォームドコンセントなら聞くでしょう。患者あるいは消費者は情報を得る権利があります。そのためには情報が公開されなくてはいけません。専門家や権威に任せておくと、よいようにしてくれると思っていたのに、必ずしもそうではないことがありました。公害や薬害などのように、ミスや不正が隠されないように、情報を得て行動したい、それが保証される必要があるという動きです。

　インフォームドがそのキーワードです。情報を得て、情報をもとに考えたい、行動したいということです。インフォームドコンセントというのは、説明と同意などと呼ばれますが、同意を取るのは当然の

表5.1　　ソーシャルメディアの種類と例

ソーシャルメディア	例
ブログ	アメーバブログ、ココログ、Blogger
マイクロブログ	Twitter
SNS	Facebook
患者向けSNS	患者SNS、PatientsLikeMe
専門職・ビジネスSNS	LinkedIn、ResearchGate、Academia
医師向けSNS 看護師向け掲示板	メドピア、地域の医師会のSNS、Sermo ナース専科、看護roo!
動画・画像共有	YouTube、TikTok、ニコニコ動画、Instagram、Pinterest、Vine
メッセージングアプリ	LINE、WhatsApp、Facebook Messenger
情報共有サイト	Wikipedia、SlideShare、クックパッド
口コミサイト	価格.com、食べログ
病院口コミサイト	QLife、病院の通信簿
Q&Aサイト	Yahoo!知恵袋、OKWAVE（教えて!goo）
医師によるQ&A	アスクドクターズ
掲示板、フォーラム	5ちゃんねる

話で、むしろインフォームドのほうが大事です。説明すればよいというわけでなく、情報をよく理解しているという意味です（詳しくは第8章p.97をご覧ください）。

　そもそも健康や医療におけるエビデンスを含めて、もととなる様々な研究には国民の税金が使われています。医療にも多くの税金が使われています。そのため国民は当然税金でつくられた情報を見ることができなければいけないはずです。例えば米国で公開されている情報にPubMed（パブメド）があります。米国国立医学図書館の医学文献の検索ができるデータベースです。昔は公開しておらず、有料でした。大学院生の頃、医学図書館に行って、下手に検索してたくさんヒットすると、ヒットの件数でお金が取られるので、しっかり絞り込んだ検索をしなければならずドキドキしました。ところが1997年に、インターネットの普及と同時に、国が税金を使った情報は国民の資産であるとして、無料公開されたのです。当初は専門家より一般市民が自分や家族・友人のために利用したそうです。信頼できる健康情報への需要が高いことがわかり、翌年、一般向けのサイトであるMedlinePlus（メドラインプラス）ができました（詳しくは第7章p.91をご覧ください）。

D **インターネットへの信頼**

　このようにインフォームドチョイスやインフォームドディシジョンのためには欠かせない情報源となるはずのインターネットですが、日本の現状をみると海外とは少しだけ異なるようです。日本人にとって最も一般的な健康情報源は、テレビ・ラジオ（77.5％）、インターネット（74.6％）、新聞（60.0％）であり、これらの情報源を信頼しているのは、それぞれ70.5％、55.6％、76.2％となっています[4]。このように、新聞やテレビなどのマスメディアへの信頼度が高く、インターネットへの信頼度が低いのは、健康情報に限らず、日本の特徴といえるでしょう。「世界価値観調査」[5]によると、新聞やテレビへの信頼度は、欧米諸国では約10〜40％であるのに対し、日本では約60〜70％となっています。しかし、別の調査では、インターネットへの信頼度は、調査対象の25か国・地域全体で74％であるのに対し、日本では51％と最も低い結果となっています[6]。

　情報へのアクセスが変化し、多くの人がインターネットを使って信頼できる情報を自主的に探すようになりました。しかし、日本では、インターネットから信頼性の高い情報を得ることが難しいためか、

他の国では信頼性が低いと評価されているマスメディアからの情報に頼る傾向があります。このようなパターンは、人々が自分で情報を判断し、その情報に基づいて意思決定を行うことを妨げる可能性があります。

　10か国の比較調査によれば、日本人は概してインターネットでの被害経験が少ないにもかかわらず、他の国と比較してもインターネットに対する不安度が高くなっていました[7]。その背景には、トラブルや事故を巡る報道への高い接触率があるといいます。記憶している過去の記事では、例えばLINEが普及し始めた頃に、LINEの書き込みによって殺人が起こってしまった事件が「LINE殺人」と報道されて、あたかもLINEが人を殺したかのような見出しが出ていました。

　また、「規則守らない中学生ほど1人ネットに興じる傾向」（読売新聞、2011年11月12日）という見出しの記事がありました。内容をみると、中学生への意識調査で、ネットに興じるといっても、インターネットの利用時間についての質問で、規則を守らないといっても、校則は守ったほうがよいと思うか守らなくてもよいと思うかという内容の質問でした。インターネットを多く利用している中学生ほど、校則は守らなくてよいと思う割合が高いという結果で、校則を守らずに何か悪いことをしているわけではありませんでした。校則にはいわゆるブラック校則と呼ばれるようなものもあるので、ネットを多く見ている中学生は、多くの情報を得ていて校則に批判的な生徒もいたのかもしれません。情報は力ですから、他の中学校の校則などの選択肢をより多く知っていたのかもしれません。さらに中身を読むと、ネットの利用が多い中学生のほうが、休日に親と外出しないともありました。中学生の健全な発達としてはどうなのでしょうか。記憶している少ない例にすぎませんが、どう思われるでしょうか。

Ⓔ インターネットにおける信頼関係

　インターネットへの不安を減らし、信頼を高めるためにも、そこではどのように信頼関係をつくっていけばよいでしょう。日本のネットワークを初めてインターネットに接続して「日本のインターネットの父」「ミスターインターネット」と呼ばれる村井は、インターネットは少数の権威ある人間や国家権力が管理する社会ではなく、みんなが力を合わせた

安心と保証のメカニズムを形成しているため、そこに危機感や疑いはないと述べています[8]。インターネットは、助けを必要とする人がいれば助けてあげる、相互援助のしくみです。

　また、援助する側の人は自分の生き方について考えさせられ、自己のアイデンティティを確認することになります。これはボランティアをすると思うことでもあります。他者を援助するあるいはケアする自分は一体何者なのかと考えさせられるからです。そのため、情報発信というのは、自分と社会の関係を考えられるとてもよい機会です。自分探しをしているという人ほど、情報発信をしてみるのはいかがでしょうか。簡単に見つかるものではありませんが、やはり出会いがあります。自分をつくってくれる人は他者であり、他者と出会い、関係をつくっていく中で私たちは生きているわけです。

　しかし、日本人は情報発信があまり上手ではないともいわれます。それは、必ず誰か目上の人などの「上」の人がいて（「上が○○で全然ダメ」とか「上の話」みたいな会話がされます）、漠然と「上」が喜ぶようなことをするように育てられているからだといわれます。一人ひとりの責任だけではなくて、そのような文化を誰かがつくってきた側面もあるわけです。権力者が、メディアなどを使って日本人の姿としてつくってきたという見方もできるでしょう。村井は、そのような意味で日本にとってインターネットの持つ意味は米国と違うと言います[9]。米国は元々自由を求めてつくった国で、それをインターネットで実現した面があるでしょう。一方、先に強い権威や管理主義があって、インターネットを導入するということは、それを変えるという作業が出てくるでしょう。

　世界で権威主義や管理主義が変化していく中でインターネットが果たした役割は大きいとされます。インターネットを使った民主化運動などがありましたが、それは個人の責任が問われることでもあります。個人の責任というと、何か悪いことをしたら責任を取らなければいけないみたいに思われがちですが、これは自分で責任を取れるということです。自らの自由意思によって、自分で自由に意思決定できることです。ただし、十分に情報を得ての意思決定です。お互いに情報交換して、自分の価値観にあったものを選べることです。情報が十分ではないのに

何となく選んだり、そもそも自分で選んだ覚えがないのに世間的には結果が悪いというだけで責任を取らざるを得なかったりというのであれば困りものです。例えば、日本での女性の避妊の選択肢は、欧米と比べて極端に限られていて男性中心の方法です。このような例は枚挙にいとまがありません。

こうした日本の問題として、「現在の日本社会がその政治的、経済的、そして学問的にある種の閉塞感と国際的孤立感を感じさせるのは、職能団体の閉鎖性、議論をよしとしない権威主義、そして、専門家意識ではないのであろうか」[10]という指摘もあります。会議では誰も意見を言わない、学会でも偉い先生でないと発言しない、という場面もあります。そして専門家は情報を囲って、一部だけで通用して、その中の偉い人だけが動かしているのをよしとする面がないでしょうか。下々の者は、そこでひそかに飯を食わせてもらえれば、ちょっと貢献させてもらえれば、ちょっとした喜びを得られれば、くらいの状況だとどうでしょう。それが自分のアイデンティティなのでしょうか、自分が生きた証しはどこに残るのでしょうか。

Ｆ Power to the People

インターネットは、元々は軍事目的で開発されたものですが、反戦や反体制の技術者たちが育てたともいえます。当時はヒッピームーブメントなどがありました。そのような人たちが育て上げたものは、ジョン・レノンの歌にもある「Power to the People」、「パワーを人々に」です。誰でも情報が得られるようにすること、パワーを人々に提供することを意味します。アップルの創業者のスティーブ・ジョブズは、そのような時代に育ち、ジョン・レノンが歌で世界を変えたように自分もできることはないかと考えました。そして、当時コンピュータは軍事兵器や金融システムなどのために国や大企業が独占して高価格だったため、アップルコンピュータを創立して人々が気軽に使えるように開放したのです。モットーは「Computer Power to the People」でした。

エンパワーメント、中でも患者エンパワーメント、コミュニティエンパワーメントなどは、健康や医療において特に重要なキーワードです。インターネットはエンパワーメントのための最適のツールだといえます。すぐに情報を発信できるようになった

ことで、人々が自分の周囲の人々や、企業、政府についてより多くのことを知ることができるようになりました。それは、気がつきにくいかもしれませんが、権力者が恐怖・不安・不信などを利用して人々をコントロールすることを難しくしているのです。

特に健康や医療においてはエビデンスが重要です。客観的により正確性のある情報を提供して、それをわかりやすく普及させようとしています。これはヘルスプロモーションでもあります。そのために人々が身につけるべきものはヘルスリテラシーです。これは医療者も身につけるべきもので、医療者がわかりやすく情報提供するのに必要です。情報提供の多くはインターネットで可能であるにもかかわらず、はたして日本の健康や医療の情報がインターネットで適切に提供されているかどうか、これは大きな問題です。

5.3 eラーニングによる教育者中心から学習者中心への変化

Ａ 対面授業に潜むリスク

インターネットによって変わるコミュニケーションの中には、知識や情報を提供する教育あるいは学習が含まれます。ヘルスリテラシーは健康教育のゴールになっていて、学習する機会がなければ身につきません。したがって、健康教育を提供する側にとっても受ける側にとっても、学ぶための新たな方法を知ることは重要です。インターネットを利用したいつでもどこでも可能な学習は、eラーニング（e-learning）あるいはオンライン学習（online learning）と呼ばれます。従来の伝統的な方法として主流であった教育は、多くの人に親しまれてきている対面授業（face-to-face teaching）で、講師が講義室で講義をするものです。

まずはこの対面授業に潜んでいるリスクについて指摘されているものを挙げます（**表5.2**）[11]。

一般的に対面授業では、知識や能力において様々なレベルの受講者が一緒に同じ講義を受ける場合があります。各人に必要な学習が事前に評価されていないと、講師の「これぐらいかな」という予測から進めることになります。ヘルスリテラシーの学習の機会がある場合にも、多様な人が対象になるため、特に対象に合わせる必要があるヘルスリテラシーで

表5.2　対面授業に潜んでいるリスク[11]

1	受講生が授業内容のレベルに合っていないと学習効果が低い
2	聴講形式で、受け身になりやすい
3	授業に出席できなかった場合、モチベーションが低下し、その遅れを取り戻すことが難しい
4	スケジュールが学校や教員主体で学習者のペースではない
5	出席だけで満足しやすい
6	アイコンタクト、ボディランゲージは誰にでも有効とは限らない

は、事前の評価が大切になります。

　次に、受講者は聴くだけで受け身になりやすく、様々な人がいるとわかっているほど「わからないのは私だけかもしれない」と質問がしにくくなります。不慮の都合などで欠席してしまうともっとわからなくなります。そうなると、ついていけない状態のままでスケジュールは進行するので、とにかく出席だけして試験やレポートなどの評価に備えることになります。講師も、授業態度をみていると目が合った人が大きくうなずいているので「わかってくれている。まんざらでもない」などと高をくくっていて、試験の結果に驚くことになります。

　これらの背景を貫いているものは、教育者が中心で、受講者が「受け身」であることです。伝統的な考えを持つ大学教員の中には、受講者にわからないように教えたことを自慢する人がいたりしました。eラーニングの登場とともに、これを学習者中心に変化させる方法が考えられていきました。

Ⓑ 教育工学とインストラクショナルデザイン

　eラーニングの発展には、教育工学（educational technology）によってこれらを用いた教育方法が研究され、インストラクショナルデザイン（instructional design, ID）が開発されたことがあります。教育工学は、認知心理学、学習心理学、教育学、工学、社会学、文化人類学などにまたがった教育の学際領域で、学習の効果・効率・魅力の高い[12]コンテンツ作成やコース設計、評価を専門として、eラーニングの進歩を支えてきました。学習のコース設計では、事前の評価などによるニーズ分析に始まり、学習目標の設定、そのために必要な課題の分析、実施と評価までを視野に収めています。

　教育工学は決してeラーニングのみを扱っているわけではなく、方法として有効な場合にそれを使う

というだけにすぎません。そして、eラーニング自体、従来の教育全体に取って代わろうというものではなく、教員が楽をするためのものでもなく、何よりも学習効果を高めることを目的としたものです。

Ⓒ eラーニングによる学習方法の選択肢の拡大

　eラーニングと対面学習を合計7種類、大きく分類すると4つの要素に整理しました（**表5.3**）[13]。

ⅰ）情報提供

　まず1番上は、情報提供です。ウェブサイト以外での情報提供は従来の方法ですが、ウェブサイトやアプリ（アプリケーションソフトウェア、スマートフォンやタブレットのアプリ）によるものは、一方向的に、教材や資料などが提供されるものを指しています。教員からのアプローチやその逆もないものです。講義ノートや資料、ビデオ、各種ガイド・マニュアル、健康教育の資料などを公開すれば、多くの人が学習可能となります。

　この場合、情報を提供する側にとっては、気軽に誰もが自由に情報提供ができて、その量は豊富になるという長所があります。しかし、先述したようにインターネットの情報の利用の責任は基本的に利用者にあります（情報利用における自己責任の原則）。提供する側は誠意と良識を持って行う必要がありますが、明らかに修正が必要な点を発見したら、相互に指摘しあうことで、インターネット全体の相互信頼ができます。このあたりについては第6章（p.79）で紹介する情報の提供者や利用者のガイドラインを読んでおくべきでしょう。

　この方法は、学習者にとってはいつでもどこでも自分のペースで学習できますが、自分が理解できているのかを確認しづらく、最終的な学習目標に到達できる保証がないのが欠点です。読んだり見たりするだけで理解できるような、基本的な知識の習得に

表5.3　学習方法の種類[13]

情報提供	ウェブサイトやアプリでの情報提供	テキスト、図・イラスト、動画、音声、アニメーション、リンク集、ヘルプデスク	
	Web以外での情報提供	本、雑誌、ガイド・マニュアル、新聞、テレビ、ラジオ、電話、FAX、郵便	
自己学習	インタラクティブ教材・対話型教材	WBT、CBT（CD、DVD）、学習アプリ、シミュレーション、シナリオ学習、ゲーム、セルフアセスメント	
コラボレーティブ・ラーニング（協調学習）、CSCL、学習コミュニティ	リアルタイム（同期）	Web講義、Web会議、チャット、eメンタリング	
	オンデマンド（非同期）	eメール、掲示板、ブログ、Wiki、メーリングリスト、オンラインコミュニティ	
対面学習 Face to face	講師あり	講義、研修、ワークショップ、OJT（on-the-job training、職場内教育）、コーチング・メンタリング	講師
	講師なし	グループ学習、チーム学習、同僚関係、ロールプレイング	

➡：オンデマンド　➡：リアルタイム

向いているといえます。

ⅱ）自己学習

次は自己学習で、CBT（computer-based training）、WBT（web-based training）、学習アプリなどのインタラクティブ教材・対話型教材を用いたものです。自己学習のためのプログラムで双方向性があるものです。テストやシミュレーションで実際に自分がスキルを身につけていることを確認しフィードバックしながら進められます。教育工学におけるインストラクショナルデザインが蓄積された学習方法で、コースとして高い学習効果をもたらす教材づくりが可能となっています。

ⅲ）コラボレーティブ・ラーニング（協調学習）

続いては、コラボレーティブ・ラーニング（collaborative learning、協調学習）です。コンピュータを用いたものはCSCL（computer supported collaborative learning）と呼ばれます。これは近年、多くの学校で導入されてきているPBL（problem-based learning、問題解決学習）のオンライン版に近いものです。メールや掲示板などでいつでも各人が進行度を確認しあうと同時に、学習のコツや体験談をもとに同じ立場で支援しあえます。そこでできあがった学習者のグループは学習コミュニティと呼ぶことができます。

この支え合い・助け合いのコミュニティが資源になって即座にフィードバックが得られ、他者に迷惑をかけてはいけないという緊張感による学習への動機づけも加わって、脱落しにくいうえ、高い学習効果が期待されます。他の学習方法にない利点として、他者に教えることから学べる点、他者のよい点や悪い点を評価することから学べる点、議論することで伝えたいことや考え方の確認をしながら学べる点などが挙げられます。議論という点では、議論の仕方そのものについても学習できます。

これには、リアルタイム（同期）型とオンデマンド（非同期）型があります。オンデマンド型は、時間を選ばないのがよい点で、リアルタイム型は即座にフィードバックが得られることがよい点です。リアルタイムでのチャット、掲示板も簡単ですし、さらにWeb会議や動画によるWeb講義を実施することも難しくありません。

またこの方法の場合は、グループで作成した成果

物、例えば発表したレポートや作成した作品、チャットや掲示板の過去ログなどが重要な資源となります。これらはポートフォリオとも呼ばれます。これらを蓄積しておくと、学習者がいつでも復習できるし、さらには次の新しい学習者がそれらを閲覧して学習に生かすことができます。各自のノートを公開したり、他者のノートにコメントしたりするものもあり、知識や情報を自分のノートに次々と積み重ねていくことによって、それを共有できるという方法もあります。ソーシャルメディアも、知識の積み重ねと相互共有が行えるシステムとして利用されているとみることができます。インターネットそのものが学びあうコミュニティとして発展してきていることが指摘できます。

iv）対面学習

これは従来型の学習方法ですが、講師がいて講義中心に行うものだけでなく、上で挙げた協調学習を対面で行う方法もあります。学習効果の高さから、学習コミュニティ中心のものが導入が多くなっています。

以上、学習方法の種類について列挙しましたが、これらは、様々な学習目的や環境などによって使い分けることが望ましく、これをブレンデッド・ラーニング（blended learning）と呼びます。次に学習方法の選択に関わる要因とそれぞれの背景にある学習理論について整理します。

Ⓓ　学習方法の選択と学習理論の関連

ⅰ）ブレンデッド・ラーニング

学習を選択するうえでは、その学習のゴールがどこにあるのか、そしてそこに到達するための最も効果的、効率的な方法を見極めることが重要です。学習内容において最新情報が重要でそれが豊富である場合などは、更新頻度を高くしなくてはならないので、インターネットを用いた自己学習が役に立ちます。同様に、学習を短期ですぐに行いたい場合、例えば、明日仕事で使いたいので、今晩勉強したいなどというときもインターネットが効果的です。他方で、学習内容はある程度一定で、長期的に時間をかけて資格や認定などを得るような場合は、脱落しないで最後まで到達するという点で、協調学習的な要素や、実践能力の獲得やその評価のための対面の時間も必要となります。また、コストの問題としても、インターネットで一方向的にしかもテキストで

情報提供する方法は、提供側も学習者側も極めて低コストで実現できるのに対し、対面授業、特に教育機関以外で行う場合の講師料や場所・設備のレンタル料や、マルチメディアでのつくりこんだインタラクティブな教材などは高コストです。

そして、これらの他に考えておかなければならない重要なことは、学習の理論的背景です。これまでの教育や学習に関わる理論について概観してみます。

ⅱ）学習方法の選択と背景にある学習理論

学習科学（learning science）やインストラクショナルデザインの流れとして、行動主義、認知主義、構成主義の3つが指摘されています[14]。行動主義では、刺激に対する反応がそれによって起こった結果によって強化され、行動の変容が生じることを学習とするものです。子どもの頃のドリルでの学習のように、問題（刺激）を解いて（反応）すぐに解答を得て（結果）満足し（強化）、正解を身につけていく（行動変容）ようなものです。すぐに結果のフィードバックが得られることで、学習者のペースでの自己学習への応用が可能です。

しかし、行動主義ではこのようなインプット（刺激）とアウトプット（強化された行動）の間にある、その心理的なプロセスがブラックボックス（しくみが不明なもの）でした。どのような気持ちでそれが行われているのかに注目していませんでした。そこで、認知主義では、その気持ちに着目し、本人のそれまでの経験や環境によって、インプットされるものがどのように解釈されたり、保持されたり、アウトプットに結びついていくのかという学習のプロセスに注目しています。動機づけなどの学習への導入に始まり、記憶と応用に結びつけられるようなプロセスを支援するもので、教材提供の順序などに生かされています。どのようにすれば学習内容すなわち教材の中身がうまく伝達されるかという方法論に力が注がれ、特に自己学習のCBT、WBTなどのインタラクティブな教材で獲得できる知識やスキルにおいては、認知主義に関する理論、例えば、ガニェの9教授事象やARCSモデルが活用可能です。ARCSモデルとは、注意（Attention）＝おもしろそう、関連性（Relevance）＝やりがいがありそう、自信（Confidence）＝やればできそう、満足感（Satisfaction）＝やってよかったというプロセスで学

習を進めるものです。例えば、まずヘルスリテラシーに興味が持てて（注意）、自分が向上するといいなと思い（関連性）、よりよい意思決定ができそうに思い（自信）、実際に意思決定をしてみたら納得できた（満足感）という流れです。

上記2つでは伝えられる内容が客観的で変化しないものと捉えていたのに対し、構成主義では主観的に変化するものと捉えています。受け取った内容を自分の中でどのように能動的に意味づけていくかです。学習者はそれまでに身につけている知識や経験と新しい情報を合わせて、内的に個別に構成していくと考えます。同じ構成主義から派生しているナラティブ（語り、物語）によるアプローチと同じです。ディック（Dick）ら[15]は「自分の生活している社会的、文化的、物理的な環境に合わせて新しい判断・行動ができるようになったとき、学習したといえるのである。構成主義では、学習は個人の経験に深く関わりがあるため、教師の主要な役割は、適切な学習環境を提供することであるとしている」と述べています。特に社会構成主義では、「他者との交流によって知識が社会的に構成されていくとする立場」から、グループ学習が推奨されます。他者の新しい価値観やものの見方に触れて、それまでの自分の世界と合わせて、互いに変化しながら学んでいくことができるでしょう。

現実の生活で、実際に問題解決を行うときには、必ずしも客観的に正しい答えがあるとは限りません。学習者が自分で新しい知識や情報を得て、過去の知識・経験や価値観と合わせて、問題解決の選択肢を探し、最も適切なものを選ぶという意思決定のプロセスや機会が重要になります。そして、グループ内でそれを公表し、より多くの視点から評価しあい、討論しあうことで、それぞれの学習者に独自の知識が構築され、独自のゴールに到達します。学習後は、そこで学習した情報やプロセスを実際の問題解決に適用してみて、また学習していきます。協調学習であり、そこに形成されているのは、まさに自立した学習者たちによる学習コミュニティです。

以上の3つの理論的な背景から、学習者や学習効果、内容などに合わせて適切なものを用いていくことが望まれます。鈴木は、それらを**図5.3**のように2軸で整理し、学習課題が複雑なほど、学習者の熟達度が高いほど、行動主義より認知主義、認知主義

より構成主義が主張されていると述べています[13]。

また、学習者の熟達度にも関連した学習の捉え方で、従来の子どもを対象とした教育学であるペダゴジー（pedagogy）と区別した、大人を対象とした教育学であるアンドラゴジー（andragogy、成人教育学）についても念頭に入れる必要があります。大人の学習の特徴は、他者に依存するよりは自己決定を重視していて、より学習者中心で、自発的なものとなっています。より構成主義的な学習となり、コラボレーティブ（協調的）なもの、学習コミュニティが志向されます。そして、アンドラゴジーの目標はまさに自己決定できるためのエンパワーメントであり[16]、生涯学習やヘルスリテラシーにも結びつくものです。

Ｅ　学習効果の評価のためのデータ収集

そして、最終的には学習実施の評価が重要であり、どの方法が実際に目的通りの効果をもたらしたかという観点から判断されなければなりません。実践との兼ね合いでは、最終的なアウトカム（成果）指標に結びつくことが必須です。そのためには、評価の材料となるデータをきちんと収集する必要がありますし、外部から客観的な評価を受けることも重要になります。学習の効果の評価でよく知られているものは、カーク・パトリックの4段階評価モデルです。学習プログラムをヘルスリテラシー講座として、最終アウトカムを地域や職場の健康とQOL（生活の質）としたデータ収集の例を挙げてみました（**表5.4**）。例はかなりヘルスリテラシーの能力の幅が広いので、もっと特定の健康に関する行動（運動など）のほうが現実的かもしれません。

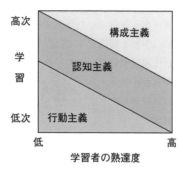

図5.3　行動・認知・構成主義の教授設計理論での「持ち場」[14]

表5.4 カーク・パトリックの4段階評価モデル（12）を一部改変）

レベル	評価項目	データ収集の例
反応（reaction）	受講者は学習プログラムに対してどのような反応を示したか？	受講者への満足度調査（おもしろさ、役に立ちそうか）
学習（learning）	どのような知識とスキルが身についたか？	知識やスキルの理解度のテスト
行動（behavior）	どのように知識とスキルを生かしたか？	半年後などにヘルスリテラシー（健康情報の入手・理解・評価・意思決定の力）の得点が受講前より向上したか
結果（result）	組織と組織の目標にどのような効果をもたらしたか？	集団での健診結果の改善、疾病への罹患率、QOL（生活の質、生活満足度など）の質問紙による調査

5.4 健康情報を共有するための ヘルスコミュニケーション

Ⓐ 健康情報のコミュニケーション

　すでに述べたように、情報を伝えるときには、情報を出す側、受け取る側のいくつもの前提の違いがあり、その組み合わせの数を考えても、個別性が高く、簡単ではないことがわかります。そのうえに複雑で理解しにくい健康情報をわかりやすく共有し意思決定するためには、絶え間ない研究と工夫が必要です。

　例えば、「がん検診に行かないと発見が遅れて治療が難しくなる」といったキャンペーンによって勧められた行動（受診）をとらなかった場合に起こる、健康へのよくない影響（重症になる）について、自分自身のこととして恐怖感を持つようなメッセージが送られるとします。もし恐怖感を感じた場合は、**表5.5**の2つの行動のどちらかをする可能性があることが知られています[17]。リスクを伝えたときの反応を理解するためのモデルで、拡張平行プロセスモデル（extended parallel process model）と呼ばれています。

　1の場合は、メッセージ通りにがん検診に行って重症で発見されるリスクを避けることができますが、2の場合はがんが怖くなって考えずに何もしなくなります。恐怖感を与えればそれを避けると思われがちですが、怖がらせないために、いかにリスクを減らす方法に効果があるか、ここでは、早く見つければがんは怖くないことを丁寧に説明することが不可欠です。これは、情報を理解して、評価して、意思決定できるヘルスリテラシーを支援することでもあります。

表5.5 リスクを伝えたときの2つの行動

1	リスクを避けるために勧められた行動をとる
2	恐怖感に圧倒されて、そのことについて考えることをやめてしまって、勧められた行動をとらない

　一人ひとりに必要な情報や入手・理解のしやすさなど、その人に合った情報をいつでもどこでもすぐに届けるのは、双方向性をもつインターネットが得意です。繰り返し見て納得して決められるような、その人に合ったわかりやすいコンテンツを自由に選べるようになればよいでしょう。しかし、インターネットを使いこなせない人にとっては、その利用方法を教えてもらうことや、インターネット以外の方法でコミュニケーションが取れるなど、その人の使いやすい方法・チャンネルを選べることが求められます。

　このような健康情報に特化したコミュニケーションの研究やその活用方法を扱う「ヘルスコミュニケーション」という分野があります[18]。特に米国では健康格差が指摘され、その格差が解消しない理由の1つとして、健康情報が伝わらない人々がいることが指摘されてきました。

Ⓑ 米国のヘルスコミュニケーション

　そこで、米国では国として達成すべき健康水準の目標を立て、そのために必要な手段の検討や評価を行っています。それが、国民の健康に関する指針である「ヘルシーピープル」です。その最新版である「ヘルシーピープル2030」では、効果的なヘルスコミュニケーションは、健康とウェルビーイング（幸福、充実感など）に不可欠だとされています。そして、人々が健康情報を容易に理解して、それに基づ

いて行動できるように、ヘルスコミュニケーションを改善することに重点を置いているそうです。なぜなら、健康の情報やメッセージは非常に複雑で、理解したり利用したりするのが難しい場合があるからです。

　医療者が、はっきりとしたコミュニケーションをとって、ティーチバックやシェアードディシジョンメイキング（SDM）といった方法を用いることで、人々は十分な情報を得たうえで健康に関する意思決定を行うことができるとしています。ティーチバックとは、他者に説明したことを、説明を受けた人が自分の言葉で説明できるかを確認する方法です（第7章p.85〜で詳しく説明）。シェアードディシジョンメイキングとは、医療者が患者や市民と一緒に意思決定する方法です（第8章p.99〜で詳しく説明）。これらは、ヘルスリテラシーの低い人と情報を共有して意思決定を支援する方法としてよく知られています。

　また、インターネットを生み、さらにソーシャルメディアをつくり出した米国ですから、それらを活用したヘルスコミュニケーションに力を入れています。24時間タイムリーなやりとりでわかりやすくすぐに行動に移せる健康情報の提供が可能ですから、ヘルスリテラシーの向上にも役立つはずです。健康IT（Health IT）として、自分の診療記録や健康関連のデータにオンラインでアクセスしたり、医療者とITで連携したりする人を増やして健康格差を解消する目標を掲げながら、健康ITの研究も進めています。

ⓒ 3つのヘルスコミュニケーション

　ヘルスコミュニケーションは、誰と誰の間でのコミュニケーションかによって、3つの種類に分けられると考えられます（**図5.4**）。主に医療者と患者・市民の関係に注目が集まりますが、医療者間、特に職種間のコミュニケーションは大切なテーマになります。チーム医療という見方もありますし、医師看護師関係や看護職の集団としての問題もあります。それから患者同士、患者の家族同士、市民同士などです。患者同士では、患者会やサポートグループも有効ですし、家族会や親の会などでも、多様なコミュニケーションがあります。この3種類のコミュニケーションでは、いずれもヘルスリテラシーに配慮することが重要で、コミュニケーションが成立する

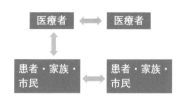

図5.4　3つのヘルスコミュニケーション

には共通言語や目的などのコミュニケーションの前提が共通しているかの確認が必要です。

文　献

1）池田謙一．コミュニケーション（社会科学の理論とモデル5）．東京大学出版会；2000.

2）Olson DP, Windish DM. Communication discrepancies between physicians and hospitalized patients. Arch Intern Med. 2010;170(15):1302-1307.

3）Szasz TS, Hollender MH. A contribution to the philosophy of medicine; the basic models of the doctor-patient relationship. AMA Arch Intern Med. 1956;97(5):585-592.

4）厚生労働省．平成26年版厚生労働白書．2014. https://www.mhlw.go.jp/wp/hakusyo/kousei/14/dl/1-02-1.pdf

5）Haerpfer C, Inglehart R, Moreno A, et al. Norris EP, Puranen B, eds. World Values Survey: Round Seven - Country-Pooled Datafile Version 4.0. 2022.

6）CIGI-Ipsos. CIGI-Ipsos Global Survey on Internet Security and Trust. Published 2019. Accessed February 22, 2021. https://www.cigionline.org/internet-survey-2019

7）橋元良明．インターネット利用における信頼と不安：国際比較調査による展望（＜特集＞情報の信頼性）．情報の科学と技術．2011；61(1)：8-14.

8）村井純．インターネットⅡ：次世代への扉．岩波書店；1998.

9）村井純．インターネット．岩波書店；1995.

10）山上征二．インターネットによる医療情報発信．日本医事新報ジュニア版．1997；(363)：7-10.

11）中山和弘．eラーニングは看護を変えるか：その教育効果と活用の可能性．看護展望．2004；29(12)：1313-1320.

12）鈴木克明．インストラクショナルデザイン：学びの「効果・効率・魅力」の向上を目指した技法．電子情報

通信学会 通信ソサイエティマガジン. 2019；13(2)：110-116.

13) 中山和弘. eラーニングの今後の方向性と可能性：看護職と市民のオンライン学習コミュニティづくりへ. 保健医療科学. 2005；54(3)：187-193.

14) 鈴木克明. 教育・学習のモデルとICT利用の展望：教授設計理論の視座から. 教育システム情報学会誌. 2005；22(1)：42-53.

15) ウォルター・ディック，ルー・ケアリー，ジェイムズ・O・ケアリー. 著. 角行之. 監訳. 角行之，多田宣子，石井千恵子. 訳. はじめてのインストラクショ

ナルデザイン：米国流標準指導法 Dick & Carey モデル. ピアソン・エデュケーション；2004.

16) パトリシア・A・クラントン. 著. 入江直子，豊田千代子，三輪建二. 訳. おとなの学びを拓く：自己決定と意識変容をめざして. 鳳書房；1999.

17) Witte K. Putting the fear back into fear appeals: the extended parallel process model. Commun Monogr. 1992;59(4):329-349.

18) 石川ひろの. 保健医療専門職のためのヘルスコミュニケーション学入門. 大修館書店；2020.

情報の信頼性の確認方法「か・ち・も・な・い」

6.1 健康情報の信頼性

Ⓐ 選択肢と長所・短所を知る健康情報

　ヘルスリテラシーの向上は、なかなかすぐにできることではないでしょう。それでも、健康情報を見るときに、少なくとも何を見ればよいのかはあります。健康情報の信頼性を確認するためのチェックポイントについて紹介します。健康情報を入手・理解・評価するプロセスの中で、比較的すぐに役立つものにはどういうものがあるでしょう。

　新聞・雑誌やインターネット、電車の中や書店などでよく見かける健康や医療情報とはどのようなものでしょうか。広告が多いと思いますが、「ガンは○○で治る」「○○でガンにならない」「○○で病気知らず」などがあるでしょう。これは情報に基づく意思決定においてはどのような情報だと思いますか。意思決定のためには選択肢が必要ですが、それを複数紹介しているかです。この「○○」には大抵は1つの選択肢が入りますし、その1つの選択肢の長所と短所を述べるわけでなく、長所だけを述べています。他にも選択肢があるのではないか、この選択肢には短所があるのではないかと考えるのが面倒な場合、あるいはそのような習慣がない場合は、楽な情報です。広告はこのような状況を狙って、個人の体験談とともに提供するわけです。これがあちこちで溢れていれば、それが効くのだ、効果があるのだという話になります。

　その逆も同じで、「○○でガンになる」「○○が病気をつくる」「○○は使わない」などがあります。例えば、抗がん剤はダメというような1つの選択肢の短所を言うものです。1つの選択肢の短所を挙げることで、もうとにかくそれさえしなければよいとしています。これも非常に簡単で、短所もあるけど長所もあるのではないかと批判的にならなくて済みます。これらはいずれも、直感的な意思決定として考えなくて済むような方法に慣れていると、短所や

長所の両方を批判的に考えないほうが楽でよくなるでしょう。

　しかし、意思決定のための選択肢は複数ありますし、それぞれには長所と短所が必ずあります。それがスタート地点です。ただでさえ、私たちには信じたい選択肢の長所と信じたくない情報の短所しか見ないという確証バイアス（第4章 p.42参照）があります。信じたくなった理由、信じたくなくなった理由を説明できるかです。それを含めて、選択肢に何があり、長所と短所が何かがわかる情報、あるいはそれを埋めるまで情報を探すことが必要です。

Ⓑ インターネットの健康情報とSEO対策

　みなさんは、信頼できるわかりやすい健康情報を簡単にすぐに手に入れられるでしょうか。よい健康情報サイトがあると嬉しいのですが、それが不足していたことも一因であると思われるような、「WELQ問題」が2016年に発生しました。WELQは健康情報サイトで、キュレーションサイト、いわゆるまとめサイトでしたが、閉じることになりました。健康情報の記事を大量の外部のライターを雇ってどんどん増やして、増やせば増やすほどSEO（search engine optimization）対策になりました。SEOとは、サーチエンジン（search engine、検索サイト）のSEと、最適化（optimization）のOを組み合わせた言葉で、Googleでヒットしやすくする対策を指します。日本ではYahoo!もサーチエンジンとしてよく使われていますが、中身はGoogleのシステムを使っていますので、Googleに注目する必要があります。気がつかないうちに急激に、健康関連では何を検索してもWELQの記事が上位に出てくるようになったわけです。WELQには記事がたくさんあり、文字数が多く、大量の情報をストックしているために、当時はGoogleが全体として信頼できると判断したのではないかと考えられます。

　しかし、ネット上には問題がある記事があると、それを報告してくれる人がいます。WELQに「肩こりの原因は霊の仕業」というような記事があって

話題になったのです。これが「そういう話もあるよね」といった個人のコラムならまだしも、信頼できる健康情報を提供するサイトをうたっていれば大きな問題です。いろんなサイトから集めた情報を、多少変えて量産したことでそうなったようです。

問題がある記事があったのに、Googleがすぐにあまりに上位に上がったのを止められなかったことも問題だったという話がありました。また、WELQが閉じたらどうなったかというと、一時的に2番手3番手以降になっていた、元々あった民間の健康情報サイトが、1番手2番手などの元の位置に戻ったわけです。その後、Googleはサイトの評価を見直して、今ではずいぶんと改善されたようにみえます。しかし、信頼できる公的な定番サイトである米国のMedlinePlusのようなサイトがないと、結局はGoogleがどれを上位に上げるかという話になります。このような健康情報の問題として、やはり公的なところが、きちんと専門家の協力のもとでつくる必要があると考えられます。

このように、ここさえ行けばよいという公的サイトの不足によって、検索してGoogleの評価に頼るような状況にあることは、裏を返せば、正確な情報を提供する公的サイトを上位に上げる努力を公的なところがするか、Googleが公的サイトを見極めて見つけやすくする必要があることを示しています。例えば、大学の教員が公的な研究費で作成したようなサイトを、SEO対策によってより上位に上げることです。学術的な団体である学会のサイトもそうです。保健医療系の学会がつくっているサイトには、市民や患者向けのよくできているサイトがあります。しかし、SEO対策が不十分で検索してもヒットしないことがよくあります。というのは例えば、「38.5度以上の熱が出たら」という見出しで記事がつくられたりします。しかし、はたして「38.5度」で検索するでしょうか。検索する人はどのような言葉で探しているかという想像力が大切になります。探すときに使いそうな言葉をタイトルや記事に入れなければいけません。これは相手の立場に立つことですが、この努力をすることこそがSEO対策には必要です。

ⓒ 公的サイトの健康情報とヘルスリテラシー

検索してGoogleの上位に上がりやすいかというのがSEO対策ですが、Googleがその上位に上がる

しくみ（アルゴリズム）を公開しているわけではありません。何を重視しているかという方針はある程度ありますが、結局は検索結果を見るしかありませんし、そのしくみはよく変更されます。そのためその支援を業務としている会社が多くあります。一所懸命に検索してデータを取って、最新の傾向を分析するわけです。WELQ問題以降、Googleは努力を重ねて、より信頼できるサイトを上位にしているようにもみえますが、何を信頼の基準とするかが問われます。検索の5％程度は健康関連ともいわれるので、上位に上がる情報の信頼性は大切です。多くの人がアクセスして滞在時間も長いと上位に上がる可能性が高まるので、信頼できないサイトに多くの人が訪れて長居をすることは望ましくなく、ユーザのヘルスリテラシーも問われるのです。

そのため、信頼できるよい健康情報を探せるようにする対策としては、信頼できるわかりやすい公的サイトなどがユーザ中心のSEO対策をして、Googleがよいサイトを上位に上げる努力をする以外は、ユーザのヘルスリテラシー次第になるということです。

公的サイトがとても大事ですが、SEO対策が不十分で検索にヒットせず見てもらえずますますヒットしない場合や、ヒットしても内容が難しくてしっかり見てもらえない場合もあるでしょう。がん関連では国立がん研究センターのがん情報サービスのサイト[1]がよくヒットしますが、一般向けでもやや内容が難しい部分もあります。がんについては、例えば、最初のほうで扁平上皮がんなどといった専門用語が登場します。健康関連の文章を書く専門家ではなく、がんが専門の医師が書くと、細胞レベルでの医学的な正確さが重視されることもあるでしょう。市民や患者が知りたい情報が何か、わかりやすく書くにはどうすればよいかです。正確にしようと思うと、どうしても専門的になってしまう面があります。また同時に正確にすればするほど、実はまだわかっていないこと、エビデンスが不十分で白黒つけられずグレーになってしまう面もあります。白か黒かはっきりさせられないのに答えが欲しい人、白か黒かを求めている人には厳しいという話になります。そのあたりの難しさを含めて、今確実に言える

1　https://ganjoho.jp/

表6.1　日本の主なドメイン名

○○○.ac.jp	大学などの教育機関（academic＝大学の、学術の）
○○○.co.jp	株式会社などの企業（company＝企業）
○○○.go.jp	政府機関（government＝政府）
○○○.or.jp	財団法人など企業以外の法人組織（organization＝組織、大学）

○○○には、機関や組織がつけた名前が入ります。

ことは何か、どこまでがわかっているのか、どこまでがまだわかっていないのかについて、公的なところが責任を持って、しかも書いた人の責任ではなく、学会などの専門家による集団のレビュー（評価）を経てサイトをつくることが大切です。

Ｄ 公的サイトの探し方

公的サイトの中には、検索してもなかなかヒットしないものもあるので、工夫する方法があります。インターネットのドメイン名を指定する方法です。ドメイン名とは、ホームページのアドレス（URL）やメールアドレスに必ずついている、インターネット上の住所にあたるものです。例えば、厚生労働省のホームページはhttps://www.mhlw.go.jp/で、最後のgo.jpのjpは日本（japan）、goはgovernment（政府）を意味しています。そのため、日本の政府機関のサイトにはgo.jpがついています。同様に日本のドメイン名で代表的なものには**表6.1**のような種類があります。

この中で公的なサイトとなると、大学の「ac.jp」、政府機関の「go.jp」、財団法人など非営利組織の「or.jp」などになります。検索するときに、キーワードに「△△△ site:ac.jp」「△△△ site:go.jp」「△△△ site:or.jp」などと入力すれば（△△△はキーワード）、絞られたサイトばかりが並びます。これが米国のサイトなら、それぞれ「.edu」「.gov」「.org」が該当します。

非営利組織の「or.jp」にどのようなサイトがあるかというと、まず、研究者がつくっている学会のサイトが挙げられます。学会によっては専門家だけではなく一般向けの情報を提供しているところがあります。医学系の学会では患者や家族向けの情報として提供されています。また、病院・診療所や患者団体もそうですし、協会けんぽ（全国健康保険協会）、NHKなどもそうです。

学会や患者団体を探すには「病名　学会」「病名　協会」などと検索するとヒットしやすいです。学会で患者や市民向けのコーナーがない場合は、患者団体あるいは患者と医療者の組織である協会のサイトでは、その疾患に対する知識の普及や啓発活動を目的とした情報などが得られることがあります。

なお、「co.jp」あるいは米国の「.com」のアドレスを持つサイトは、企業を表しています。製品やサービスを販売するための商用サイトと呼ばれます。商用サイトであっても、報道機関や製薬会社など、役に立つ正確な情報を提供することができます。しかし、情報をすべて鵜呑みにすることは危険です。サイトによって、何か利益を得ていたり、情報が公平性を欠いていたりする可能性があります。違う情報と比較することが特に大事になります。

6.2　か・ち・も・な・い

Ａ 情報の信頼性を評価する5つのチェックポイント

このような中、健康情報の信頼性のチェックポイントをわかりやすく普及できないかと、聖路加国際大学のヘルスリテラシー学習拠点プロジェクトが提案したものがあります。これは頭文字で覚えられるもので「か・ち・も・な・い」です（**図6.1**、**表6.2**）。

挙げている5つのポイントは国際的にも十分通用するものです。例えば、「ち」を除けば、米国医師会の健康情報の4つのチェックポイントとも重なっています。これらは、そもそも健康情報に限らず、情報の信頼性を評価するために国際的によく使用されている基準です。例としては、5つの基準AAOCC（accuracy, authority, objectivity, currency, coverage）[1]、CRAP（currency, reliability, authority, purpose）テスト[2]、CRAAP（currency, relevance, authority, accuracy, purpose）テスト[3]があります。

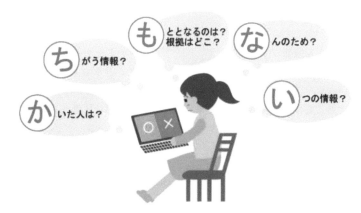

図6.1　「か・ち・も・な・い」（サイト「健康を決める力」より）

表6.2　「か・ち・も・な・い」と国際的な情報の評価基準

「か・ち・も・な・い」	国際的な情報の評価基準
か：書いたのは誰か？　発信しているのは誰か？	信頼できる専門家（authority）：著者あるいは情報を提供している人が誰であるか、どのような資格を持っているかが明確になっている。
ち：違う情報と比べたか？	範囲・適切性（coverageまたはrelevance）：その情報が知りたい内容をどの程度カバーしていて、範囲が幅広いのか、何かに特化しているのか、他の情報とどこが違うのかである。これを知るには、その情報だけで判断するのではなく、他の情報と比較して違いを明らかにすることが求められる。
も：元ネタ（根拠）は何か？	正確性・信頼性（accuracyまたはreliability）：引用や出典があって、その情報が信頼できるのか、そもそも検証できているのか、すなわちオリジナルの（元となる）情報源は何か、エビデンス（根拠）の存在が明らかになっているかである。
な：何のための情報か？	客観性・目的（objectivityまたはpurpose）：情報にバイアス（偏り）がないか、なぜその情報を提供するのか、広告や商業目的で、偏った情報になっていないかである。
い：いつの情報か？	最新性（currency）：情報源の正確さは、その情報が作成された時期に左右されるため、特に科学、医学などのトピックでは、最新情報であることが大事で、その情報がいつ作成され、どのくらいの頻度で更新されているかである。

これらは各国の図書館のホームページなどで確認できます。

　実は、プロジェクトでつくった元の頭文字は「い・な・か・も・ち」という形でした。それでヘルスリテラシーや健康情報の見極め方について、あちらこちらから取材があるたびに紹介していたのですが、あるとき知り合いの先生から、これは入れ替えると「か・ち・も・な・い」になると教えてもらったのです。確かに「い・な・か・も・ち」は覚えやすいのですが、「田舎餅」とは何だろうと、この言葉自身には直接関連した意味合いがありません。これに対して「か・ち・も・な・い」は、情報を見るときはこの5つをチェックしないと「価値もない」と覚えられます。そのため、その後は、両方を

紹介しています。掲載する場合はどちらでもいいですと伝えていますが、「か・ち・も・な・い」が採用される場合が多くなってきたので、どちらか1つ紹介する場合はこちらにするようになりました。こちらはネガティブで警告的で冷たい感じなのに対して、「い・な・か・も・ち」はほんわかしている感じがよいのですが。

　では次に「か・ち・も・な・い」について一つ一つ詳しくみてみます。

Ｂ か：書いたのは誰か、情報発信しているのは誰か

ⅰ）匿名ではどこの誰かわからない

　匿名の情報がありますが、これではどこの誰が書いたのかがわかりません。サイトで健康情報を発信

する場合は、氏名・所属や資格などを詳しく書くことはもちろんですが、利用が増えているソーシャルメディアでも国際的に医師や看護師の倫理綱領にガイドラインがありますが、やはり専門職は名前を名乗ることが推奨されています。理由としては、例えば医師と職種だけ書いてある場合は、医師の代表的な意見として受け取られる恐れがあると書かれています。個人の発言だということがわかる意味でも、匿名ではないほうがよいです。事情があって匿名にされている方もいますが、やはりなかなか信頼しにくいというのが欠点です。それから元々匿名記事の場合は、責任が誰にあるのかよくわからないことになります。

ii）氏名と所属は事実か

　検索サイトで探してみてもわかりますが、その人が所属する機関や組織のサイトでは、氏名や役職などで検索できることが多くなっています。例えば大学の教員であれば、大学のホームページで検索すると、その人が本当にいるのか、どこの所属なのかがわかります。以前、有名大学の肩書きを持っている人から名刺をもらって調べたことがありますが、どう探してもその人は現在は所属していないとしか判断できないような場合もありました。さらに、その組織内の所属する研究室や研究部局の名称が、その人が専門としている学問領域である〇〇学（例えば、公衆衛生学、腫瘍内科学）などとなっているか確認してみましょう。

iii）所属組織は非営利の公的機関か

　行政や大学など、公共の利益のために行っている場合は、営利目的ではないわけで、情報が誘導的ではなく中立的であることが期待できます。その組織の存在の目的そのものが問われるところです。ただし、研究者は研究の実施のために民間企業などから費用の提供を受けたりすることがあります。その場合は、それを明らかにしていることが求められます。同様に、企業も研究者に資金提供などをした場合は公開することが大切です。

iv）専門的な資格があるか

　専門家としての肩書きや資格などが確認できるかどうかです。ただし、ありがちなのは、医師、教授、博士であるからといって、先ほどの所属もそうですが、肩書きだけでは判断できません。やはりいろいろな人がいます。1回なってしまえば更新のた

めの試験もないものもありますし、博士を取ることは保健医療系では研究者としてのゴールではなくて、スタートを切っただけだともいえるので、その後と現在がどうであるか確かめることが大事です。また、後述しますがその人が「何のため」に情報を出しているかを見極める必要があります。

ｖ）学術論文を書いているか

　専門家として信頼できる人かどうか確認するための1つの目安となるのは、専門分野の査読のある学術雑誌に論文が掲載されているかです。査読というのは英語ではピアレビュー（peer review）で、仲間や同僚、同じ分野の人たちがおかしいところがないかと批判的にチェックしてくれるしくみで、ある程度内容を保証しています。自分のデータや書いた内容に誤りや様々なバイアス（偏り）がないかを確認してもらえば、自信を持って情報発信ができます。学術雑誌に投稿して質の確認をしてもらうことで、勝手な思い込みで変なことを言っているわけではないと認めてもらえます。完全なる保証とまではいかないとしても、一定の保証があるかどうかです。日本の論文では医学中央雑誌あるいはCiNii（サイニー、国立情報学研究所のデータベース[2]）を探せばよいですし、英語の論文であればPubMed（米国国立医学図書館のデータベース[3]）で調べればわかります。

ⅵ）1次情報と2次情報の専門家

　こうした学術的な論文はオリジナリティ（独創性）や新しさが問われます。それは社会全体の利益に貢献するような新たな発見です。これに対して、そのような新しい発見を元ネタあるいは情報源として、その内容を紹介したり利用したりしてつくられた記事などがあります。前者のオリジナルの元ネタとなる情報源は1次情報（資料）と呼ばれ、それらによってつくられた記事は2次情報（資料）と呼ばれます。1次情報を中心に書いている人の代表は研究者で、まだ公表されていないような最前線の情報に取り組んでいて、直接研究の対象者や現場に触れている人です。しかし、研究者はその内容をわかりやすく伝える専門家ではないので、2次情報をつくる人は貴重です。2次情報を中心に書いている人で代表的なのはメディア関係者で、1次情報を編集し

2　https://cir.nii.ac.jp/
3　https://pubmed.ncbi.nlm.nih.gov/

たり加工したりする作業には、正確でわかりやすくするという、専門的な知識や技術が必要です。日本では特に健康情報関連の2次情報を伝える高い専門性を持った人が不足していると指摘されています。情報を見る側からすれば、1次情報をよりわかりやすく伝えられる人か、代弁者として2次情報をより正確にわかりやすく伝えられる人として信頼できるかが大事だということになります。

vii）本を出していればよいわけではない

また、専門家で信頼できると誤解しやすい場合として、本を出しているということがあります。自分の本を出すのが夢という人もいますが、出版社はとても多く、出版社によっては自分でお金を出せば自費出版の形で誰でも可能です。とにかく売れそうなキーワードをタイトルにして売り出す出版社もあると思われます。学術的に信頼できる出版社であれば、i）からv）で示したような著者の論文などを読んで判断したうえで、大学で使用される教科書や参考書を出版しています。出版社のサイトを見れば、健康や医療の専門書を多く出しているかがわかります。

また、多くの大学の図書館で購入されている本は、多くの大学教員や図書館員が信頼できると判断している可能性が高いです。全国の大学の図書館にある本は検索することができて、CiNii Books[6]で、出版されている本やその著者の名前を入れてみるとよいでしょう。どのような本も1冊2冊はあるかもしれませんが、医学部や看護学部などの医療系だけでも大学は全国に数百ありますから、これは学生にぜひ読ませたいと思われた本は、多くの大学の図書館にある確率が高くなります。基準があるわけではありませんが、例えば、大学の図書館のうち50館あるいは100館以上に置かれている本を書いている人あるいは出版している会社は、専門的な信頼性も高く、学生に勧められるものを提供しているといえるかもしれません。これもあくまで1つの目安であって、他の学術論文の情報と組み合わせたほうが確実性が増します。

viii）公的な研究助成金を獲得しているか

日本の多くの研究は、公的な助成金を中心とし

て、その他民間の助成金などで実施されています。まだ研究がスタートしたばかりだったり、途中のものでも助成金を獲得していれば、データベースで文部科学省については、科学研究費補助金データベース（KAKEN[5]）、厚生労働省については、厚生労働科学研究成果データベース[6]で検索することができます。助成金を得ることは、研究計画の審査がありますので、一定の条件をクリアしていることになります。研究にはどうしてもお金がかかるので、助成金を獲得することが必要になります。ただし、もちろん税金が使われていますので、それが研究成果として論文などにまとめられて、社会貢献していることが大切です。

ix）「個人名　トンデモ」で検索する

この他に、書いている人の信頼性をネットで確認する方法もあります。例えば、検索キーワードを「個人名　トンデモ」としたら、すでにその人が信頼できない情報を提供している可能性がわかるかもしれません。他にも「〇〇〇　トンデモ」（〇〇〇は調べたい治療法や商品名）としたり、「インチキ」「エセ科学」「嘘」「オカルト」「フェイク」「いかさま」「ペテン」（探せばいろいろな言葉があるものです）などと組み合わせたりして検索する方法です。

ⓒ　ち：違う情報と比べたか

i）1つの情報源だけでなく他の情報源と比べる

2つ目の「ち」は「違う情報と比べたか、他の情報と違う点はないか」です。1つの情報源だけでは十分でない可能性があります。その情報が知りたい内容をどの程度カバーしているかです。十分にカバーしていないかもしれません。例えば、あるワクチンについての情報で、まれな副作用のことだけ詳しく書いてあるかもしれません。一般的な副作用や何より効果についてバランスよく知る必要があります。何かに特化している場合、他の情報とどこが違うのかで、何らかの偏りがないかです。ある研究の紹介でも、1つの研究ですべてがいえるわけではないことと同じです。研究でもなるべく幅広く研究をみる必要があるように、他の情報をチェックしてみることです。ネットに書いてあっても、他のサイトなり他の人は何と言っているのか、本にしても新聞

4　https://ci.nii.ac.jp/books/

5　https://kaken.nii.ac.jp/ja/

6　https://mhlw-grants.niph.go.jp/

にしても、同じような情報を他の情報源で探してみて、同じことが書いてあるかどうかです。

ii）選択肢が十分そろっているか

それからやはり、意思決定することを考えた場合には、まず選択肢が十分にそろっているかが大切です。例えば、ある新しい薬の効果が認められ承認されたという記事があったとしても、他にも薬の選択肢はあるということです。例えば、筋肉を動かす器具で脂肪を減らすという紹介記事があったとしても、他にも運動はあるわけです。肥満を解決するための方法はいくつもあるわけですから、選択肢がすべてそろうまで探すという態度が大事です。

iii）長所と短所の両方を見る

確証バイアスについて紹介しましたが、各選択肢には必ず長所と短所があります。自分の気に入った長所ばかり見るとか、気に入らない短所は見ないということではなくて、その両方を見ることが肝心です。その両方が提示されているかどうかが中立性であって、中立的な情報提供をしていることが信頼につながります。あくまでも情報を共有するために情報発信していて、ある方向に誘導したり説得したりしようと思って情報発信していないかを見極める必要があります。したがって、その長所と短所の両方が十分にそろうまで情報を集めるということです。

🄓 も：元ネタは何か

i）情報源がエビデンスとして示されているか

3つ目の「も」は「元ネタ（根拠）は何か」です。何よりその情報が信頼できるのかです。特にどこかから得られた情報を紹介している場合は、すでに信頼性の検証ができているのかです。すなわちそもそもの元となるオリジナルの情報源は何か、エビデンスの存在が明らかになっているかです。出典や引用などで科学的根拠、エビデンスとして、専門分野の論文（査読のある学術雑誌に掲載）や具体的なデータが示されているかです。

ii）意見や感想ではないか

ある個人や団体が言いたいことを言っているだけであれば、意見や感想にすぎず、それをあたかも事実のように言っている場合は要注意です。エッセイやコラムなどでは、基本的には客観的な事実を求めているというよりは、意見や感想の場合が多いです。そのような記事でも、専門的な立場にある人であれば、科学的根拠に基づいて意見を言う必要があ

りますが、元ネタがあるのかないのかが重要です。どんな薬でも副作用があるように、光があれば必ず影がありますから、研究論文では短所や限界を記す部分を設けて必ず書くようになっています。まだ確実には言えないことなどを紹介していない場合も問題です。

iii）都合のよいデータだけ抜き出していないか

また、元ネタがあったとしても、都合の悪い部分は紹介せずに都合のよい部分だけ抜き出しているかもしれません。チェリー・ピッキング（cherry picking）といって、熟したおいしそうなサクランボの実だけ選ぶように、都合のよいデータだけ抜き出して全部を示さないこともできます。例えば、タバコを吸っていない人でも肺がんになる人はいますので、そこだけ取り出して吸っていなくても肺がんになる人はなると主張するようなことです。全体をみれば吸っている人のほうが多く肺がんになっているとわかるわけです。文章でも、前半だけや後半だけを切り抜いて使うと違う意味になってしまいます。特に日本語の場合は最後まで見ないと結論がわからない場合もあります。例えば、「お酒も少しなら健康によいという考え方もありますが、どんなに少量でも健康リスクは高まるという研究もある」という文章は全部紹介しないと正しく伝わりません。

さらに言えば、元ネタがあったとしても、都合よく変更されていないかです。怪しい点がある場合は、元ネタをたどって文章や図表などの変更がないか確認が必要でしょう。引用されている文章はフレーズ検索（ダブルコーテーションで挟む「"○○○"」）で確認したり、公開されているはずの画像であれば画像検索で確認したりして、同一のものがヒットするかです。

iv）見出しだけで判断しない

特に気を引くような見出しだけで、それが事実や結論とみなしてはいけません。メディアでは、やはり読んでもらいたいという意図があるので、見出しがかなり誇張されていたり感情に訴えかけていたりすることがあるわけです。それが事実や結論と違わないかどうかと批判的にみる必要があり、批判的にみるには何よりエビデンスが必要です。しかしまだエビデンスが不十分な場合もあるのですが、その場合にはメディアに限らず客観的にものを書くという作業では、そのことを認めたうえで、どのような根

拠をもとにそれを言うのかを明確にすることが求められます。

ｖ）インターネットはリンクが不可欠

特にインターネットでは、元ネタについて簡単に紹介できるリンク（アドレス（URL）やファイルなど）ができるのが大きな特徴です。ソーシャルメディアでも元ネタへのリンクは不可欠で、リンクがない情報を信頼しないほうがよいです。炎上するような情報は、見出しだけを見てリツイートなどのシェアがされていて、中身を読んだり、確認できないものも多くあります。元ネタへのリンクをつけてあげ

るのが助け合いの心です。

ｖｉ）体験談は元ネタにならない

なお、言わずもがなですが、体験談、ビフォーアフター写真、著名人が使っているなどはそれだけでは元ネタにはなりません。それは科学的根拠ではないからです。これらを医療機関のサイトで使うことは禁止されています。また、「満足度97％」「成功率95％」などと数字があっても、どのような調査や実験によるものか、測定方法に誤りや偏りがないかの査読を経た研究論文などの元ネタがなければ数字に意味はないでしょう。

コラム   COLUMN

データは知識がないと誤解を生む：平均寿命50歳の時代でも70歳まで生きていた人は多い

筆者は勤務先で公衆衛生学と疫学を教えています。それは健康や病気のデータを集めて分析してその原因と結果を明らかにしようとするものです。看護で知られるナイチンゲールも公衆衛生学と疫学の先駆者として知られています。この科目では、平均寿命や死亡率について学ぶので、それに関する世間の誤解を紹介します。

例えば、昔は人生50年で平均寿命が50歳だったから、当時70歳まで生きるなんて珍しいとか、平

均寿命が30年以上延びたのだから、これまでなかった30年の生活について考えることが大事などという人がいます。

しかし、昔の平均寿命50歳というのは、0歳の乳児など小さい子どもの死亡率が高かったために、平均値を計算すると短くなっただけです。平均寿命とは0歳の人が平均して何年生きると期待できるかを予測したもので、0歳をはじめとしてすべての年齢の死亡率が計算に入っているので、0歳で多く亡

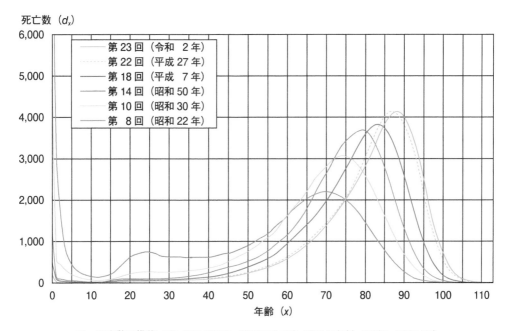

図　死亡数の推移（男）（厚生労働省．第23回生命表（完全生命表）の概況．2022より）

くなれば平均値としては短くなるのです。

昭和22年の男の平均寿命は50.06歳とほぼ50歳ですが、図を見れば、50歳前後で亡くなっている人が多いわけではなく、40歳以上の部分を見れば70歳ぐらいが死亡する人数のピークになっていることがわかります。その代わり、0歳の死亡数はグラフに入らないほど多いです。人生50年といっても、小さいうちに亡くなる子どもを入れて平均値を出せばの話で、その頃でも大人になれば平均的には70歳まで生きていて、80歳まで生きる人も少なくないことがわかります。

令和2年の死亡数のピークを見ると、88歳ぐらいですから、20年弱ピークが延びています。令和2年の男の平均寿命が81.56歳なので、平均寿命よりも7歳近く高い年齢にピークがあることもわかります。現在、90歳で亡くなった方がいても、平均寿命より8歳長く生きたからその分長生きだったと考えるのは適切ではありません。平均寿命はあくまで0歳があと何年生きると期待されるかの平均値であり、81歳の人があと何年生きると期待できるかの平均値は、令和2年の場合8.74歳です。この各年齢の人があと平均して何年生きると期待できるかを平均余命といいます。平均寿命は0歳の平均余命のことで、特別な平均余命になります。

公衆衛生学の試験では、「87歳の女性が『平均寿命まで生きたから、もういつお迎えが来てもいい』と言いました。何と声をかけますか。」という問題を出します。平均寿命と比較して、あと何年かと考える人がいると思いますが、その計算は適切ではありません。87歳の人があと平均して何年生きると期待されるかは、87歳の人の平均余命をみる必要があります。令和2年の女性の87歳の平均余命は7.5歳であり、87歳の人は平均してあと7歳半ほど生きると期待されます。

❷ な：何のための情報か
ⅰ）広告や商業目的ではないか

4つ目の「な」は「何のための情報か」です。なぜその情報を提供するのか、広告や商業目的で、偏った情報になっていないかです。インターネットの場合は特にそうですが、サイトの目的（「このサイトについて」「About」など）やリンク先を見ますし、本ではまえがきや経歴などを見て、その目的をチェックします。商品やサービスを買ってもらう場合、もしそれらを購入することが問題解決につながるとしても、他にも解決方法の選択肢があるわけです。やはり広告であると、中立性が保たれていない可能性が高いので、要注意です。

ⅱ）広告とわかりにくいものもある

よく見ないと広告とわかりにくいものを見たことはないでしょうか。新聞の広告でも、一見普通の記事に見えるけれど片隅に「広告」と書いてあったりするものがあります。ネットでもそうで、とても小さく「PR」「i」「広告」のアイコン表示があるので、広告なのかそうではないのかをしっかり見る習慣をつけたほうがよいでしょう。テレビをたまたま観ていて、ドラマのように人生にとても苦労してずっと頑張ってきたお母さんが、最後の最後に「やっぱり健康が大事です、私はこれをずっと飲んでいます」と出てきてちょっと驚いたことがあります。客観的な情報提供を目的としている場合は、理性的・論理的な表現がされているはずなのです。「絶対安全」「必ず成功」「最高」「日本一」「驚異」「奇跡」「ミラクル」「神」「魔法」「超」「不思議」「信じられない」などの修飾語がついている時点で、客観的な情報ではないといえるでしょう。

ⅲ）感情や直感に訴えかけている

広告でなくても、偽情報・デマ・フェイクニュースなどを含めて、人を説得したい、誘導したいと考えている人は、感情や直感に訴えかけるような表現をしがちです。「秘密の〇〇」「メディアが報じない」「日本人が知らない」「真実」「正体」なども目を引く言葉です。感嘆符・ビックリマーク（!!）やカラーや強調文字、絵文字など、内容ではなく見た目で引こうとしているものも、客観的事実であれば必要がないものです。

ⅳ）誹謗中傷が目的ではないか

また、誹謗中傷や反（アンチ）〇〇を広めることを目的にしているようにみえる場合もあります。その場合も、事実とは異なる情報であることを指摘するような客観的な批判であればよいですが、特定の人物や組織などをおとしめようとしていないかです。特に現代医学（医療）、西洋医学（医療）の効果

は嘘だ、インチキだとしたり、「自然（ナチュラル）」「ホリスティック」といった方法でないと意味がないといった内容のものは信頼することは難しいでしょう。陰謀論（説）と呼ばれるものも、確証バイアスなど様々なバイアス（第4章 p.40〜）を考えることが大切でしょう。

ⅴ）問い合わせ先が明記されているか

　情報の確認ができるように問い合わせ先が明記されていることは大事です。それはオープンな信頼関係に基づいていることになります。住所、電話番号、メールアドレス、氏名などが明記されていることが信頼につながります。双方向にコミュニケーションをとれるという透明性の確保にもなります。

F　い：いつの情報か

ⅰ）作成日や更新日が示してあるか

　最後の「い」は「いつの情報か」です。作成日や更新日、本の出版年など、最新の情報であることを示す日時が書いてあるかどうかです。これを書くことは大切な誠意でしょう。健康や医学に関する情報は日進月歩で、古い情報は現在は否定されているかもしれません。例えば、昔はコーヒーが健康によくないといわれていたのが、今やポリフェノールが多く健康な飲み物になっていたり、抗がん剤やワクチンに関することなど、様々でしょう。更新の履歴についても、どのように修正したのかという履歴が残されているかです。以前は書いてあったものが知らぬ間に変わっていることもあります。確かに更新日

が新しくなっていたとしても、前の内容とどう違うのかがあるとわかりやすいです。

ⅱ）更新の方針や予定

　さらに、更新をどのようにするかの方針や予定、例えば、どのタイミングで更新する予定なのかです。特に変化が速い分野では更新がしばらくされていないと、その人や組織が現在も同じ状況なのか心配になります。更新して最新の情報を提供する体制ができていないことになり、信頼性が疑われます。確かに最新情報を提供するサイトなどを企画・運営するのは大変で、とても片手間にできるものではないですし、民間でもビジネスとしてはなかなか成立しないようです。最新の健康情報だけを得るために個人でお金を払ってでも欲しいという人は限られます。公的機関が公的な情報として責任を持って、最新の正確な情報を提供することが求められるでしょう。

ⅲ）インターネット検索では情報発信の時期を設定できる

　また、インターネットで検索した情報の場合は、検索結果画面の「ツール」で情報が発信された時期を設定できます。通常は「指定なし」ですが「1年以内」「1か月以内」「1時間以内」などに絞ることができます（図6.2）。

G　元ネタであるエビデンスは学術論文

　元ネタとして適切なエビデンスは研究結果であり、それは学術論文として学術雑誌に掲載されま

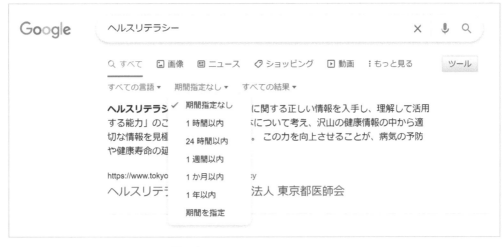

図6.2　情報を発信した時期を指定する
（GoogleおよびGoogleのロゴは、Google LLCの商標です。）

す。学術雑誌は今はインターネット上で読めるもの
が多くなっています。学術雑誌とはどのようなもの
でしょうか。一般的な雑誌や記事との違いが何かを
一覧表にしたものを紹介します（**表6.3**）。これは米
国のカリフォルニア大学のバークレー図書館のサイ
トに掲載されている表（https://guides.lib.berkeley.
edu/c.php?g=83917&p=3747680）を参考にしていま
す。

　学術雑誌の例では、わかりやすいのは、日本内科
学会雑誌のように、学会の雑誌、学会誌であること
が明確になっています。英文名が必ずあるのです
が、雑誌はJournalで、学会はSocietyになってい
ることが多いです。この他にも社会学評論のように
英語ではReviewがついていたり、Educational
Psychologistのように研究者の雑誌であることがわ
かるようになっているものもあります。

　他の具体的な違いとしては、フォーマット（形

式）が明確に違っていて、国際的にはIMRAD（イム
ラッド）形式といって、Introduction（はじめに、緒言),
Methods（方法), Results（結果) And Discussion（考
察）が必ず含まれていることです。簡単に構成を説
明してみると、「はじめに（緒言)」などのところに
は、大まかに言って、どのような解決すべき問題が
あって、解決方法がどこまでわかっていて、何がわ
かっていないか、そこで何をどこまで明らかにする
のかが書かれています。「方法」は注目する問題に
対する解決方法を知るために、誰を対象にしてどの
ように調査や実験を行ったのか、他の研究者が再現
できるほど詳しく書く必要があります。同じ方法で
同じ結果が得られるかを再確認できることが大切で
すし、方法によって長所と短所があるので、それが
明確になることが大切です。「結果」では、得られ
たデータの多くは測定したり計算したりした数値で
すが、インタビューの場合はありのままの会話や語

表6.3　学術雑誌と一般的な雑誌・記事との違い

	学術雑誌	一般的な雑誌や記事
著者	科学者、大学教員などの専門家	スタッフライター（常勤の記者)、ジャーナリスト、ブロガーなどのジェネラリスト（広い範囲の知識を持つ人）で、必ずしも所属が決まっているわけではない
例	日本内科学会雑誌 (Journal of the Japanese Society of Internal Medicine)、日本公衆衛生雑誌 (Japanese Journal of Public Health)、社会学評論 (Japanese Sociaological Review)、New England Journal of Medicine、Educational Psychologist、東京大学出版会や京都大学出版会、Oxford University Pressなどの大学出版会の本	ネットのニュース、YouTube、Twitter、ウィキペディア、ブログ、NHK、新聞とそのサイト、ベストセラーの本、人気のある出版社からの本
フォーカス（焦点）	具体的かつ深く	広範囲の概要（広く浅く）
言葉	密度が濃い、学術的な専門用語が含まれる	読みやすい、専門用語は意味を明らかにしている
フォーマット（形式）	ほとんどの場合、要約（抄録)、はじめに（背景、目的、文献レビュー)、方法、結果、考察、結論、利益相反（研究にバイアスをもたらす可能性がある利害関係)、引用文献のリストが含まれる	不定
引用	特定の学術的なスタイルに従った文献一覧、引用、脚注を含める	正式な引用はなく、本文中に出典の明記があってもなくてもよい
公開前	他の研究者（ピア）による評価（査読）	社内の編集者による編集、または全く編集されていない状態
読者	対象分野の専門家：学生、教授、著者と同じ分野の研究者（ピア）	特別な経歴を必要としない一般的な読者
デザイン	ほとんどが文章で、表やグラフを含む、写真があることもある、広告はない	光沢のある画像、魅力的なデザイン、写真を使ったイラストや広告が多い
目的	研究成果を伝える、教育	エンターテインメント、ニュース

りなどを、明確に書く必要があります。「考察」では得られた結果がこれまでの研究と比べてどうだったか、どのような意味があるのか、新しい発見があったと言えるのか、言えることがどの程度一般化できるのか、すなわち誰にも当てはまることなのか、一部の人に限定されるのかなど、この研究で言えることの限界や短所について必ず書きます。

6.3 国内外の健康情報の提供や利用に関するガイドライン

A 情報の提供者のガイドライン

情報の提供者と利用者の道しるべのようなものとして、情報の信頼性のガイドラインがあるとよいという話は以前からありました。例えば、一般社団法人の日本インターネット医療協議会（JIMA）という組織は情報提供者側向けの「eヘルス倫理コード」というものをつくっています。誰が発信しているのか明確にする、目的をきちんと書く、スポンサーがあるならそれを書く、などを載せています。「か・ち・も・な・い」に相当する内容を含めて詳細に、全部で100項目以上にわたって作成されています。また、同じく一般社団法人の医療健康情報認証機構（JACHI）というところが、主に病院が信頼できる健康情報を提供しているかについての認証をしています。世界で古くから普及していると思われるものはHONcode（Health On the Net Foundation Code of Conduct）です。これも認証機関で、認証マークを見る機会があるでしょう。いずれも、情報を利用する人に知られるまで普及することが重要です。

ただし、信頼性やプライバシー保護は非常に大事なことですが、これらはウェブサイト（いわゆるホームページ）を対象としている点で注意が必要です。情報発信では、サイトも重要ですが、日本ではまだ十分普及していないとはいえ、サイトのトップページにFacebookやTwitterの画面が貼りつけてあることが増えてきています。このようなソーシャルメディアを活用している場合、特に、双方向の書き込みが可能なので、書き込まれる内容まですべて認証するのは難しいということです。人々のやりとりになってくると、すべて管理するのは大変です。そこではむしろ、誰もがオープンに参加できるところが

よいところです。

B 情報の利用者のガイドライン

また、情報の利用者が健康情報の質を見極める基準については、先ほど挙げた日本インターネット医療協議会が「インターネット上の医療情報の利用の手引き」として、患者や市民がどのように利用したらよいかのポイントを示しています。これも「か・ち・も・な・い」と重なりますが、情報の利用は自己責任が原則であることや、専門家のアドバイスを求めることなども書かれています。また、古くから海外でつくられているものには、健康情報をチェックするものとして、DISCERNというイギリスの質基準があり（1997年につくられ更新はされていないようですが）、質問紙の形で質のチェックの仕方を挙げてあるものです。また、CASP（Critical Appraisal Skills Programme）という、健康情報を見極める、批判的吟味のためのチェックポイントが挙げられているものがあります。これはトレーニングプログラムも作成されています。他にも各国で様々な機関でつくっているものがあります。おそらくどれもコアの部分は共通していると考えられますが、これといって普及しているものがあるか、よく知られているものがあるかというのはなかなか判断が難しいところです。

米国のMedlinePlusでは、信頼できる情報の評価の仕方について集めたコーナー（Evaluating Health Information[7]）で様々なガイドラインのようなものを見ることができます。参考にしてみてください。

C 健康や医療の報道についての評価指標

健康や医療に関するニュースや記事などを、報道する側からチェックしようという動きもあります。カナダ、米国、ドイツなどとともに2007年には日本でもメディアドクター研究会[8]という組織ができています。ニュースや記事の質を向上させようとする医療者、メディア関係者、図書館司書、学生、市民らによる非営利の活動です。そこでは、海外の指標を参考にして、多くのニュースを評価する中から日本独自の「メディアドクター指標」を作成しています。その評価の目的は、適切な受療・健康行動についての意思決定をするときに必要な要素を明確に

7　https://medlineplus.gov/evaluatinghealthinformation.html
8　http://www.mediadoctor.jp/

表6.4　　メディアドクター指標

1. 利用可能性（Availability）	現在その医療や薬剤が利用可能であるか
2. 新規性（Novelty）	どのような点が新しいか
3. 代替性（Alternatives）	それ以外の代替できる選択肢と比較しているか
4. あおり・病気づくり（Disease mongering）	あおりや病気をつくり出す内容になっていないか
5. 科学的根拠（Evidence）	科学的根拠の質を踏まえているか
6. 効果の定量化（Quantification of Benefits）	効果を適切に定量化しているか
7. 弊害（Harms）	副作用や合併症など
8. コスト（Cost）	医療や薬剤入手・利用などに必要な費用
9. 情報源と利益相反（Sources of Information/ Conflict of Interest）	独立した複数の情報源に取材しているか、研究の資金源など利益相反（研究にバイアスをもたらす可能性がある利害関係）について検討しているか
10. 見出しの適切性（Headline）	内容を適切にわかりやすく要約しているか

して、記事を書く側と読む側に参考となる観点を提供することで、報道の質を高めようとするものです。内容としては、**表6.4**の10項目があります。

「か・ち・も・な・い」の5項目や、意思決定のための重要な要素である十分な選択肢があることや、選択肢の長所と短所に関するものが含まれています。科学的根拠の項目は「か・ち・も・な・い」の「も：元ネタ」、情報源と利益相反の項目（独立した複数の情報源に取材しているか）は「か・ち・も・な・い」の「ち：違う情報と比べる」と重なります。あおり・病気づくりの項目は、「か・ち・も・な・い」の「な：何のために」と重なるようにみえ、報道で起こりやすい、特に注意する点であるでしょう。見出しの適切性の項目は、「も：元ネタ」のところで、見出しだけで判断しないと説明しているので、そこと重なりますが、報道においてはやはり重要な点であることがわかります。

意思決定の重要な要素として、選択肢に関する項目としては、利用可能性の項目と、代替性の項目があります。意思決定の重要な要素である、長所や短所を見比べる項目としては、新規性、効果の定量化、弊害、コストを正確でバランスよく情報提供しているかです。

意思決定に必要な信頼できる情報を提供するための指標なので、共通点がしっかり確認できることは、相互の信頼性をチェックできることでもあります。各種ガイドラインなどを見比べて整理することが大切であることがわかります。

例えば、日本でも、HPVワクチン（子宮頸がん予防ワクチン）をめぐる議論では、いわゆる肯定派と否定派に分かれるようなことが起こりました。これは新型コロナウイルスのワクチンへの対応でも起こったことです。それぞれ自分と同じ意見だけを見て、それ以外は見ないか、見た場合は理解しようとせずにただ批判するだけという現象が起きました。自分が信じたい情報だけを見る確証バイアスが働いて、ソーシャルメディアなどでは自分の見ている情報が一般的なことだと勘違いしてしまうエコーチェンバー現象が起こったともいえます。報道でも、健康被害の発生が報じられる一方で、科学的効果が報じられ、両論併記の立場もありましたが、エビデンスがより明確になってきたときにどのように報じるかです。報道の中立性という点では、やはりエビデンスに基づいた正確な報道が不可欠です。

D　ファクトチェックのための活動

健康情報を含めて、誤った情報の拡散を防ぐためにファクトチェック（情報の真偽検証）を広める活動が国内外にあります。日本では、ファクトチェック・イニシアティブ（FIJ）[9] というNPOがあります。ファクトチェックとは何かなど、入門のビデオやパンフレットなどがあります。また、FactCheck Naviというサイトを運営していて、ファクトチェック、誤情報関連ニュース、通報フォーム等、各種情報を提供しています。日本の主なファクトチェッ

9　https://fij.info/

クサイトへのリンク[10]もあり、新聞各社が行っているファクトチェックを確認することができます。新型コロナウイルスやウクライナ関連の情報についても誤情報なのか根拠不明なのかなどが示されています。ただし、そのメッセージや情報が事実に基づいているかどうかの根拠を調べて公表するものではありますが、100％正しいと保証されているものではないので、チェック内容を確認することが必要です。

また、米国にはニュース・リテラシー・プロジェクト（News Literacy Project）[11]というジャーナリストたちによる超党派（政党の枠組みを超え、共通の目標に向けて協力しあうこと）の非営利の全国教育団体があります。その目的は、教育関係者や一般市民が、賢く、活発にニュースや情報を活用し、民主主義に平等かつ積極的に参加するために必要な能力を教え、学び、共有するためのプログラムとリソース（資源）を提供することとあります。これは、ネットやソーシャルメディアの情報を疑わずに真実だと思っている子どもたちがいて、事実と虚構を判断する能力が身についていないことからつくられた組織

です。陰謀論などによる民主主義の危機に対するフェイクニュースを見極めるためです。

無料で提供されている子どものためのオンライン教材「チェッコロジー（Checkology）[12]」の登録者は世界100か国以上に広がっているといいます。信頼できる情報を識別し、信頼できる情報源を探し、批判的思考スキルを適用して、事実に基づくコンテンツと虚偽を切り分ける方法を学ぶものです。チェッコロジー以外にも大人向けなど多くの教材が用意されています。

文 献

1) Kapoun J. Teaching undergrads WEB evaluation: a guide for library instruction. Coll Res Libr News. 1998;59(7):522-523.

2) Colorado Community Colleges Online. CRAP Test - Evaluating Sources Toolkit. Published 2021. Accessed April 22, 2021. https://ccconline.libguides.com/c.php?g=242130&p=2185475

3) Blakeslee S. The CRAAP Test. LOEX Q. 2004;31(3).

10　https://navi.fij.info/links-navigation/fc-site-jp/
11　https://newslit.org/
12　https://get.Checkology.org/

ヘルスリテラシーを支えあう
市民・患者と医療者のコミュニケーション

7.1 みんなでヘルスリテラシーについて取り組むアクションプラン（行動計画）づくり

A 米国でのヘルスリテラシー向上のためのナショナルアクションプラン

　ヘルスリテラシーを向上させよう、あるいはヘルスリテラシーに合わせたコミュニケーションをしようとして世界がどんなことを行っているか紹介します。すでに紹介したヨーロッパのHLS-EUのプロジェクトに参加している8か国もそうですが、イギリス、イタリア、ポルトガルなど多くの国でヘルスリテラシーという言葉が使われ、国や地域の政策にも生かされています。ヨーロッパ以外では米国、カナダ、オーストラリアなどで国による取り組みがされています。ここでは、先駆的な役割を果たしている米国におけるコミュニケーションに対する取り組みを紹介します。

　米国では第1章（p.11）で紹介したように、2003年の全国調査[1]で、ヘルスリテラシーが低い人が多いという状況がわかったこともあり、早くから取り組まれています。全米医学アカデミー（National Academy of Medicine, NAM、旧医学研究所IOM）は、ヘルスリテラシーについての中心的役割を担ってきています。2004年には、ヘルスリテラシーについての重要な報告書を発表しています。タイトルは「Health Literacy: A Prescription to End Confusion」[2]、訳すと「ヘルスリテラシー：混乱をなくすための処方箋」になります。この報告書では、リテラシーに問題のある人々のケアに対する障壁を取り除くために、医療者の役割として、患者さんとのコミュニケーションを明確にし、理解しやすい文章で情報を提供することが挙げられています。それまでは、ヘルスリテラシーは、医療者の能力の不足ではなく、患者の知識やスキルの不足すなわち患者を責める見方がされていました。それに対してこの報告書は、ヘルスリテラシーを双方向のものとして捉えるようにしています。そのため、ヘルスリテラシーには、患者個人のスキルだけでなく、医療者や組織のスキルも含まれるようになっていきました。コミュニケーションは情報の共有ですから、それぞれの前提の違いについて、より知識のある医療者がすべきことは多いということです。

　そして、2010年には米国保健福祉省はヘルスリテラシー向上のためのナショナルアクションプラン（National Action Plan to Improve Health Literacy）[3]をつくっています。そこでは、**表7.1**の2つの原則が挙げられています。

　1つ目はまず情報に基づく意思決定（informed decisions）すなわち十分に情報を得たうえでの意思決定で、やはりこれは大きなキーワードです。そのためには、それに役立つ健康情報が必要で、それを誰もが手に入れることができなければいけないとしています。誰もがそのような権利を持つということです。誰もが、選択肢とその長所と短所を知り、意思決定ができることを実現することです。もう1つの柱は、利用するヘルスサービスについてです。それは健康、長寿、QOLに効果的なようにわかりやすく提供されなければならないとされています。1つ目で挙げた情報はわかりやすいものでなければいけないということです。もちろんコミュニケーションがなければ情報は伝わらないわけですから、コミュニケーションがしっかり取れるような、わかりやす

表7.1　米国のヘルスリテラシー向上のためのナショナルアクションプランの2つの原則[3]

1	すべての人が、情報に基づく意思決定（informed decisions）ができるための健康情報を得る権利を持つ
2	ヘルスサービスは、わかりやすく、健康、長寿、QOL（quality of life、生活の質）のためになる方法で提供されなければならない

表7.2　　米国のヘルスリテラシー向上のためのナショナルアクションプランの7つのゴール[3]

1	正確で、利用しやすく、すぐに行動に移せる健康と安全についての情報をつくって普及させる
2	ヘルスケアシステムの変化を促進して、健康情報、コミュニケーション、情報を得た意思決定、ヘルスサービスへのアクセスを向上させる
3	正確な、基準に基づいた、発達段階に応じた健康と科学の情報とカリキュラムを、幼児期から大学レベルの教育まで取り入れる
4	コミュニティにおける、成人教育、英語教育、文化的にも言語学的にも適切な健康情報サービスを提供する地域の取り組みをサポートし拡大する
5	パートナーシップを築き、指針をつくり、政策を変化させる
6	ヘルスリテラシーを向上させるため、基礎研究と実践や介入の開発・実施・評価を強化する
7	エビデンスに基づいたヘルスリテラシーの実践や介入の普及と利用を促進する

い方法で行われることが必要です。

そして、**表7.2**の7つのゴールを挙げています。

幼児期から大学レベルの教育、さらには成人教育までを盛り込むことで、生涯にわたる教育の大切さを強調しています。また、ヘルスリテラシー向上のために、組織、専門家、政策立案者、地域社会、個人、家族とヘルスケア以外の部門も含めてパートナーシップを築いて連携した取り組みにしようというものです。

B 患者中心のコミュニケーションツールの利用

また、この米国のアクションプランでは、誰がどのような行動をとるかについて、具体的に書かれています。例えば、医療の専門家は何をすべきなのか、行政は何をすべきなのか、患者や市民は何をすべきなのか、それぞれについて書いてあります。その中で、医療者が何をすべきかという中で新しいものとして目についたものを紹介します。

それは、患者が治療のプロセスのあらゆる段階で、情報に基づいた意思決定ができるように患者中心のテクノロジーを使うというものです。テクノロジーというのは実際にどのようなコミュニケーション手段を使っているかです。例えばみなさんは他者とコミュニケーションをとるときに、どのようなツールを使っていますか。LINE、Twitter、Facebook、テレビ、ラジオ、そういった多様なところから情報を得ているでしょう。特にどこから得ているのか、どのような目的のときに何を使っているのかが、注目すべき点です。ヘルスリテラシーは医療を医療者中心ではなくて患者や市民中心に変えていこうという動きでもあります。それはしたがって、医療者が

得意なテクノロジーを使うのではなくて、患者や市民が得意なテクノロジーに合わせて使うことです。

例えば、中高年の女性は何を使っているのか、中高年の女性が求める健康情報をどこで伝えるとよいかです。あるいは、どのような人がどのような病気にかかりやすいのかがわかっている場合、そのような人たちが何を使っているのかを知り、そこに情報を流すようにします。それにはTwitter、Facebook、YouTube、ブログなどのソーシャルメディアも含みます。もし中高年の女性たちがFacebookをよく使っているとすれば、それでやりとりをしましょうということです。実際、Facebookのユーザは年齢層が高めのようです。そのようなツールを使って、いつでもあらゆる段階、プロセスの中で医療者へのアクセスを拡大するということです。

これはソーシャルマーケティングと呼ばれる方法で、マーケティングは元々は商業的なもので消費者が何を求めているかを明らかにして、そこから商品やサービスをつくり、その情報を提供するものですが、これを社会のために非営利で行うものです。どのような人がどのような情報をどこから求めているのか、それに合わせて情報を提供しようということです。ソーシャルメディアを使っていて、そこから情報を得たいという人に対しては、24時間いつでも、点で関わりがちな医療者を線で結ぶことができます。受診後には、1週間後や1か月後にまたお会いしましょうという場合が多いですが、その間に問題が発生することもあるわけです。そのようなときに、ソーシャルメディアであればタイムリーに情報が得られるようになります。このように、いかに情

報が大事である、いかに誰もがいつでもアクセスできるようにできるかを考えているわけです。

7.2 医療者によるヘルスリテラシーに合わせたコミュニケーションの方法

米国医師会は2007年に、ヘルスリテラシーと患者安全に関してのマニュアル[4]を出しています。そこではヘルスリテラシーの低い人に対するコミュニケーションをどうしたらよいのかということが具体的に書かれています。6つのポイントに簡潔にまとめられています。

Ⓐ ゆっくりと時間をかけること

1つずつ紹介していくと、まずはゆっくりと時間をかけることです。具体的にはどうするかというと、対象のペースで時間を過ごす、それからゆっくり話すことです。相手がわかるように話すことですが、物事を理解していくには順番というものがあって、相手のペースに合わせることです。一方的に話すというのは当然なしです。研究が紹介されていて、米国のプライマリ・ケア医、家庭医（primary care physician、日本ではいわゆる「かかりつけ医」）が最初の診療にかける時間の話で、15分と18分という数字が出てきます。片方のグループは平均で15分かけているのに対して、もう片方のグループは平均で18分かけていました。時間の差はわずか3分ですが、大きな違いがありました。15分は、患者に訴えられたことがある医師たちの平均値でした。それに対して、18分は患者に訴えられたことがない医師たちの平均値でした。

これをあちらこちらで医師に紹介すると、15分がそもそも長いという話になりますが、3分でそれだけ違うことが何を意味するかです。これはやはり相手のペースで話しているかどうかが影響しています。なぜ訴えられたのかを考えると、話を聞いてもらえなかったなど、コミュニケーションがうまくいかなかったことがあるでしょう。医師向けのマニュアルなので、このようなエビデンスを出しているところがよいところです。

そこでは、また別の研究が紹介されていて、その3分の差が何を示しているのかの参考になります。その初診の患者に、途中で遮らず自由に話してもらっているかです。例えば、「ああ、それはかぜですね」などと口を挟む医師もいるでしょう。「まだ話している途中なのに」と思う人もいるでしょう。「何日前からどうでこうで」などと、いろいろ話したい話もあったかもしれないのに、もし「ああ、もうそれだけ聞けば十分です、かぜです、大丈夫です」のような形で遮ってしまうと、不安が残るかもしれません。そこで、遮らないで患者にずっと話してもらうと、平均何分かかるのかという研究があるのです。何分だと思うでしょうか。中には20〜30分しゃべる人もいるかもしれませんので、遮らないと大変なことになるのではと心配する人もいます。しかし、およそ1分半〜2分前後だという結果です。これは、とりあえず言いたいことをしゃべるのに平均すると2分程度あれば足りることを意味するといってもよいでしょう。この3分の違いの意味するところが想像できます。

Ⓑ わかりやすい言葉、専門用語以外を使う

2つ目は、わかりやすい言葉、専門用語以外を使うことです。わかりやすくするには専門用語を使わないようにとされています。専門用語を使うとわからなくなるというのが大きな問題です。お茶の間や家族の間で話されるような言葉を使いましょうと書いてあります。ただし専門家自身が気がつかなくなるので注意が必要です。医療者の中には、親も医療者の人がいますので、家庭では子どもの頃から良性だとか肥大だとか専門用語が話されていると、わからなくなることがあるかもしれません。いずれにしても、気をつける必要があります。

例えば、「良性」→「がんではない」、「肥大」→「大きくなっている」、「脂質」→「血液の中の脂肪」、「経口」→「口から」などが挙げられます。

日本でも、このような病院で使われる言葉をわかりやすくするための提案は、国立国語研究所「病院の言葉」委員会が行っています[1]。代表的な57の言葉について、わかりやすく伝える例を、詳しく示してあります。例えば、次のものです。

1.イレウス　2.エビデンス　3.寛解　4.誤嚥　5.重篤　6.浸潤　7.生検　8.せん妄　9.耐性　10.予後　11.ADL　12.COPD　13.MRSA

1　https://www2.ninjal.ac.jp/byoin/

「エビデンス」については、次のように書いてあります。

【まずこれだけは】
証拠
この治療法がよいといえる証拠
【少し詳しく】
「この治療法がよいといえる証拠です。薬や治療方法，検査方法など，医療の内容全般について，それがよいと判断できる証拠のことです」
【時間をかけてじっくりと】
「この治療法がよいといえる証拠です。医療の分野では，たくさんの患者に実際に使って試す調査研究をして，薬や治療方法がどれぐらい効き目があるかを確かめています。その調査研究によって，薬や治療方法，検査方法などがよいと判断できる証拠のことです」

57の言葉について見てみてはいかがでしょう。

ⓒ 絵を見せたり描いたりする

3つ目は、ポイントが明確になるように、絵や写真を見せることです。「百聞は一見にしかず」の言葉通りで、文字や言葉よりも、視覚的なイメージは、わかりやすいだけでなく記憶に残りやすいことがわかっています。人の顔を覚えていても、名前がわからないことがあるのが、その例です。しかし、絵や写真を見せれば、書いたり話したりしなくてよいというわけではありません。

ⓓ 1回の情報量を制限して繰り返す

4つ目は、1回の情報量を制限して繰り返すことです。1番重要ないくつかの情報に絞り込んでコミュニケーションを取ることです。そのほうが記憶に残りやすく、相手もそれに基づいて行動できます。伝えないよりは伝えたほうがよいものを挙げ出すときりがありません。どんどんと情報量は膨らんで記憶することは難しくなります。しかも情報は繰り返さないと記憶に残りにくいので、その工夫をすることです。例えば、家族みんなで協力して、さらに複数の知人や医療者が、「バランスに気をつけて食べていますか」と食事に注意が必要な人に声をかけるようにすれば情報が繰り返されます。

資料・プリントを使う場合も、ポイントだけ伝えます。記憶できる情報量には限界があります。一度にいくつのことを覚えられるかです。例えば店の注文はどうでしょう、メニューをいったいいくつ覚えられるでしょうか。たくさんになってくるとメモを取らないと無理になります。意味のない数字と一緒にしてはいけないかもしれませんが、何桁まで覚えられるかという記憶の限界を考えた場合、語呂合わせやイメージと結びつけて覚える工夫などが必要になるのと同様でしょう。

ⓔ ティーチバックを使う

5つ目はティーチバック（teach-back）です（**図7.1**）。直訳すれば「教え返す」という意味です。これは海外のヘルスリテラシーのニュースや記事を読んでいると、必ずといってよいほど出てきます。大抵ヘルスリテラシーとは何かという記事があった場合、米国では9人に1人しか十分には健康情報を理解できないのだから、説明したらティーチバックで確認することが不可欠だという指摘が頻繁に出てきます。

これは医療者が説明をしたら、患者に自分の言葉で説明してもらって、理解を確認する方法です。単なる復唱ではなく、その人なりにどう理解したのか

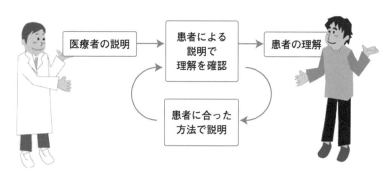

図7.1　ティーチバック（サイト「健康を決める力」より）

を確認することに意味があります。これはテストではなく、あくまでコミュニケーションのためです。医療者にはわかるように説明する義務があり、患者は情報を得て意思決定をする権利があるからです。

例えば、糖尿病で、血糖値が高いままだと合併症のリスクがあるため、食事療法と運動療法が必要です、と説明したとします。説明した側は、丁寧に話したからわかってくれているだろうと思いますし、聞いた側もわかった気になっているかもしれません。特に丁寧に専門用語も使わず説明がされれば、とりあえずはわかった気がするでしょう。しかし、自分の言葉で説明してくださいと言われたときに、話せるかどうかが肝心です。話せないということは、自分の言葉では理解できていないし記憶にも残っていない可能性があります。自分のものとして身についていないということでもあります。説明することができれば、患者が理解したと判断しますが、できない場合はもう1回、より患者に合った方法で説明します。説明できていなかった部分が何なのかに注目して、もし食事療法という言葉が出てこなかったら、食事療法で何かわからないことがありましたか、と尋ねながら進める必要があるでしょう。食事療法とはこういうものです、と説明してまた確認するわけです。説明できるようになるまで繰り返します。

これをせずに、どうしてもわかったかどうかを確認したいので、「わかりましたか」と確認してしまうことが多くあります。しかし、これは禁句だとされています。なぜ禁句だかわかるでしょうか。もし「はい。わかりました」と返ってきた場合、2通りあるでしょう。本当にわかっている場合と、わかっていないのにわかっていると答える場合です。わかっていないことを自覚しながらも、迷惑をかけてはいけないと思ってわかったことにしようとする場合もあるし、わかった気になっている場合もあります。米国でも研究があって、わかっていないのに「はい」と答える人が多いそうです。しかも高学歴の人のほうがその傾向が強いという指摘もあります。プライドがあるのも理由の1つでしょう。正直に「No」と言ってくれれば、また説明すればよいですが、もしも「Yes」と言われたらもうその先が続きません。疑うのも失礼でしょう。わかっていないのに「わかった」と答える人がいる以上、「わか

りましたか」は使うべきではないということです。

また、「わかりましたか」と聞くとよく返って来ることがあるのは「何がわからないのかわからない」です。何がわからないのかを知るために、やはり自分で説明してみる作業が必要になります。みなさんも何か教えるというとき、説明していてうまく説明できないときに、自分はよくわかっていないことに気がついた経験がありませんか。

ただし、ティーチバックを受ける側は、「では、今話したことを自分の言葉で説明してください」と言われると、試験をされているあるいはバカにされているような気持ちになる恐れがあります。したがって、このような聞き方をしましょうという様々な例が挙げてあります。例えば、「私がお話ししたことを、ご自分の言葉を使って教えてもらえますか。そうすれば、あなたに必要な情報を伝えられたかが確認できます」「帰ったら、奥さん（旦那さん）に、病院で何と言われたと話しますか」です。やはり家に帰ったら、糖尿病だと言われたと話す必要があるでしょう。食事療法についても家族に説明しないといけません。「ああそうか」と思って、では予行演習をしてみようということになります。いざ説明してみて、全然説明できなかったら、「それでは伝わらないのでもう1回説明しますね」という話です。先述したように、コミュニケーションとは、情報を共有することで、伝える側が思っていることがそのまま相手に伝わる必要があります。伝える側が説明できてわかっていることが、受け手側も説明できてわかっている状態にならないと、コミュニケーションが成立したとはいえないということです。したがって、相手に確認するというのはコミュニケーションの基本で、ティーチバックがいかに必要かがわかります。

「ティーチバック」の効果の研究では、それを使わないより、病気の知識が増える、正しく服薬できる、自信が持てる、自己管理ができることなどがわかっています。逆に、患者が誤解していたり、逆の意味で受け取っていたりすれば、患者の安全が脅かされます。

日本でもまだ十分に普及していませんが、患者からしてみる方法もよいかもしれません。「今教えていただいたことを、自分なりに説明してみるので、間違いがないか確認してもらえますか」と。それで

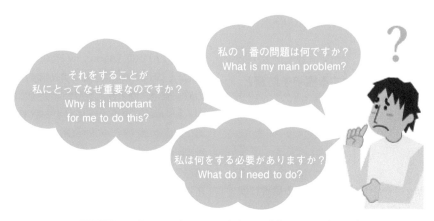

図7.2　Ask Me 3（アスクミー3）（サイト「健康を決める力」より）

もし断られた場合は、医療者にわかり合う気がないとしか思えないでしょう。

Ⓕ 質問しても恥ずかしくない環境をつくる

6つ目は、質問しても恥ずかしくない環境をつくることです。これは質問を奨励するためです。わからないことだけではなく、さらにどうすればよいのかといったことを質問してもらうことです。例えば、「仕事は続けていいんですか」「お風呂は入っていいんですか」など、どのようなことでも聞きたいことは聞いたほうがよいでしょう。しかし、こんなことを聞いてもいいのか、質問するのが恥ずかしい、迷惑になると思うこともあるでしょう。そのため、質問しても恥ずかしくない環境をつくるわけです。馬鹿な質問だとか、聞くと迷惑だとか思わせない雰囲気をつくることです。例えば「みなさん医学的なことは難しくてわからないとおっしゃいます」「やはり医学的なことは難しいですよね、なのでみなさんいつもわからないところがあるのですが、あなたはどこがわからなかったですか」などです。わからなくて当然で、わからないことがないほうが珍しいということを伝えます。こうすれば質問しやすくなるでしょう。

そして、医療者があらかじめ質問を用意して、患者に伝える方法があります。米国のキャンペーンで、「Ask Me 3（アスクミー3）」というものです（**図7.2**）。3つの質問をしてくださいと、待合室などに貼っておきます。患者に提供されるケアの安全性の向上をはかる活動を行うNPSF（National Patient Safety Foundation、国立患者安全財団）が作成したものです。

これはまず「私の1番の問題は何ですか？」という質問です。例えば、「糖尿病です、食事療法をして血糖値を下げないと合併症などが発症するかもしれません」という答えで糖尿病が1番の問題であることがわかるでしょう。2つ目は「私は何をする必要がありますか？」という質問で、例えば、「食事療法をする必要がある」ということがわかります。3つ目は「それをすることが私にとってなぜ重要なのですか？」という質問です。問題に対してなぜそれをするのかです。理由に納得することがやはり大事です。なぜ食事療法をしなければいけないのか、そうしないと血糖値がコントロールできない、血糖値が高いままだとどうなのかといった理由を知ることができます。

他の例でいえば、例えば抗生物質の話があります。細菌に感染している場合には、抗生物質が効果的なことがあります。その場合、「抗生物質を飲んでください、1週間分を必ず最後まで飲み切ってください」と言われたとします。1週間飲まなければいけないと思っていても、すぐに薬が効いて症状がなくなってしまって飲むのをやめてしまう場合があります（途中でやめる人が半数ほどいるというデータもあります）。それは1週間飲み切る理由、Whyを理解していないとそのようなことが起こるわけです。症状が消えたとしても、細菌にはまだ生きているものがいて、全滅させるには1週間かかり、生き残った一部の細菌は薬が効かないように変化する（薬剤耐性菌になる）可能性があるという理由が大切です。したがって、問題・その解決策・その理由の3点セットを聞いてくださいとしているわけです。これは

きちんと説明をしない医療者がいた場合の保険でもあります。

7.3 ヘルスリテラシーに対する標準予防策とは

Ⓐ すべての患者や市民がヘルスリテラシーが低いと想定する

標準予防策（スタンダードプリコーション）の考え方をご存じでしょうか。それは、すべての患者に接するとき、感染している事実の有無にかかわらず、感染を想定して行動するものです。これと同様に、すべての患者や市民は、健康情報を得たり、理解したりすることが難しいと想定するということです。どんな人でも、病気のときや、痛みなどの症状があるときには、しっかり考えられないですし、それは家族でも同様です。人の話をゆっくりと聞いて理解できる状況かどうかを常に考えておく必要があるということです。

私たちはどうしても、高い学歴があればヘルスリテラシーが高いと思いがちですが、保健医療の専門家が使うなじみのない言葉をすべて理解することは難しいものです。これまでの調査でも、学歴とヘルスリテラシーの高低は必ずしも関係がないという結果があったり、医師が患者のヘルスリテラシーを見分けるのは難しいことがわかっています。例えば、ヘルスリテラシーが低い人であっても、多くの人は、健康や医療についての話もしますし、印刷物にも目は通しますし、わかりましたと言うこともあります。それは、職業にもよらず、医療関係者の中にもヘルスリテラシーの低い人はいてもおかしくないのです。

たとえ理解できたとしても、特に初めての経験であれば、自分にとって1番適切な方法を選んだり、素早く行動に移したりすることは決して簡単なことではないでしょう。特に病気のことでストレスがかかっているときには、自分で健康管理をするのが難しくなります。患者や家族が不安を感じていたり、あまりに多くの情報にさらされたりすると、普段通りにはいかないものです。したがってやはり、誰もがヘルスリテラシーが低いと考えて行動する標準予防策が大切なのです。

Ⓑ ヘルスリテラシーに対する標準予防策のためのツールキット

米国のAHRQ（Agency for Healthcare Research and Quality、米国医療研究・品質調査機構）という、医療の質、安全、効率性、有効性の改善に取り組む部署が、「ヘルスリテラシーに対する標準予防策のためのツールキット（Health Literacy Universal Precautions Toolkit）」を開発しています[5]。これは、すべての患者が健康情報を理解したりヘルスサービスにアクセスしたりするのが難しいと想定して、プライマリ・ケア（普段から何でも相談にのってくれる身近な医療）において医療者がすべきことを集めたものです。コミュニケーションをとりやすくして、理解できたかを確認することで、誤解や行き違いのリスクをできる限り減らし、医療を利用しやすくし、患者の健康の向上への取り組みをサポートするための、エビデンスに基づくアドバイスを集めたものです。全部で21個のツール（各3〜5ページ）があり、「話し言葉でのコミュニケーション」「文書・資料によるコミュニケーション」「自己管理とエンパワーメント」「サポートシステム」の4つを向上させる目的です。

2010年にできて、2015年には第2版が出ていて、ウェブサイトのものは2020年に最新のレビュー（確認）が行われています。先述した、2007年の米国医師会のマニュアルに続くような内容です。すでに紹介したヘルスリテラシーに合わせたコミュニケーションについては、「話し言葉でのコミュニケーション」のツールのところで、さらに膨らませた内容になっています。主な内容については重複していますが、細かな点を基本的に箇条書きにしていて、読み物というよりは、実践的なポイントがわかるようにした、確かにツール（道具や方法という意味）といえるものかもしれません。

7.4 わかりやすい資料とサイト

Ⓐ 読みやすくわかりやすい資料

「ヘルスリテラシーに対する標準予防策のためのツールキット」の「文書・資料によるコミュニケーション」では、患者向けの読みやすくわかりやすい資料のつくり方や使い方についても紹介してありま

す。読みやすさ（readability）やわかりやすさ（understandability）についてはテストをする方法が開発されています。読みやすさについては、中学何年生レベルかなどそのレベルをチェックしてくれるサイトがあることが紹介されています。日本にも、同様に日本語の文章の読みやすさ・難易度を測定してくれるサイトがありますので、試してみるとよいでしょう。

また、わかりやすさについては、AHRQのPEMAT（Patient Education Materials Assessment Tool、患者教育資料評価ツール）が紹介されていて、文書や視聴覚教材の評価に使えます。このツールは、教材がどれだけ理解しやすく、行動しやすいかを測定してくれます。また他に紹介されているのは、CDC（Centers for Disease Control and Prevention、疾病管理予防センター）のCCI（Clear Communication Index）という、文書資料の明瞭さと使いやすさを評価するものです。特に、行動を推奨するものや、リスクに関する情報を伝えるものについてです。さらにSAM（Suitability Assessment of Materials）は、健康情報の資料の適切性を評価するものです。わかりやすさや見やすさの他に患者が自分でできそうに思うか、患者を不安にさせないかなどの心理的な面についても評価しているものです。最近、これらは日本語版も開発されてきているのでチェックしてみるとよいでしょう。

また、「ヘルスリテラシーに対する標準予防策のためのツールキット」以外では、CDCが2010年に作成した、複雑な科学的・専門的な情報を、誰もが興味をもち、わかりやすい資料にするためのガイド「Simply Put」があります。そこでは最後に、対象者にわかりやすさ、使いやすさ、どう受け取られるかなどのテストをすることの大切さが書かれています。作成する前の素案でも、作成したあとでもテストが必要です。日本語に訳してみたものを「健康を決める力」で公開しているので参考にしてみてください[2]。

米国では、コミュニケーションのために、「プレインランゲージ（plain language）」すなわち平易な言葉、わかりやすい言葉を使うことが強調されています。米国NIH（National Institutes of Health、国立衛生研究所）関連の多くのサイトでもそうです[6]。そこでは、プレインランゲージとは「完全な文章構成と正確な単語の使用を含む、文法的に正しい言語」とされています。言い換えると明確で要点を押さえた文章のことで、これによりコミュニケーションは良好になり、読んで理解する時間も短くなり、無駄が省かれ、読み手に必要なことを正確に伝えられます。なぜそれが必要かというと、NIHの使命の1つは、すべてのアメリカ人が利用できる健康情報を提供し、人々が研究結果を容易に理解できるような方法でコミュニケーションをとることだからです。プレインランゲージは米国政府全体の取り組みで、これを政府の各機関に求めています。政府のサイトにも、plainlanguage.gov[3]というサイトがあり、教材やガイドライン、資料などが見られます。そのこともあって、NIHは、一般市民、他の政府機関、同僚向けに書かれたすべての新しい文書にプレインランゲージを使用することを約束しています。NIHのサイトに行くとプレインランゲージのコーナーがあります。

これは米国に限った話ではなく、EUでも同様の取り組みがあります。また、第3章（p.32）でも紹介した、エビデンスを集めてわかりやすく情報提供しているコクランでは、まとめた論文の最後にはプレインランゲージのコーナーがあって簡潔にわかりやすくまとめがされています。このような努力は、日本全体でもっと取り組むべきものでしょう。

Ⓑ 数字をわかりやすく示すピクトグラフ

「ヘルスリテラシーに対する標準予防策のためのツールキット」では、特に数字を紹介する場合の注意事項が書かれているのでいくつか紹介してみます（表7.3）。

「ポジティブなものとネガティブなものの両方」というのは、すでに第4章（p.45）でフレーミング効果について紹介したので、実際にこのように指摘されていて参考になるでしょう。ここでは紹介されていませんが、あることが起こる確率を示すときには、数値だけではなくてそれが起こる期間が必要です。「患者の10％に起こる」というと「生涯で10％しか起こらない」と受け取る患者もいるので、「毎年、患者の10％に起こっている」と期間を示すことが必要です。また、薬の副作用で「眠気が起こ

2　https://www.healthliteracy.jp/simply_put/
3　https://www.plainlanguage.gov

表7.3　　数字を紹介する場合の注意事項[5]

言葉による説明だけではなく（例：「低リスク」）、数値で患者さんに伝える
数字の表現には簡単な図を使用する
特にリスクの減少が小さい場合には、相対リスク（例：50％の減少）ではなく絶対リスク（例：4％から2％への減少）を提示する
リスク／ベネフィットは、分数、小数、パーセントではなく、整数で表現する（例：「0.01％」ではなく「10000分の1」）
ポジティブなものとネガティブなものの両方を提示する（例：「100人に5人は結果が出ると予想されるが、100人のうち95人は結果が出ない」）
比較ができて、混乱しないように、同じ分母を使う（例：1000人に1人と1000人に30人）
「一生」ではなく「10年」というように、患者にとって意味のあるタイムスパンでリスクを提示する

表7.4　　Schwartz尺度日本語版

問1	1～6のいずれの目も同じ確率で出る6面サイコロがあります。これを1000回振った場合、偶数（2、4、6）の目は何回出るでしょうか。
問2	ある宝くじでは、1％の確率で1000円が当たります。1000人がそれぞれ1枚ずつ宝くじを購入した場合、1000円が当たるのは全部で何人でしょうか。
問3	ある宝くじでは、1000分の1の確率で車が当たります。このくじ券のうち、何％に車が当たりますか。

正解：問1　500回　　問2　10人　　問3　0.1％

る確率が30％」というと10回に3回の確率でそうなると思う人がいるので、「薬を飲んだ患者の中で30％に起こる」と分母を明確にする必要があります。

　また、わかりやすい資料のために、むしろなるべく数字を使わないで説明するつくり方も考える必要があります。数字を理解できるかどうかの力であるニュメラシーはどのくらいの人が身につけていると思いますか。ニュメラシー（数的能力）を測定する尺度があるので紹介します（**表7.4**）。

　日本では、表7.4の3問すべて正解した人は5～6割でした[7,8]。これらは、確率や％の理解なので、健康情報でよく登場しますが、理解が難しい方が少なくないかもしれません。すでに海外では、ニュメラシーが低いとリスク情報の理解が難しいと報告され、図を使うなど伝わりやすい方法の研究が積み重ねられてきています。

　特に、図としては、**図7.3**のようなピクトグラフ（pictograph）あるいはアイコンアレイ（iconarray）という絵で割合や％を示す方法が推奨されています[9]。直感的に実際の割合と人数を同時に伝えることが可能で、海外の資料ではよく目にします。日本でも治療のベネフィットとリスクを伝えるときに文字で伝えるよりは、棒グラフのほうが、さらにはピクトグラフで伝えたほうが理解されやすいことが明

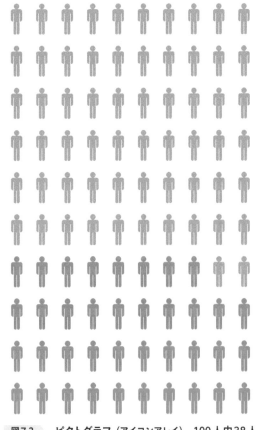

図7.3　　ピクトグラフ（アイコンアレイ）　100人中38人（38％）の例

らかになっています[7]。

　また、数字をよりわかりやすくする方法として、国際的に、心臓病のリスクを、死亡率よりも心臓年齢（同年齢の人の死亡リスクと比較して高いとより高年齢に、低いとより低年齢で示す）で伝えることが増えています。しかし、心臓年齢で表すことは不安などの感情には訴えかけやすくても、予防行動にはつながりにくく、むしろ予防行動は面接時間や内容によることがわかっています。安易にわかりやすいだろうという思い込みで使うべきではないということです。強い不安を感じるだけで行動を変えられなければ、かえってストレスになる可能性さえあります。心臓年齢が若い人とそうでない人ではアプローチを変える必要もあるかもしれません。他にも血圧年齢など様々な〇〇年齢が説明に使われている場合も、エビデンスがあるかのチェックが必要です。どのようなコミュニケーションが効果的な支援につながるのかという丁寧な研究が行われる必要があります。

ⓒ わかりやすい健康情報サイト・ソーシャルメディア

　米国には国立医学図書館（National Library of Medicine, NLM）によってつくられた世界中の医学系論文すなわち「健康情報の元ネタ」を集めたデータベースPubMed（パブメド）があります。さらに、信頼できる元ネタの需要が高いことがわかり、一般向けの健康情報サイトMedlinePlusもつくられています。元ネタに詳しい医学図書館員らの知恵を集めたそうです。このサイトは上述のAHRQの「ヘルスリテラシーに対する標準予防策のためのツールキット」でも利用が推奨されています。

　MedlinePlusでは、健康トピックが簡潔に解説さ

れ、専門情報にリンクが張られています。アルファベット順にわかりやすく解説するMedical Encyclopedia（医学百科事典）のセクションもあります。また、自分の関心がある健康トピックだけにチェックをして最新情報をメールでもらえるなど、充実したサイトとなっています。専門情報のリンク先は国の研究機関が中心ですが、それ以外の優れた情報も提供するため、指針を設けています（**表7.5**）。例えば情報源の名簿は公開が原則で、その名前を検索して発表論文を確認できます。さらに広告なしの無料公開などの条件もあり、これらを満たす情報だけが掲載されます。

　開始当初は米国でもネットの健康情報の信頼性を確認した人は少なかったそうです。だからこそ厳しい指針をクリアした信頼できる情報源をつくったのです。また、これはインターネット上に悪質なサイト、間違ったサイトがたくさんあるので、やはり国は正しい情報を出す必要がある、検索してもこちらが引っかかるようにする必要があるという対策でもあります。

　また、「Easy-to-Read Health Information（読みやすい健康情報）」というコーナーもあり、より読みやすく、理解しやすく、使いやすい健康情報へのリンクを紹介しています。わかりやすく、ヘルスリテラシーに配慮したベストプラクティス（最善の方法）に沿ってデザインされている情報だとされています。この読みやすさの判断に使っているのは、上述したAHRQのPEMATをもとに国立医学図書館が開発した、Health Education Materials Assessment Tool（健康教育教材評価ツール）を用いています。ヘルスリテラシーに配慮して、それが十分でない人を

表7.5　MedlinePlusの健康情報の質の指針（ガイドライン）

	例
1）質が高く、信頼できる情報源による、正確な内容であること	・組織の目的がMedlinePlusと共通していること ・組織の諮問委員会や顧問の名簿を公開すること ・情報は利用者のレベルに合っていて、よくまとまっていて、使いやすいこと ・オリジナルの内容であること
2）サイトの第1の目的は教育であり商品やサービスの販売ではなく、ほとんどの内容は無料で利用できること	・広告のないサイトを優先する ・内容と広告を明確に分けること
3）ウェブページの利用しやすさと管理	・情報源とサイト管理の責任者が明確であること ・情報は最新で、更新日が記されていること ・サイトの情報は登録なしで見られること

対象としたテストも行って項目を厳選したそうです。

このような努力があって、MedlinePlus は米国の生徒のヘルスリテラシーと関連しているという研究もあります[10]。ヘルスリテラシーが低い人でも活用可能につくってあって、実際に米国でも、社会的不利な状況にある人たちのコミュニティでの健康教室、図書館などで MedlinePlus を使って、いろいろな人に健康情報の調べ方や見方を教えていく活動をしています。

また、米国の厚生労働省にあたる保健福祉省（Department of Health and Human Services, HHS）やその部署で疾病予防とヘルスプロモーションを推進する ODPHP（Office of Disease Prevention and Health Promotion）の health.gov、感染症対策の CDC、がん対策の NCI（National Cancer Institute）などの研究所では、信頼できてわかりやすいサイトがつくられています。health.gov の中の MyHealthfinder では、年齢、性別を入力し、質問に回答していくと、あなたはどんな検査を受けたらよいかや、どんなワクチンを受けたほうがよいかなど、あなたが健康でいるためにどんなことが必要かということを教えてくれます。やはり多くの人がネットで情報を見ていますし、国の情報は国民の税金でつくられているわけで、国の研究データ、国のつくった情報はすべての人にわかりやすくアクセスできなければいけないという考え方です。様々な部署が女性の健康、男性の健康、子ども、高齢者、介護者など、幅広い人に向けて健康情報サイトをつくっています。また、世界的に著名な病院であるメイヨークリニック（Mayo Clinic）やクリーブランドクリニック（Cleveland Clinic）などでもわかりやすい健康情報サイトをつくっています。

米国ばかり紹介していますが、英国にも NHS（National Health Service）のようなわかりやすいサイトがあります。トップページには「We're here for you/ Helping you take control of your health and wellbeing.（私たちは、あなたのためにここにいます。あなたの健康とウェルビーイングをコントロールするお手伝いをします）」と書いてあり、市民を対象にわかりやすくしてあることがわかります。ある看護系大学の授業で、外国人の教員が、看護師になって困ったら NHS のサイトを見るようによく言ったそ

うです。日本のサイトは見にくいからだそうです。

それでも、日本の厚生労働省関連でも、次第にわかりやすいサイトが増えてきています。e- ヘルスネットでは、生活習慣に関連する病気の情報や、毎日の生活習慣を改善するヒントとなる情報が提供されていますし、国立がん研究センターでは市民向けのがん情報サービス[4]が充実していますし、国立健康・栄養研究所では、世界の最新の健康栄養ニュース[5]やいわゆる「健康食品」の安全性・有効性情報[6]が見られます。問題は、健康情報ならここにさえ行けばわかるという状況になっているか、知りたいキーワードでネット検索すれば確実にそこが上位にヒットするかなど、誰もがアクセスしやすいサイトがあるかです。そして、見やすさ、使いやすさ、わかりやすさなども大切です。

そして、紹介した米国のサイトでは、ほとんどが必ずといってよいほどソーシャルメディアを活用しています。Twitter、Facebook、YouTube、ブログ、Instagram、Pinterest、LinkedIn などいくつものソーシャルメディアで情報が発信されていますし、各ページ単位で情報をシェアすることも可能になっています。サイトや個々のページを友人や家族と共有できますし、メールのボタンがあって誰かにメールで紹介することもできます。大事な人のために健康情報を探すということもあるでしょうが、見つけたらすぐにシェアできるのはとても便利です。ヘルスリテラシーを向上しあったり人とのつながりを広めたり深めたりすることにも貢献すると思われます。詳しくは、第14章でお話しします。

Ⓓ わかりやすい健康情報サイトのつくり方

米国の健康情報サイトがわかりやすいのはなぜだと思いますか。情報を提供する側が相手にわかりやすいだろうと考えてつくったものは本当にわかりやすくなるでしょうか。わかりやすいと判断するのは受け手側です。そのため、米国保健福祉省の疾病予防とヘルスプロモーションの部局である ODPHP では、ヘルスリテラシーが低い人や、健康情報を探して理解するのに十分な時間がない人といったすべてのユーザを対象とした調査を通して健康情報サイトがどのようにデザインされるべきなのかを考えた結

4　https://ganjoho.jp/

5　https://www.nibiohn.go.jp/eiken/linkdediet/

6　https://hfnet.nibiohn.go.jp/

果 を 公 開 し て い ま す。 そ の サ イ ト はHealth Literacy Online[7]というサイトです。ヘルスリテラシーに配慮したわかりやすい健康情報サイトのつくり方のガイドラインになっています。

　実際に何が書いてあるか紹介しましょう。まず、ウェブサイトに書くことと印刷のために書くことは異なっているそうです。リテラシーの低いユーザも含めて、ほとんどのユーザは、特定の情報や質問への答えを探していて、1つのページに非常に長く滞在せず、ホームページ上の平均滞在時間は15秒未満だそうです。そのため、まず、健康上の問題や健康のための行動を理解することと、行動を起こす方法、言い換えれば、行動を変えたり問題に対処したりするために何ができるかを知ることの2つが大事になります。そして、簡単で的が絞ってあって、すぐに実行できて魅力的なコンテンツが求められます。例えば、まず必要なことを伝える例として、「血圧は、動脈の壁に対する血液の力です。血圧は頻繁にチェックする必要があります」とするよりは「特にあなたが40歳以上である場合は、2年ごとに血圧をチェックしてください」としたほうがよいとあります。まず自分は何をすればよいかが先で、詳しいことを知りたい人は自分でさらに情報を探すそうです。

　また、スマートフォンなどモバイル機器を使っている人も多いので、読みやすくするのに具体的にどのようにすべきか書いてあります。例えば、リテラシーの低い人は3行以上の段落の文章は読み飛ばすので、長い段落の文章は書かないようにすることです。また、「○○しないでください」と否定的な表現を使わないこと、「すべきです」は説教じみていて、人を見下しているように聞こえるなどです。何をすればいいのか、すぐに行動に移せるというのが大事です。

　さらに見た目で言えば、ユーザは最初に見たコンテンツを長く見るので、最初に出る画面が大事になります。リテラシーの低い人は、スクロールが苦手なので、そうしなくてもわかるようにすることです。同時に、じっくり読むよりはリンク(ウェブ上の文章や画像などをクリックして別のページに飛ぶしくみ)を押しやすいので、「妊娠中の健康的な食事の方法を見つけましょう!」といった文章をリンクのラベルにつけると期待している必要なコンテンツに

表7.6　ユーザへのテストで明らかにする疑問

ユーザは、自分が探している情報を見つけることができるか?
ユーザは、この情報を理解し行動することができるか?
ユーザインターフェースの構成は直感的に理解しやすく使いやすいか?

たどり着きやすくなります。また、こうすることで、期待通りのコンテンツがあるサイトとして、Googleなどの検索エンジンのランキングの対策(SEO対策)になるそうです。この他にも、その人に合った情報を提供するために、インタラクティブ(双方向のやりとり、対話形式)なコンテンツもあったほうがよいそうです。簡単で直感的にわかりやすい入力フォーム(性別と年齢を入力するとそれに合ったコンテンツが出てくるなど)やクイズ(リテラシーが低い人に人気があるそうです)をつくるとよいそうです。さらに、ソーシャルメディアのボタンをつけて、ユーザが簡単にシェアしたり、ソーシャルメディアをフォローしたり、「いいね」したりできることを推奨しています。ユーザは、自分に合ったわかりやすいコンテンツにつながっていると感じれば、より積極的に行動を起こし、態度を変えるようになるといいます。

　そして最後に、サイトやコンテンツをリテラシーが低い人でテストすることが非常に重要だとしています。テストを行うことは、**表7.6**のような大切な疑問の答えを得る手助けとなります。詳しくは、サイト「健康を決める力」で日本語に訳したものを公開しているので読んでみてください[8]。

7.5 　市民や患者が質問することで答えが見つかる

🅐 40の質問のリストから聞きたいものを選ぶ

　米国医師会のマニュアル以外でも、米国では質問を促進するという取り組みがされています。米国のAHRQのサイトには、「Questions Are the Answer(質問が答えになる)[9]」というコーナーがあります。

7　https://health.gov/healthliteracyonline/
8　https://www.healthliteracy.jp/online/
9　https://www.ahrq.gov/questions/

表7.7　　知っておきたい10の質問（AHRQ）

1	何のための検査ですか？
2	結果はいつわかりますか？
3	その薬の名前はどういうスペルですか？
4	副作用はありますか？
5	この薬は、すでに服用している薬と併用しても大丈夫ですか？
6	なぜこの治療法が必要なのですか？
7	他の選択肢はありますか？
8	どのような合併症が考えられますか？
9	私のニーズに合った病院はどこですか？
10	あなたはこの治療を何回したことがありますか？

患者や家族が医療チームの一員として果たすべき重要な役割に焦点を当てた一般向け教育活動だとしています。簡単な質問への答えによって、気分がよくなったり、体調がよくなったり、あるいは命が助かったりすることがあるといいます。そこでは、「知っておきたい10の質問」として、**表7.7**の10問が紹介されています。

7番の他の選択肢を聞くことも、9番の私に合った病院という質問も、選択肢を意識したもので、意思決定という点からは重要な質問です。また、10番の質問にも惹かれます。

そして、この10問は元々作成されたもっと多くの質問のリストからピックアップされたものです。AHRQは「Question Builder（クエスチョンビルダー）」という40の質問のリストから自分がしてみたいものを選んで印刷したりファイルに保存したりできるサイトをつくっています。アプリもあって、Apple（iOS）でもGoogle（Android）でも無料でダウンロードできます。このアプリは質問以外にもたくさんの情報が得られるようになっています。

患者や市民が質問をしたいのは、健康診断を受けるとき、問題や健康状態について相談するとき、処方箋をもらうとき、検査や手術について相談するときなどがあります。そのときに聞きたい質問のリストを作成して持っていくことを推奨しています。場面に合わせて質問が選べるように、「健康上の問題について話したい」「薬をもらいたい、変えたい」「検査を受けたい」「手術について相談したい」とい

う4つの場面のどれかを選ぶと、次の質問のリストに進めます。

質問が並んでいて、同時にたくさんはチェックできないのですが、これは聞きたいという質問をチェックしたあとに、プリントアウトのボタンを押せば印刷できて、自分で読み上げてもいいですし医者に渡せるようにもなっています。スマートフォンであれば画面を見せることができるでしょう。質問しにくい内容でも、「国のAHRQのサイトで紹介されていたので、回答をお願いします」とリストを見せれば、回答が得られやすいでしょう。**表7.8**に質問の一覧を示します。

「手術」のコーナーでは、「これまでこの手術をしたことがありますか。」という質問があって、やはり聞いてみたいなと思うでしょう。「この手術をするならいちばんよい病院はどこですか。」という質問もあって背中を押されます。

質問は、単に答えを教えてもらうためではなく、ヘルスリテラシーを身につけるという視点からは、質問の仕方を学ぶと考えたほうがよいでしょう。質問が思い浮かばない理由は、知りたいことや疑問など自分の関心のある問題がわからなかったり、問題は明らかでも解決方法の選択肢を知らなかったり、選択肢の長所・短所を知らなかったりするためであると気づく機会になります。

B 日本の患者団体による医者にかかる10箇条

日本でも、NPO法人ささえあい医療人権センターCOMLによって普及が推進され、医師会、保健所など自治体のホームページなどでもしばしば紹介されている『新 医者にかかる10箇条[10]』があります（表7.9）。インフォームドコンセント（医師による説明と、患者の理解・選択に基づく同意）を患者の側から普及することを願ってつくられたものです。市民が、自分の望む医療を選択して治療を受けるためには、まずは「いのちの主人公・からだの責任者」としての自覚が大切だとしています。そのために、どのような心構えで医療を受ければよいのかを10項目にまとめています。ここでは、医療者とのコミュニケーションにおいて、患者が必要な心構えには、「記録すること」「伝達すること」「質問すること」「責任をもつこと」という4つの要素が必要で

10　https://www.coml.gr.jp/shoseki-hanbai/10kajo.html

表7.8 米国AHRQのQuestion Builder（クエスチョンビルダー）の40の質問

【健康問題について】	□診断は何ですか。 □これ以上の検査が必要になりますか。 □治療の選択肢には何がありますか。 □どれくらいすぐ治療についての意思決定をしないといけませんか。 □いくら治療費がかかりますか。 □副作用はありますか。 □その治療をしないとどうなりますか。 □予後の見通しはどうですか。 □自宅で特別な助けが必要となりますか。
【検査】	□何のための検査ですか。 □検査はどのような方法で行われるのですか。 □検査はどのていど正確ですか。 □その情報を知るには、この検査しかないのですか。 □検査に備えてしなければならないことは何でしょうか。 □検査結果はいつわかりますか。 □検査で何がわかりますか。 □検査の次のステップは何ですか。
【くすり】	□何という名前のくすりですか。 □何に効くくすりですか。 □ジェネリックにできますか。 □いつ飲めばいいですか。 □どのくらいの量を飲めばいいですか。 □いつまで飲む予定ですか。 □副作用はありますか。 □避けなければならない食べもの、飲みもの、活動はありますか。 □薬を飲むのを忘れた場合はどうしたらよいですか。 □間違って決められた用量以上を飲んでしまったらどうすればよいですか。 □再処方が必要ですか。 □他の薬やビタミン剤は飲むのをやめるべきでしょうか。 □説明書はもらえますか。
【手術】	□なぜ手術が必要なのですか。 □他に治す方法はありますか。 □どんな手術が必要ですか。 □これまでこの手術をしたことがありますか。 □この手術をするならいちばんよい病院はどこですか。 □麻酔は必要ですか。 □いつまでに回復しますか。 □いつまで入院しますか。 □手術のあとにどんなことがおこりますか。 □手術を延ばしたり、しなかったりするとどうなりますか。

表7.9 新 医者にかかる10箇条
（NPO法人ささえあい医療人権センターCOML）

1	伝えたいことはメモして準備
2	対話の始まりはあいさつから
3	よりよい関係づくりはあなたにも責任が
4	自覚症状と病歴はあなたの伝える大切な情報
5	これからの見通しを聞きましょう
6	その後の変化も伝える努力を
7	大事なことはメモをとって確認
8	納得できないときは何度でも質問を
9	医療にも不確実なことや限界がある
10	治療方法を決めるのはあなたです

あると示しています。

　また、実践編として、検査、治療、くすり、入院、その他の場面で計33の質問を示しています。米国のAHRQの40の質問と重なるものもありますが、治療と入院についての詳しい質問はこちらにだけあるものです。

文献

1) Kutner M, Greenberg E, Jin Y, Paulsen C. The Health Literacy of America's Adults: Results From the 2003 National Assessment of Adult Literacy (NCES 2006–483). 2006.

2) Nielsen-Bohlman L, Panzer AM, Kindig DA, eds. Health Literacy: A Prescription to End Confusion. National Academies Press; 2004. Accessed May 16, 2022. https://www.ncbi.nlm.nih.gov/books/NBK216032/pdf/Bookshelf_NBK216032.pdf

3) U.S. Department of Health and Human Services O of DP and HP. National Action Plan to Improve Health Literacy. 2010. Accessed May 16, 2022. https://health.gov/sites/default/files/2019-09/Health_Literacy_Action_Plan.pdf

4) Weiss BD. Health Literacy and Patient Safety: Help Patients Understand. Manual for Clinicians. 2nd Edition. American Medical Association Foundation; 2007.

5) Agency for Healthcare Research and Quality. Health Literacy Universal Precautions Toolkit, 2nd Edition.

Published 2020. Accessed April 29, 2021. https://www.ahrq.gov/health-literacy/improve/precautions/toolkit.html

6) National Institutes of Health. Plain Language at NIH. Accessed May 16, 2022. https://www.nih.gov/institutes-nih/nih-office-director/office-communications-public-liaison/clear-communication/plain-language

7) Danya H, Yonekura Y, Nakayama K. Effects of graphic presentation on understanding medical risks and benefits among Japanese adults. Schumacher U, ed. Cogent Med. 2021;8(1):1907894.

8) Okamoto M, Kyutoku Y, Sawada M, et al. Health numeracy in Japan: measures of basic numeracy account for framing bias in a highly numerate population. BMC Med Inform Decis Mak. 2012;12(1):104.

9) 後藤あや. ヘルスリテラシー：健康に関する情報を使う力. Isot News. 2015；732：24-28.

10) Ghaddar SF, Valerio MA, Garcia CM, Hansen L. Adolescent health literacy: the importance of credible sources for online health information. J Sch Health. 2012;82(1):28-36.

患者・市民中心の意思決定支援

8.1 誰が意思決定するのか

🅐 患者・市民中心とは

ヘルスリテラシーが低い人々、とはいっても多くの人々がそうだと考えられますが、意思決定するのが難しい人には、支援が必要になります。どのような意思決定の支援のありかたがあるのかについて紹介します。

まず、患者・市民中心とは何かを考えてみましょう。特に患者中心というと、人によっては患者がわがまま言い放題だったり、モンスターペイシェントのようなことをイメージすることもあるようです。また、医師によっては患者中心といっても患者に負担ではないかと言う人もいます。そうした指摘の場合には、何が何でも患者主導とか、すべて患者任せのような意味に捉えられている気がします。そのため、はたしてその定義が明確であるか、共通しているかを押さえておく必要があります。国際基準で考えるとすると、世界で多く使われている定義は何かがポイントです。米国の当時医学研究所（IOM、現在は全米医学アカデミーNAM）が記述しているものが多く引用されています。その内容をまとめると、患者のプリファレンス（好み、希望、意向）、ニーズ、価値観を重視した意思決定の保証とそのための情報提供と支援になります[1]。

プリファレンス（preference）は一般的な訳としては「好み」になりますが、医療場面では、重大な決定を好みで選ぶというと、違和感を覚える人がいるようです。すでに現場でよく使われている言葉で言えば「希望」や「意向」のほうがなじみがあるようです。ただ、プリファレンスは、本来、選択肢があって、あるものを他のものよりも好むという意味からすると「好み」で、ちょっと固く言えば「選好」になり、「優先」という意味でも使われます。本書では、プリファレンスとしておきます。次はニーズですが、これは必要なもの、不可欠なもの、な

くてはならないものです。それがないと満足な生活をしていけないようなものです。それから価値観で、プリファレンス、ニーズと合わせて、これら3つを重視した意思決定を確実にしてもらえるようにすることが根幹部分です。そして、そのための情報提供と支援を行います。

こうして患者中心への変化が叫ばれているのですが、元々どうであったかといえば、医師中心、医療者中心あるいは疾病中心でした。医師や医療者中心ということは、医師や医療者が意思決定することになります。つまり、中心とは、意思決定の主体が誰かということです。意思決定という言葉を強く意識することが大切で、特に日本の場合、十分に強調されていないのではないでしょうか。

🅑 インフォームドコンセントとは

情報に基づいて患者が意思決定することで思い起こす言葉に、インフォームドコンセントがあります。インフォームドは「情報を得た」「情報に基づく」という意味です。この言葉が日本に入ってきたときには、コンセントのほうに力点が置かれて、これからは必ず患者の同意が必要だと捉えられたことが多かったようです。しかし元々は、インフォームドのほうが大事な部分です。情報は意思決定のためにあることを考えると、意思決定がそこに含まれていて当然です。そしてインフォームドコンセントとは、治療において選べる選択肢について、治療しないという選択肢を含めてすべて紹介して、そこから選んだ方法で同意を得ることだとされていました。しかし実際には2つ以上の選択肢から1つを選ぶという作業が、十分行われてきていません。国際的にも医師が1つの選択肢を紹介して同意を得て、インフォームドコンセントとしている場合がまだ少なくないといわれています。言葉に意思決定が入っていないことの影響も少なくないようです。

日本でも、それが紹介された1990年代頃には、インフォームドコンセントではなく、インフォームドチョイスあるいはインフォームドディシジョンメ

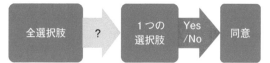

意思決定（1つの
選択肢を選ぶ）は
誰がどのように
するのか？

Noの理由？

図8.1　1つの選択肢のインフォームドコンセント

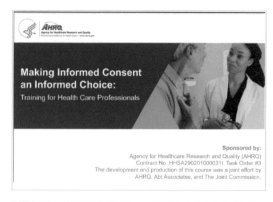

図8.2　米国でのインフォームドコンセントからインフォームドチョイスへというトレーニング[2]
（許可を得て掲載）

イキングではないかという意見は、医療倫理の研究者が指摘していました。コンセントは医療者中心の言葉で、チョイスやディシジョンメイキングは患者中心の言葉だともいわれました。

　図8.1のように1つの選択肢しか提供しないと、そこまでの意思決定のプロセスが入ってきません。全選択肢があるはずなのですが、それを1つの選択肢にするという意思決定の作業は誰がどのようにするのかという文脈が、インフォームドコンセントという言葉の中に入っていないからです。1つの選択肢、例えば「手術するしかありません」と言われたときに、YesかNoかの意思決定をしてもらうはずですが、手術以外に選択肢がないとNoの理由もないでしょう。そこでは、「手術以外に本当にないんでしょうか」と聞けるかどうかになります。もし、「ないです」と答えられたら、それは医師が選んでいるわけなので、他に方法があったとしても手術のほうがよいと医師が意思決定しているわけです。手術のエビデンスが明確で、手術が圧倒的に効果的だとしても、患者の価値観によっては必ずしも手術がよいとは限らないわけです。したがって、選択肢が必ずあって、1つの選択肢に絞る行為があるので、図の「？」の部分が表に出てこないといけません。そのため、チョイスやディシジョンメイキングという言葉を入れ込まないとうまくいかない可能性があるわけです。選択肢なくして意思決定なしであり、そのための情報であるということを理解する必要があります。

　そのためか、最近では、米国のAHRQでも、インフォームドコンセントをインフォームドチョイスに変えるというトレーニングプログラムができています（**図8.2**）[2]。チョイスは選択、ここでは意思決定と同じ意味で使われていると思いますが、この言

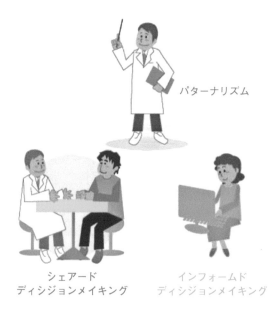

パターナリズム

シェアード
ディシジョンメイキング

インフォームド
ディシジョンメイキング

図8.3　意思決定の3つのタイプ（サイト「健康を決める力」より）

葉を入れることで、意思決定を支援するという意味が必ず入るということです。

C　誰が決めるかで3つの意思決定の方法

　やはり誰がどのように意思決定するのかが大切で、それには3つのタイプがあります（**図8.3**）。

　専門家が決める従来の方法のことをパターナリズムといいます。パターナリズムは父権主義のことです。父親が、子どもは何もわからないからと、子どものために良かれと思って決めることから来ています。わからないだろうと思っているので、当然情報は少しだけ与える、もしくはほとんど与えないで、医療者、特に医師が決めます。

それに対して、医療者と患者が一緒に決めるのはシェアードディシジョンメイキング（shared decision making, SDM）です。sharedというのはシェアするという英語です。sharedを共有と訳す人もいますが、sharedのあとに動詞が来ると、一緒に○○するという意味になるようです。したがって訳すときには、「協働」という言葉を使い、協働意思決定としています。「共同」でもよいのですが、「協働」を使う理由は、国際的にSDMとは患者と医療者の「コラボレーション（collaboration）」であるという定義がされているからです。collaborationという英語は、ともに（co-）労働（labor-）するという意味で、言い換えれば、お互いを尊重して、対等に一緒に目的を達成するという意味です。

それからもう1つがインフォームドディシジョンメイキング（informed decision making, IDM）です。情報に基づく意思決定で、自分で決める方法です。オートノマス（autonomous）ディシジョンメイキングという場合もあります。オートノミーすなわち自律的な意思決定です。自分で自分の中にある根拠を持って、自分の規範や自分の基準に沿って決める方法です。SDMでも情報を得て、本人が自律的に決めるのを支援するのですが、SDMでは協働が重視されるのに対して、IDMは必ずしも医療者との協働を必要としていません。その意味では、IDMの一部として、あるいは特殊な形としてSDMがあるという見方もできます。ただしIDMでは、情報を多く集めれば集めるほどヘルスリテラシーが必要になってきます。

8.2　シェアードディシジョンメイキング

Ⓐ シェアードディシジョンメイキングを普及させる理由

特に医療現場ではSDMが注目されています。EBMの実現のためでも、患者中心の医療を実現するためでもあり、優れた患者ケアの頂点にあるともいわれます。そのため、SDMを広めようという活動があり、SDMに特化した国際学会もあります[3]。エルウィン（Elwyn）は、SDMが普及するために医療者が知っておくべきことがあると言います[4]。それは、まずSDMの根底には、自己決定は人間が生

まれ持った性質として幸せなことだという倫理原則があることです。もう1つは自律です。人間には、様々な関係性、しがらみなどがあって、相互に依存して生きているため、自律を支援する必要があると言います。すでに第4章（p.49）で紹介しましたが、手術直前になって看護師に本当はしたくないと言う患者の場合、自分の思いを家族や医療者に伝えられないのであれば、支援が必要でしょう。

かといって、自己決定が幸せという価値観を押しつける必要はないでしょう。パターナリズムを望む人もいるので、決め方の選択肢を考える必要があるということです。決め方に3つの選択肢があることを知るべきでしょう。今までは先生にお任せしてきて、そういうものだと思っていたが、たまに先生の言うことでなぜそうするのか腑に落ちないことがあったとすれば、考える機会になります。

SDMの研究と教育を進めているエルウィンは、こうした自己決定と自律の支援の2つを倫理原則とするところが、インフォームドコンセントの概念から拡張している点だと言います。インフォームドコンセントは、情報を提供しさえすれば、自分のプリファレンスや価値観にあった意思決定ができると考えているのではないかという指摘です。

Ⓑ SDMの実施方法

SDMを普及させるために、エルウィンはSDMをシンプルに3つのステップ（Step）にしたThree-talk model（スリートークモデル）をつくっています（図8.4）[5]。Team Talk、Option Talk、Decision Talkという3つで進めるものです。

左からStep1のTeam Talkで、その上には「最初のプリファレンス（Initial preferences）」から「情報に基づくプリファレンス（Informed preferences）」に向かって矢印が引かれています。選択肢のどちらがよいかについては、最初に思うものから、しっかりと情報を得て熟考（Deliberation、審議、討議という意味もあります）するプロセスになっています。しっかりと情報を得て、「それだったらやはりこちらのほうがいい」とよく考えて決めるわけです。彼は、このモデルをSDMの基礎となる「collaborative deliberation」（協働的熟考）だとしています。次に3つのステップを1つずつ説明します。

ⅰ）Team Talk

まずは私たちはチームであると話すわけですが、

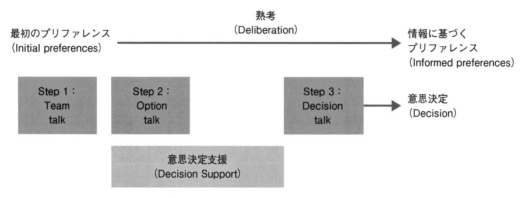

図8.4　SDMのためのThree-talk model[5]

どのようなチームかといえば、選択肢があって意思決定する作業をするためのチームです。例えば手術するかしないかなど、選択肢について一緒に話しあって決めます。

エルウィンはプリファレンスという言葉をよく使い、プリファレンスに基づいて決めるための支援をいつでもできると話して、それでよいか確認します。なぜなら自分が決めるなどと考えてもいなかった人もいます。それは専門家が決めるものではないかと思っている人もいます。そこで、決めることに参加したくない、あるいは、よいと思う方法を勧めてほしいという場合は、医療者の意見を聞いてもらって、よい選択ができるように手助けしたいこと、その前に選択肢の詳しい説明をして何が重要かを理解してもらいたいことを伝えます。これは、意思決定とはどのようなことであるか、つまり選択肢を知り何が重要かを考えて決める必要があるので、お話を聞いてもらえますか、という話です。これがチームとしてスタートするうえでは大事なことで、最初のステップになります。

ⅱ) Option Talk

次に、選択肢について詳しい情報提供をします。まず、すでにある知識の確認をします。人はみんな、過去の経験を持っていて、その歴史の上に人生を積み重ねていきます。知識についても積み重ねていくものなので、今までの知識の上に乗せていかないと、根付かない、あるいは理解さえも難しいものです。例えば、胃の手術をするといっても、胃のことを全く知らないという人がいたら、やはり胃についての説明をする必要があるでしょう。そして、図などを使いながら、選択肢をリストにして示します。

選択肢については、具体的な内容（例えば、検査、服薬、手術などです）を示して、それぞれが日常の生活にどのような影響を及ぼすかを含めて、ベネフィットとリスク、言い換えれば長所と短所について話します。特にどのような生活になるのかは、プリファレンスや価値観と強く関連するところなので、大事になります。このとき、ディシジョンエイドと呼ばれる、選択肢のリスト、それぞれのベネフィットとリスクを一覧表にしたものを使うことも推奨されています（詳しくは後述します）。そして伝わったかどうかの確認に関しては、ヘルスリテラシーでも強調された、ティーチバックを使います。

ⅲ) Decision Talk

そして3つ目がDecision Talkです。意思決定をします。そのときには選択肢についての情報を十分に理解したうえで、1番大事にしたいことを明らかにして、ベストの選択肢を選ぶことを支援します。例えば、選んだあとに起こるどの結果（アウトカム）を大事にするのかでは、生存期間なのか、それとも副作用なのかです。選びたい選択肢を確認して意思決定しますが、なかなか決められない場合にはOption Talkに戻ります。

このモデルはとてもシンプルで、まずは大きく3つのステップがあると把握したほうが、やはり理解しやすいです。SDMのプロセスについては、元々より詳細に示したものもありますが、それは次のSDMの測定のところで紹介しましょう。

ⓒ SDMの測定

SDMがうまくできているかどうかについては、医療者への教育や医療の質を評価するためにも、そ

表8.1	SDMの測定尺度 OPTION5 の主な内容
1	選択肢があって意思決定が必要であると伝える
2	医師が選択肢の情報を得たり熟考したりするのをサポートすると伝える
3	選択肢を比較できるように情報を提供して理解を確認する
4	選択肢に対する患者のプリファレンスを引き出す
5	患者のプリファレンスを取り入れて決める

表8.2	SDMの測定尺度 CollaboRATE 日本語版
1	あなたが自分の健康に関する問題を理解できるように、医師はどのくらい努力したと思いますか?
2	あなたの健康の問題を考える際に、あなたにとって最も大切なことは何かを聞くために、医師はどのくらい努力したと思いますか?
3	治療方針を決定するにあたり、あなたにとって最も大切なことが反映されるように、医師はどのくらい努力したと思いますか?

の見える化が必要になります。英国の国の医療サービスであるNHSは、SDMを推進していて早くからその測定に取り組んでいます。2012年には、SDMの測定についてのエビデンスを集めた報告書が出版されています[6]。患者が評価するものかどうかや英国でどのようなものが実際に使われているかなど、一覧表になっています。

代表的な測定ツールの1つを紹介しておきます。まずはエルウィンらが開発しているもので、OPTIONといいます[7]。患者がSDMに参加しているかどうかを観察して評価するものです。これには12項目版（OPTION12）と5項目版（OPTION5）がありますが、後者のほうが簡潔なのでそちらを紹介します。また、12項目版では、第三者が、医師と患者のコミュニケーションを実際の現場で観察するものだけでなく、そのあとに、医師と患者がそれぞれ自記式の質問紙に回答するもの（dyadic OPTION）[8]も開発されています。

OPTION5の主な内容としては、エルウィンらがつくっているだけに、スリートークモデルに近く、表8.1のようなものです。5つのことについて取り組んだかを評価します。それぞれ「していない（No effort）」を0点として、最高点は「模範的に取り組んだ（Exemplary effort）」で4点でスコアをつけます。5項目あるので、最高点は20点で最低点は0点になります。高い得点ほどSDMを行ったことになります。4、5はプリファレンスについての項目で、患者が選択肢を比較して何を優先して決めるかを支援するものです。

この尺度が実際にどう使われているかというと、海外の学会に行ったときに、この得点が診療所ごとに何点かという棒グラフが並んでいるスライドを見ました。グラフはデコボコしていて、SDMをして

いるところとしていないところがばらついていました。このように見える化することで、SDMの普及が進められるということです。

さらにエルウィンは、患者が答えるもので、CollaboRATEという3問の尺度もつくっています[9]。SDMは医療者と患者のコラボレーション（collaboration）なので、「コラボレート（collaborate）」という名称にして、それだけでなく、その言葉の最後に含まれる「rate」を、「レーティングする」「評価する」という意味であることがわかるように、大文字の「RATE」にしています。

日本語版[1]ができていて、表8.2の3つの項目について、医師がどの程度取り組んだかを患者に尋ねるものです[10]。「あなたがさきほど受けられた診療についておうかがいします。」として、それぞれの質問について、「全く努力しなかった（No effort was made）」を0点として、最高点は「できるすべての努力をした（Every effort was made）」で9点とします。また、英語版では最高点を9点ではなく4点として、10段階の代わりに5段階にするバージョンもあります。

1つ目は、実際にどのような健康問題があるか、例えば、がんで、やはり早めに治療したほうがいい、という説明をわかりやすくしたかです。2つ目は、それにはどのような選択肢があるのか、そのときに最も大切なこと（what matters most）を聞くということです。できる限り長生きしたいとか、抗がん剤は副作用があると聞くので使いたくないとか、手術は絶対に避けたいとか、そういった、何が1番大事かの価値観でしょう。3つ目は、選ぶのにその

---

1 https://drive.google.com/file/d/1VNb_ETltNG1w1otF4bI0u6DdwkbGqpPm/view

表8.3　　SDMの測定尺度SDM-Q-9日本語版

1	医師は、治療に関して何らかの決定をしなければならないことがあるということを、明確に伝えてくれた
2	医師は、私がどのように決定に関わりたいかを丁寧に確認をしてくれた
3	医師は、病状に対して様々な治療の選択肢があることを伝えてくれた
4	医師は、それぞれの選択肢におけるメリット（利点）とデメリット（欠点）を明確に説明してくれた
5	医師は、（説明された）すべての情報を理解できるように私をサポートしてくれた
6	医師は、私が治療においてどの選択肢を希望するのか聞いてくれた
7	医師と私は、それぞれの治療方法について徹底的に比較検討した
8	医師と私は、一緒に治療上の選択肢を選んだ
9	医師と私は、今後の治療の進め方について合意した

最も大切なことを取り入れて考えるということです。そうするとやはり、1番大事なことは何なのかを共有することが、コラボレーションでありSDMだということになります。先に紹介したOPTION5とともにSDMのコアの部分がこれで見えてきます。

それからより詳細にステップを踏んでいる、ドイツで開発されたSDM-Q-9という尺度もあります。これは日本語に訳されています[11]。表8.3の項目に、それぞれ「よく当てはまる＝5点」から「全く当てはまらない＝0点」で回答します。

SDM-Q-9は患者が回答するものですが、SDM-Q-Docという医師が回答するバージョンもあります。各項目の主語が「私は」あるいは「私と患者は」になっています。この尺度はプロセスを細かく丁寧に表現したものになっています。一見、プリファレンスや価値観に関するものがやや見えにくい気もしますが、6の「希望する」は英語版では「prefer」で、プリファレンスの話です。また、7の「比較検討した」は英語版では「weigh」で、「決めるために比較して熟考する」という意味ですが、「weigh」は「重さを量る」という意味でもあって、どれが大事か考えるという意味合いが強い言葉のように思えます。SDM-Q-9は何か国語にも訳されて使われています。

ⓓ SDMの4つの要素：選択肢、長所、短所、価値観

SDM-Q-9のように、よりSDMのステップを詳細に示す試みは脈々と続いています。多くの研究者が自分の理想とするSDMを言い始めれば、あれも

これも必要だとその内容は膨らむばかりです。しかし、ステップが増えれば増えるほど専門家でないと理解できませんし、実践もすべて必要だとすると現場ではますますSDMの実施が難しくなる恐れがあります。じっくり時間をかけるほど医療者の収入も上がり、患者もそのためであれば支払いに躊躇（ちゅうちょ）しないという場合はよいですが、SDMがそれほど手間がかかるなら普及に問題が出てきます。やはりSDMと呼べるにはこれだけは欠かせないという要素がなければ、実施するほうもやりやすいものだけするようになってしまうかもしれません。

そのため、多くあるSDMの定義に共通している不可欠な要素を分析して、4つだとする研究があります[12]。その4つは、選択肢の提示、長所について話しあう、短所について話しあう、患者の価値観とプリファレンスです。この4つに基づいてつくられたSDMプロセススケール（SDM Process Scale）も開発されています[13]。様々な病気に対する手術などの外科治療を受けるかどうかの意思決定に直面する患者が対象となっています。

確かに、すでに紹介したスリートークモデル以降の測定ツールなどに共通してなくてはならないのは、「選択肢」があって、それぞれに「長所」と「短所」があって、何が重要かを考えて選ぶには、それらを知って比較する「価値観とプリファレンス」になります。また、SDMに限らず、第4章（p.39）で説明したよりよい意思決定の7つのプロセスでも、②可能性のあるすべての選択肢のリストづくり、③各選択肢の長所と短所を明らかにする、④各選択肢の長所と短所を比較してどれが大事かを明

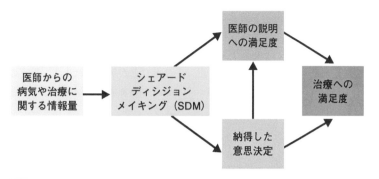

図8.5　SDMが納得した意思決定と医師の説明や治療への満足につながるという仮説

確にして選ぶ、が意思決定の中心部分なのでそれらの内容とも一致します。この4つについては、筆者が意思決定のスキルを測る試みで参考にしていて、詳細は第10章で説明します。

Ⓔ SDMを測定した研究の例

日本では数少ない、SDMの測定尺度を使った研究を紹介します[14]。SDMをするとどのようなよいことがあるのか、日本ではまだエビデンスがほとんどなかったので、調査を行いました。ホルモン療法を受けている前立腺がん患者を対象とした研究です。SDMを測ってどのような研究に使えるのか、どのような使い方があるのかの参考になるでしょう。

この研究には、仮説が2つありました。1つ目の仮説は、治療法をSDMで決めた人のほうが、納得して決めることができて、医師の説明にも満足していて、さらにはそれが治療そのものへの満足度につながるというものです。2つ目の仮説は、医師から病気や治療に関して多くの情報を得たほうが、SDMにつながるものの、情報がいくら多くあっても、SDMが行われなければ、医師の説明への満足度や納得した意思決定にはつながらないというものです。これらの仮説を図示したものが**図8.5**です。

SDMの測定にはSDM-Q-9の日本語版を使いました。

患者が納得した意思決定をしたかどうかを測るために、国際的によく使われている尺度（SURE test、第9章p.117参照）を使いました[15]。

「医師の説明への満足度」は、「初めてお薬による治療（ホルモン療法）を開始した際の医師からの説明にどの程度満足されましたか」という質問、「治療への満足度」は、「治療そのものにはどの程度満足されましたか」という質問に対して、それぞれ「非常に満足している＝5点」から「非常に不満＝1点」で回答してもらいました。

「医師からの病気や治療に関する情報量」については、がんの広がり具合などの診断結果、再発の可能性など一般的な病気の説明、効果・副作用・費用などの治療法の説明、症状やこころへのケアやサポート体制の説明などの20項目について説明を受けたかどうかを尋ねました。そして、説明された個数を情報量として20点満点で得点化しました。

調査に協力してもらって分析した患者の数は、124名でした。得られた回答データを統計的に分析した結果、2つの仮説はいずれも支持されました。1つ目の仮説では、SDMの得点が高い人ほど、「納得した意思決定」の得点が高く、「医師の説明への満足度」の得点も高くなっていました。これらの関連は特に強いものでした。さらに「納得した意思決定」の得点が高い人ほど、「医師の説明への満足度」の得点も高くなっていて、これら両方の得点が高いほど、「治療への満足度」が高くなっていました。つまり、患者にとってはSDMで決めたほうが、納得して決められて、医師の説明にも治療にも満足しやすいという結果でした。

2つ目の仮説では、まず、「医師からの病気や治療に関する情報量」の得点が高いほど、SDMの得点が高くなっていました。これらの関連もかなり強いものでした。しかし、「医師からの病気や治療に関する情報量」からは、「医師の説明への満足度」にも「納得した意思決定」にも矢印を引けない、すなわち直接の関連はないという結果でした。つまり、SDMには医師からの多くの情報が必要であるが、医師からの情報が多くてもSDMを伴わなけれ

ば、納得して決めにくく、医師の説明にも満足しにくいという結果でした。

この研究では、患者を対象とした調査だけでなく、前立腺がん患者の診療にあたる医師150人にも調査をしていて、同様の質問をしています。SDMについては、医師が自分で患者にしていることを尋ねるもので、SDM-Q-9の医師版である、SDM-Q-Docの日本語版を用いました。9項目については内容としては同じで、医師に対して、例えば「患者に、それぞれの選択肢におけるメリットとデメリットを明確に説明している」という項目に「よく当てはまる＝5点」から「全く当てはまらない＝0点」で回答してもらうものです。患者の「納得した意思決定」「医師の説明への満足度」「治療への満足度」については、医師から見て、何％の患者がそうであると思うかを尋ねました。「医師からの病気や治療に関する情報量」については、医師に対して、いつも患者に説明しているかどうかについて、患者に尋ねた20項目と同じもので回答を得ました。

仮説としては、患者での2つの仮説と同様でした。分析した結果、ほぼ同様の結果が得られましたが、異なっていたのは、測定した項目間の関連が患者での分析よりも弱かったことです。SDMの得点と「納得した意思決定」の得点の関連は患者での関連よりも弱く、患者ではSDMが強く「納得した意思決定」に結びついていたのに対して、医師では、それよりも弱くなっていました。言い換えれば、患者は「納得した意思決定」のためにSDMを強く求めているのに対して、医師のほうがSDMは「納得した意思決定」に結びつくと思う程度が低い可能性があるということです。同様に、SDMの得点と「医師の説明への満足度」の得点の関連は患者での関連よりも弱く、患者ではSDMが強く「医師の説明への満足度」に結びついていたのに対して、医師では、それよりも弱くなっていました。言い換えれば、患者は医師にSDMを強く求めているのに対して、医師のほうがSDMは医師の説明への満足度に結びつくと思う程度が低い可能性があるということです。

ただし、この研究にも、限界や課題がありました。患者と医師を対象としていますが、全く別々に調査したもので、患者とその主治医をペアにして調査できていません。そのこともあって、医師の調査

で分析に用いた患者の満足度は、医師から見て患者は満足していると思うかと聞いているもので、実際の患者の満足度との関連をみることができていないことなどが挙げられます。特定の病気の患者に限定されていますし、対象者ももっと多い研究が望まれます。

しかし、日本において、SDMを測定した研究がほとんどなかった中で、その測定をして、その効果を探ろうとした試みとしては評価されてよいと思っています。研究は積み重ねなので、また次の研究にバトンを渡していく作業が大切です。この研究を知って、自分も研究してみようという研究者が増えたり、そのような研究に参加したいという患者や市民が増えたり、そのような研究を応援したい、広く紹介したいという人が増えてくれればと期待します。

健康や医療の研究は、どうしても病気の治療や予防の効果に注目されがちです。それ以外の研究の成果は目につきにくい状態です。例えば、筆者が分担執筆している中山健夫編『これから始める！　シェアード・ディシジョンメイキング：新しい医療のコミュニケーション』（日本医事新報社、2017年）という本が出ているのですが、書店で見つけるのは難しいのです。出版された当初に探しに行ったのですが、相当時間がかかりました。医学書のコーナーは、診療科別の診断や治療の本以外は、「医学よみもの」のような一般向けのものがメインです。そもそも、保健医療の専門家と市民や患者とのコミュニケーションやヘルスリテラシーなどをテーマにした本が少ないこともあって、そのようなコーナーがないのです。見つかったのは医療事務や医療経営のコーナーでした。どちらかと言えば病院の経営や事務の方が対象です。医療者や患者が見ることも少ないでしょう。

⒡ SDM普及のためのキャンペーン

患者中心の医療を実現するためには、SDMが有効と考えられていますが、そのために「Ask 3 Questions」というキャンペーンがあります[16]。第7章（p.87）で紹介した「Ask Me 3」と似ていてややこしいのですが、中身は全く異なるものです。SDMを推進する英国のNHSなどが推奨しています。患者や市民が医療者などの専門家にするべき質問として、**表8.4**の3つを挙げています。

SDMをよく知らない人が質問されると、ドキッ

表8.4　SDMを普及させるためのAsk 3 Questions

1	選択肢は何ですか？
2	各選択肢の長所と短所は何ですか？
3	意思決定のためにどんなサポートが得られますか？

とするでしょう。選択肢を教えてあげられるだろうか、それぞれの長所と短所を全部知っているだろうか、それをサポートできるだろうかと考えるでしょう。患者や市民も意思決定の仕方を学ぶ機会になるでしょう。日本でも、これが普及することを願います。意思決定の方法は大事だということでもあります。

文献

1) Institute of Medicine. Crossing the Quality Chasm: A New Health System for the 21st Century. National Academies Press; 2001.

2) AHRQ's Making Informed Consent an Informed Choice: Training Modules for Health Care Leaders and Professionals. Agency for Healthcare Research and Quality. Accessed May 16, 2022. https://www.ahrq.gov/health-literacy/professional-training/informed-choice.html

3) The International Shared Decision Making Society. Accessed May 16, 2022. https://www.isdmsociety.org/

4) Elwyn G, Frosch D, Thomson R, et al. Shared decision making: a model for clinical practice. J Gen Intern Med. 2012;27(10):1361-1367.

5) Elwyn G, Durand MA, Song J, et al. A three-talk model for shared decision making: multistage consultation process. BMJ. 2017;359:j4891.

6) NHS. Measuring Shared Decision Making: A Review of Research Evidence. 2012. Accessed May 16, 2022. https://www.england.nhs.uk/wp-content/uploads/2013/08/7sdm-report.pdf

7) Elwyn G, Edwards A, Wensing M, et al. Shared Decision Making Measurement Using the OPTION Instrument. 2005.

8) Elwyn G, Cochran N, Pignone M. Shared decision making—the importance of diagnosing preferences. JAMA Intern Med. 2017;177(9):1239-1240.

9) Elwyn G. collaboRATE. Accessed May 16, 2022. http://www.glynelwyn.com/collaborate.html

10) Nishijima TF, Shimokawa M, Esaki T, Morita M, Toh Y, Muss HB. Comprehensive geriatric assessment: valuation and patient preferences in older Japanese adults with cancer. J Am Geriatr Soc. 2022 Sep 16.

11) Goto Y, Miura H, Son D, et al. Psychometric evaluation of the Japanese 9-item shared decision-making questionnaire and its association with decision conflict and patient factors in Japanese primary care. JMA J. 2020;3(3):208-215.

12) Makoul G, Clayman ML. An integrative model of shared decision making in medical encounters. Patient Educ Couns. 2006;60(3):301-312.

13) MGH Health Decision Sciences Center. Shared Decision Making Process Scale. Accessed April 24, 2021. https://mghdecisionsciences.org/tools-training/sdm-process-survey/

14) Nakayama K, Osaka W, Matsubara N, et al. Shared decision making, physicians' explanations, and treatment satisfaction: a cross-sectional survey of prostate cancer patients. BMC Med Inform Decis Mak. 2020;20(1):334.

15) Osaka W, Aoki Y, Eto A, Kita N, Arimori N, Nakayama K. Development of a linguistically validated Japanese version of the SURE test: screening for decisional conflict in patients. J Japan Acad Nurs Sci. 2019;39:334-340.

16) Lindig A, Hahlweg P, Frerichs W, Topf C, Reemts M, Scholl I. Adaptation and qualitative evaluation of Ask 3 Questions—a simple and generic intervention to foster patient empowerment. Heal Expect. 2020;23(5):1310-1325.

意思決定ガイドで
「胸に『お・ち・た・か』」を学ぶ

9.1　意思決定ガイドとは

Ⓐ 意思決定ガイド（ディシジョンエイド）とは

意思決定ガイドとは、意思決定を支援するツールです。SDMを行うときに使うことができます。元の英語ではディシジョンエイド（decision aids）と呼ばれています。ディシジョンエイドという名前のままでは、特に患者さんに普及させるのは難しいかもしれないと考えて、筆者は意思決定ガイドと呼んでいます。もちろんディシジョンエイドで普及すれば、国際的にも通用する言葉ですのでそれでもよいでしょう。英語のエイド（aid）には援助や支援という意味もありますが、支援するツール（道具）の意味があります。それはパンフレット、ビデオ、ウェブなどで、治療やケア、検査、予防接種などの健康や医療に関連した選択肢についての長所（利益）と短所（リスク）の情報を提供して、自分の価値観と一致したものを選べるように支援するものです[1]。決してある特定の選択肢を勧めるものではありません。

代表的なものに、オタワ意思決定ガイド（Ottawa Personal Decision Guide）があります[2,3]。オタワ病院研究所（Ottawa Hospital Research Institute）が作成しているもので、日本語版もあります。**表9.1**がそのコア（中心）の部分、最も重要な部分の表になります（一部改変しています）。

1番左の列に選択肢が並びます。例えば治療法であれば、手術、放射線療法、薬物療法などが並びます。そして、それぞれの選択肢に、長所（英語版では、Benefits / Advantages / Pros）と短所（英語版では、Risks / Disadvantages / Cons）があります。例えば、がんの治療のエビデンスであれば、生存率、再発率、副作用の発生率などのデータで、何人中何人あるいは％などで表されます。選択肢と長所・短所のデータの部分の例を挙げると、**表9.2**のように、うつの治療の選択肢について、数値を用いた情報を書き込むわけです[4]。回復する人が100人中何人かなどが示されています（この例は参考として一部だけを抜き出したもので、実際の意思決定には使わないでください）。

そして、それぞれについてどれぐらい大事かという価値観について、星の数で記入していきます。重要なものほど星を多くつけて、大変重要なら星は5つで、全く重要でない場合は星は0（無星）です。例えば、抗がん剤の副作用は短所ですが、生存時間が何か月か延びることのほうが大事だと思えば、生存時間が5で、副作用は4にすれば、この数値の大

表9.1　オタワ意思決定ガイドの選択肢の一覧表（一部改変）

選択肢	長所 （その選択肢を選ぶ理由）	重要度 0★（全く重要でない） 〜5★（大変重要）	短所 （その選択肢を避ける理由）	重要度 0★（全く重要でない） 〜5★（大変重要）
選択肢1	・ ・ ・	☆☆☆☆☆ ☆☆☆☆☆ ☆☆☆☆☆	・ ・ ・	☆☆☆☆☆ ☆☆☆☆☆ ☆☆☆☆☆
選択肢2	・ ・ ・	☆☆☆☆☆ ☆☆☆☆☆ ☆☆☆☆☆	・ ・ ・	☆☆☆☆☆ ☆☆☆☆☆ ☆☆☆☆☆
選択肢3	・ ・ ・	☆☆☆☆☆ ☆☆☆☆☆ ☆☆☆☆☆	・ ・ ・	☆☆☆☆☆ ☆☆☆☆☆ ☆☆☆☆☆

表9.2　　選択肢と長所・短所の例（うつの治療）[4]

選択肢	長所	短所
経過観察	100人中23人が3か月で回復し、100人中53人が1年で回復する	症状が続くか悪くなる可能性がある
会話療法（トークセラピー）	経過観察で回復する100人中23人に加えて、さらに100人中14人が2か月で回復する	不快感、不安、ストレスが生じる可能性がある
服薬（抗うつ薬SSRI）	経過観察で回復する100人中23人に加えて、さらに100人中17人が1か月で回復する	副作用として、吐き気、下痢、眠気がそれぞれ最大で100人中17人、性的な問題が最大で100人中13人まで生じる可能性がある

小が価値観を明確にするという作業になります。それぞれの長所や短所が価値（value）で、価値観（values）はその重要さに順番をつけることです。どれも重要だからと全部5にすると、選べなくなります。生存時間も副作用がないのも大事だと思って選べないと言っているよりは、どちらかを5にして残りを4にできないかと考えてみることです。5と4ほど差がないという場合は、10点満点にして、10と9ならどうか、さらに言えば、100点満点にして100と99ならどうかです。差が小さくてもどちらかを大きくしないと決められないことに気づく作業でもあります。

オタワのガイドは汎用性が高くて、何にでも使えることが長所です。欠点を言えば、自分で空白を埋める、あるいは医療者と一緒に埋める必要があることです。海外では、患者の多い乳がんや前立腺がんの治療法の選択など、比較的よく行われる意思決定については、すでに選択肢と長所・短所が埋まっているものが多く開発されています。同じ病気の治療法の意思決定について、意思決定ガイドが何種類もつくられている場合があるので、それらを集めてきて、空白のガイドに自分で書き込んでつくることも可能です。

Ⓑ 世界の意思決定ガイド

世界中で様々な意思決定ガイドが開発されていて、オタワ病院研究所が、その先駆的機関であり現在も中心的な役割を果たしています。意思決定支援と意思決定ガイドの先駆的な研究者はオコナー（O'Connor）で、現在はその後を継ぐステイシー（Stacy）が代表的な位置にあると思われます。先述したオタワ意思決定ガイドの開発も彼女たちの仕事になります。オタワ病院研究所は、意思決定ガイドに関するウェブサイト（**図9.1**）[1]をつくっていて、

情報が豊富です。

ここでは、例えば、各部位のがんはもちろん、HPVワクチン（子宮頸がん予防ワクチン）、胃ろう（お腹に小さな穴を開けて胃までチューブを通して外から栄養を摂る方法）、終末期（エンドオブライフ）の治療、出産に関するものなどの意思決定ガイドが多く紹介されています。A to Z インベントリー（Inventory）を見れば、アルファベット順に300近くがリストアップされています。それぞれの特徴の紹介や入手先へのリンクもあります。もちろん検索もできます。検査や予防接種の案内が来たとき、病気になって治療法を決めるとき、治療中にいつまで治療を続けるかを考えるときなど、自分に合ったものが探せますので、ぜひ見てみてください。最新のものとしてはCOVID-19関連のものがあります。コロナ禍で、高齢者が住むべき場所が自宅か施設か、人に会いに外出してもよいかなどのガイドが紹介されています。

空欄でできているオタワの意思決定ガイドと違って、エビデンスに基づいて選択肢と長所と短所がすでに埋められているので、見比べて何が大事かの価値観を決める作業になります。1〜5などの数字で重要度を選ぶものが多いですが、Web版では、パソコンなどでボリュームを調整するのと同じように、スライドバーを左右にずらして、大事か大事でないかの程度を決められるものもあります。方法はともかく、価値観を見える化できればよいわけです。

世界で最も多く意思決定ガイドを開発しているのは米国で、健康な意思決定を支援する非営利組織Healthwise、連邦機関であるAHRQ、世界的に著

1　https://decisionaid.ohri.ca/

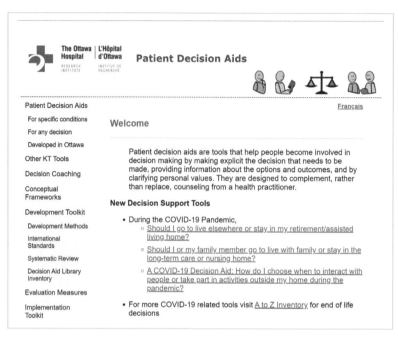

図9.1 オタワ病院研究所の患者意思決定ガイドのサイト（許可を得て掲載）

名な非営利組織の病院であるメイヨークリニック、SDMの研究でも知られるダートマス大学のエルウィンらによるOption Grid、英国のNHSでは、BMJ Groupが開発しているNHS RightCareなどがあります。

ⓒ 日本の意思決定ガイド

また、日本でも、意思決定ガイドの研究が進み、次第につくられるようになっています。それらを集めたサイト「患者さんやご家族のための意思決定ガイド」（**図9.2**）2があり、開発中のものを含めて18のガイドが紹介されています。

公開されているものの内容を列挙すると次のようになります。開発に関する文献があるものは文献番号がつけてあります。

- 乳がん手術で温存か切除か、乳房再建か[5]
- HRT（ホルモン補充療法）を受けるか否か[6]
- 出生前検査のために遺伝相談外来に相談に行くか否か[7]
- 早期肺癌で手術か放射線治療か[8]
- 胃ろうを造設するか否か[9]
- 自然分娩と無痛分娩[10]

- 治験（新しい薬を承認するために効果や副作用を調べる試験）に参加するか否か[11]
- 成人期ADHD（注意欠陥多動性障害）で服薬するか否か[12]
- 脳卒中の高齢者の退院先が自宅か否か[13]
- 精神科病院の長期入院患者が退院するか否か
- 重症末期心不全患者が長期在宅補助人工心臓治療を受けるか否か
- クローン病で生物学的製剤治療を受けるか否か
- あなたが受けたい医療を考え、誰に伝えるかを考えるためのサポートガイド（手術を受ける方の急変時のアドバンス・ケア・プランニング）[14]
- 回復が難しくなった場合に、どのような治療を受けたいかを考えるためのガイド（集中治療室で治療を受ける予定のある方のアドバンス・ケア・プランニング）[14]

この中で、日本で開発された先駆的な意思決定ガイドの1つが、乳がんの術式選択のための意思決定ガイドです。これを紹介することで、選択肢と長所・短所がすでに埋まっている意思決定ガイドがどのようなものかを理解できると思います。パンフレットの形でできていて、上記サイトでPDFをダウ

2 https://www.healthliteracy.jp/decisionaid/

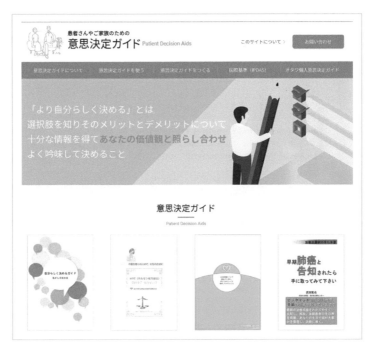

図9.2 意思決定ガイド

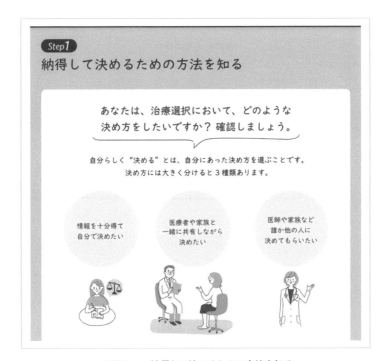

図9.3 納得して決めるための方法を知る

ンロードすることができます。そのうちの大事な部分を抜き出して次に紹介します。

最初にまず決め方についてです（**図9.3**）。「納得して決めるための方法を知る」方法として3つあり、左側は「情報を十分得て自分で決めたい」で、インフォームドディシジョンメイキングです。真ん

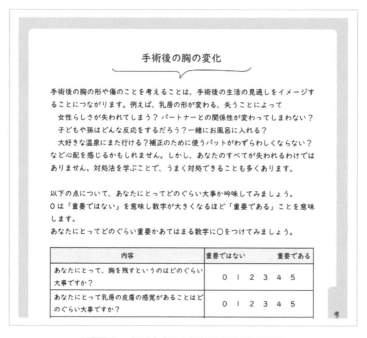

選択肢を比べてみる（医学知識）

まず、あなたが選択可能な選択肢を明確にして、該当する内容を比較しましょう。

□乳房温存手術＋放射線療法を医師が推奨しているが、乳房切除術についても知りたい。
□乳房温存手術＋放射線療法、乳房切除術、乳房切除術＋乳房再建術の３つの選択肢から検討する予定
□乳房切除術が第一選択であり、乳房再建術を行うか、行わないかの２つの選択肢から検討する予定

	乳房温存手術＋放射線療法	乳房切除術	乳房切除術＋乳房再建術
生存率	Stage Ⅰ、Ⅱの浸潤がん（主に腫瘍径3cm以下）の場合は、乳房温存手術＋放射線療法、乳房切除術のどちらを選んでも生存率に変わりはありません。 手術を受けることによって、手術を受けない場合よりも長生きできます。		
乳房内再発のリスク	乳房切除術と比較するとわずかに高いです。（5～20％）[1]	乳房温存療法と比較するとわずかに低いです。（2.3～18％）[1]	乳房切除術のみを受ける人と同じです。

図9.4　**選択肢を比べてみる**

手術後の胸の変化

手術後の胸の形や傷のことを考えることは、手術後の生活の見通しをイメージすることにつながります。例えば、乳房の形が変わる、失うことによって
　女性らしさが失われてしまう？パートナーとの関係性が変わってしまわない？
　子どもや孫はどんな反応をするだろう？一緒にお風呂に入れる？
　大好きな温泉にまた行ける？補正のために使うパットがわずらわしくならない？
など心配を感じるかもしれません。しかし、あなたのすべてが失われるわけではありません。対処法を学ぶことで、うまく対処できることも多くあります。

以下の点について、あなたにとってどのぐらい大事か吟味してみましょう。
0は「重要ではない」を意味し数字が大きくなるほど「重要である」ことを意味します。
あなたにとってどのぐらい重要かあてはまる数字に○をつけてみましょう。

内容	重要ではない　　　重要である
あなたにとって、胸を残すというのはどのぐらい大事ですか？	0　1　2　3　4　5
あなたにとって乳房の皮膚の感覚があることはどのぐらい大事ですか？	0　1　2　3　4　5

考

図9.5　**何が大事かの価値観を明らかにする**

中は、「医療者や家族と一緒に共有しながら決めたい」でSDM、右側は「医師や家族など誰か他の人に決めてもらいたい」でパターナリズムに該当します。選び方の3つの選択肢をきちんと提示しており、自分で決めたいか誰かと一緒に決めたいという人はこのガイドが参考になるとしています。

　そして次に選択肢に何があるのかとそれぞれの長所と短所などの特徴を示す一覧表があります（**図**

9.4）。選択肢の特徴の比較ができる一覧表では上側（表頭）に選択肢が並んでいます。乳房温存手術＋放射線療法、乳房切除術、乳房切除術＋乳房再建術の3つです。こうして一覧表になっているところが大事です。同じような丁寧なパンフレットが作成されていて、順番に紹介されている場合がありますが、それよりも一覧表になっていれば、どこがどう異なっているのかが目線を移すだけ（この場合は左右）で比較できます。

次に、何が大事かの価値観を明らかにするようになっています（図9.5）。最初は「あなたにとって、胸を残すというのはどのぐらい大事ですか？」とあって、これが意思決定ガイドらしいところです。「重要である」「重要ではない」とあって、この重みづけが0から5でできるようになっています。やはり全部重要であるとして5にすると選べません。何を優先するかを決めていく作業になります。

9.2　意思決定ガイドをなぜ使うのか

Ⓐ 意思決定ガイドは目的に合った意思決定スタイル

意思決定ガイドの多くは、オタワ意思決定支援フレームワーク（Ottawa Decision Support Framework）と呼ばれる理論的な枠組みに従って作成されています[15]。そこでは、情報の提供とともに価値観の明確化が大きなポイントとなっています。最終的に価値観に基づいて意思決定ができることが目指されています。気づいた方もいるかもしれませんが、その背景には、すでに紹介した期待価値理論があります。長所と短所がエビデンスでありデータで、星などで大事さを示すところが価値で、これが「データ＋価値」で情報になっています。情報に基づいて決めることができて、しかも自分の価値観に合った合理的な意思決定を支援するのが意思決定ガイドになります。

例えば、がんの治療法の選択でいえば、手術のベネフィットとして5年生存率（5年後に生存している割合が、日本人全体の割合に比べてどのくらいかを0〜100％で表すもので100％に近いほど効果は高い）やリスクとして手術による死亡率などがデータとしてあります。そして、それがどれほどの価値があるか、

大事であるかと考えて決めるものです。エビデンスとして結果がどのくらい期待できるかと、それらへの価値観が必要ということであり、これは患者中心の医療、エビデンスベーストメディスン（EBM）、SDMの考え方と一致しています。

エビデンスが十分に明らかでも、例えば、治療による生存率など医学的なデータでは差がわずかな場合、生活や気持ちへの影響など、何を大切にするかをじっくりと考えないと答えが出ないような難しい意思決定があります。このような、人によって評価が分かれる選択肢がある意思決定の場合は、意思決定ガイドが求められます。

Ⓑ 意思決定を支援する時間が足りない

SDMを実施するうえで、よく課題となるのは限られた診療時間では難しいことです。3分診療と呼ばれる日本の医療において、時間は大きな問題です。いつまでに決めなくてはいけないかにもよりますが、医療者と一緒に決めるといっても、次回の受診まででよいのであれば、それまでに印刷物でもWebでも自宅などどこででも見ることができます。家族や友人と一緒に考えて決めるという場合も多いでしょうから、書かれたものがあると、一緒に見られます。医療者にとっても、毎回誰に対しても同じ説明をする部分があれば、そこはガイドに書き込んでしまえば、むしろ一人ひとりの個別性の高い話に時間をかけることができます。

Ⓒ 理解とコミュニケーションを促進する

意思決定ガイドがあれば、患者や市民が繰り返して読んだり見たりできるので、理解が進みやすくなります。それでもわからない部分があれば、それがはっきりするので質問しやすくなります。長所や短所のところを読んでわかったつもりでいても、その比較をするときになると、しっかりと理解していないと難しいです。ましてや経験のないことであれば、もっと詳しく知りたいことが出てくることもあります。質問が生まれることでより専門家とのコミュニケーションが進み、わかりにくいことや疑問に思いやすいことについて理解しあうことができます。

そして、選んだ理由や価値観が見える化されますから、家族・友人や医療チームで共有して、検査や治療など選んだあとのケアに生かせるという利点があります。例えば、ある手術を選んだ患者が、何を

期待して、あるいは何を心配して選んだのかがわかれば、その気持ちに沿ってケアをすることができます。本人にとっても、目的に合ったものを選べたわけですから、納得してそのあとの行動や生活に取り組みやすくなるでしょう。

D　エビデンスが十分にない中での意思決定

多様な人々を対象とすることもあって、医療の不確実性というのはよく知られているところです。そのためにエビデンスが求められているわけですが、本当に有益だというエビデンスがある治療やケアなどがどの程度行われていると思うでしょうか。米国では、実践されている医療のうちで適切なエビデンスに基づくもの、あるいはそれに裏づけられたものを受けている患者の割合の推計がなされています。そして、2007年の時点で、この数値は半分を下回ると指摘されています[16]。正確な数値を出すのは難しいようですが、改善が必要な状況にはあるようです。

また、英国の医師会の雑誌BMJ（British Medical Journal、ブリティッシュ・メディカル・ジャーナル）によるエビデンスを集めたデータベースであるClinical Evidenceがまとめた2011年の報告では、3000の治療（検査なども含む）のうち、ランダム化比較試験（RCT、第3章p.31参照）によって、明らかに害（harms）よりも利益（benefits）が上回る（beneficial）という確実なエビデンスがあると分類されたものは11％とされました。また、利益が上回る可能性が高い（likely to be Beneficial）とされたのは24％でした。そして、まだ効果がわかっていないと分類されたものが50％ありました。なお、これらのデータは、BMJのClinical Evidenceのサイトで見られたのですが、Clinical Evidenceは現在Best Practiceに変わって見られなくなっていて、当時引用していた論文[17]などで見られます。

これはがん治療に特化しても同様です。米国のNCCN（National Comprehensive Cancer Network、全米包括的がんネットワーク）は、主要ながんの治療のガイドラインにある1818の推奨（recommendation）された治療をエビデンスのレベルによって4つに分類しています。2019年では、その中で最も高いレベルの「統一されたコンセンサス（意見の一致）を持つ高いレベルのエビデンス（high level of evidence with uniform consensus）」に

分類されるものは7％です[18]。そして、最も多いのは、2番目に高いレベルの「統一されたコンセンサスを持つ低いレベルのエビデンス」で、87％を占めるといいます。しかも、これらの数値は2010年では、それぞれ6％と83％だったので、それほど大きく変化していないことがわかります。ただ、がんの種類によって違いがあり、乳がんでは、「統一されたコンセンサスを持つ高いレベルのエビデンス」は30％を占めるそうです。

このように、1990年頃から「エビデンスに基づくもの（evidence-based、エビデンスベースト）にしましょう」「エビデンスをつくりましょう」と叫ばれてきて長いですが、なかなか追いつくのは大変なようです。そうした必ずしも高いレベルのエビデンスがない中で、意思決定に迫られる可能性があります。エビデンスと価値観で決めるとすると、エビデンスが十分でない状態で選択肢をどう評価するかは、より専門的な見方が必要になります。その判断が専門家でも難しいとなると価値観の重みづけが大きくなるでしょう。エビデンスがあったとしても海外のものしかない、選択肢によってエビデンスがあるものとないものがある、ある年齢層の研究はあるが自分の年齢層の研究がないなど、自分に近い状況の人々でのデータがない場合には、ますます専門家による支援が必要になります。これらの専門的な説明についてわかりやすく説明するためにも、意思決定ガイドがあるとよいでしょう。

E　専門家が中立的でない可能性

エビデンスが十分でない中での意思決定では、もし専門家によって判断が違えば、意思決定の結果が異なることにつながります。また、情報提供の方法の違いが意思決定に影響するフレーミング効果など、様々なバイアスに関する知識や、SDMの実践経験などが不足していると、無意識のうちにでもどちらかの選択肢に誘導することがあるかもしれません。

やはり、どの医師が主治医になるかによって手術になりやすかったり、薬による治療になりやすかったりなどしている場合は、患者中心なのかに疑問が残ります。誰が意思決定を支援しても、常に患者が自分の価値観に合ったものを選べるべきです。パターナリズムを望む患者であっても、もし医師によって治療が異なると知ればどうでしょうか。

誰が支援しても選択肢に対して中立的で、あくまで患者の価値観を重視したものになりやすくするには、共通した支援ツールとして意思決定ガイドが求められます。

Ｆ　普及していない選択肢を入れられる

意思決定ガイドでは、選べる選択肢に何があるのかをより明確にする役割もあります。例えば、標準治療でなくても、エビデンスが十分でなくても、実際に利用可能であれば、そのことを明記して中立的に紹介すれば選択肢に入れることは可能です。例えば、日本では海外と比べて普及率が低い治療法（例えば、人工透析での腹膜透析、がんでの放射線治療など）が環境によって選べる場合には、確実に選択肢に入っていることで、比較して自分に合ったものが選べます。薬においても医師が推奨するものを処方する場合、他の選択肢は登場しないこともありえますが、患者中心であれば、選択肢を紹介して推奨する理由を説明することになります。

例えば、筆者が花粉症でかかっていた開業医では、どの薬にしますかと一覧表を見せてくれました。眠くなる程度、効果の強さ、1日何回飲むのか、1錠当たりの価格など、10種類近くを比較して選べるものです。何を重視するかという価値観を明確にする部分はありませんでしたが、やはり比較しやすくなります。参考までにインターネットで「花粉症　薬　一覧」で検索すると、眠気の強さと効果の強さを縦軸と横軸にして薬の名前をプロット（グラフに記入）したものなど、参考になる図表が出てきます。需要はあるということで、薬を選ぶ意思決定ガイドがあると便利だと思います。

薬を自分で選ぶことをめぐって、今まで縁がなかった製薬会社の人と会う機会が増えました。これと同じ話を、国際学会で、ヘルスリテラシー研究で著名なソーレンセンも話していました。その理由は、製薬業界でも患者中心が叫ばれていて（patient centricity、ペイシェントセントリシティと呼ぶことが多いようです）、患者がより自分に合った薬を選べるようにしたいという方向性があるためです。しかし、患者に薬を選んでほしいとしても処方薬（医療用医薬品）は患者に宣伝できないというルールがあります。選ぶのは医師などの医療者の仕事なので、医療者向けに宣伝しているわけですが、その選択肢にどのような薬が入っているかがポイントです。花粉症

の薬の一覧表のように意思決定ガイドをつくることを提案したことがありますが、企業が集まって薬を並べて特徴を書き込むというのは難しいだろうということでした。では花粉症の薬の一覧表がなぜできているのかと聞くと、おそらく薬局の薬剤師がつくっているのではないかという話でした。医療者が作成したものとしては、先ほど紹介した日本の意思決定ガイドの一覧には、成人期ADHDのものがあって、服薬するか否かという選択肢とともに薬の種類も含まれています。また、米国の病院であるメイヨークリニックが**図9.6**のようなうつの治療薬の意思決定ガイドをつくっている例もあります。左側に薬がずらりと並んでいて、体重の増減、性欲の増減、睡眠への影響、ひと月の金額、服薬をやめたときの症状などの程度が5段階または10段階で示されます。

さらに、製薬会社以外でも、医療機器の会社で同じようなことがあります。先述したように、日本では普及率が低いものの国際的にはもっと用いられている治療法のための機器をつくっているところにとって、患者に選んでもらえるように中立的な意思決定ガイドをつくればより普及させることができるかもしれません。それは、患者にとっても、自分に合った選択肢を選ぶチャンスを拡大させるものになります。

9.3　意思決定ガイドの効果の測定

Ａ　意思決定ガイドの効果としての納得度

エビデンスに基づく医療の視点から見ると、意思決定ガイドには何らかの効果があることが示されている必要があります。意思決定ガイドの利用は患者や家族などへの介入行為なので、それがどのようなよい効果をもたらすのかを評価できないといけません。その効果または効果を測定する尺度や指標のことを、健康や医療の介入研究ではアウトカムと呼びます。効果がわからない薬は使わないのと同じように、効果がわからない意思決定ガイドを使うわけにはいきません。意思決定ガイドの場合は、意思決定を、より納得ができるもの、より満足できるものにする効果です。もちろん決められるという効果もありますが、決めるまでのプロセスに対する納得度が

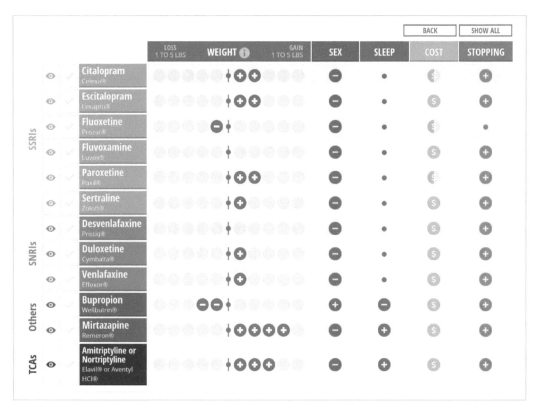

図9.6　　メイヨークリニックのうつの治療薬の意思決定ガイド（メイヨー医学教育・研究財団の許可を得て使用、無断転載を禁ず）

表9.3　　Decisional Conflict Scale（DCS、意思決定の葛藤尺度）日本語版

情報を得ていること（informed）	1) 私にとってどの選択肢が利用可能であるか知っている 2) 各選択肢の有益性を知っている 3) 各選択肢の危険性と副作用を知っている
価値観が明確になっていること （values clarity）	4) どの有益性が自分にとって最も重要であるのかはっきりしている 5) どの危険性と副作用が自分にとって最も重要であるのかはっきりしている 6) 有益性、危険性と副作用のどれがより重要であるかはっきりしている
サポートを得ていること（support）	7) 選択をするための十分な支援を他者から受けている 8) 他者からの圧力を受けることなく選択している 9) 選択をするための十分な助言を得ている
意思決定に確信を持てること（uncertainty）	10) どの選択肢が自分にとって最良であるのかはっきりしている 11) 何を選択すべきかについて自信がある 12) この決定をするのは、私にとっては容易である
質の高い意思決定をしたこと （effective decision）	13) 十分な情報を得て選択をしたと感じている 14) 私の決定は自分にとって何が重要かを示している 15) 私の決定は変わることはないと思う 16) 自分の決定に満足している

大事です。

　意思決定ガイドのアウトカムとして代表的なツールに、Decisional Conflict Scale（DCS、意思決定の葛藤尺度）があります。多くの言語の翻訳版もあり、日本語版も開発されていて [19]、ダウンロードもできます [20]（**表9.3**）。意思決定のconflictすなわち葛藤の大きさを測るものです。16項目あり、それぞれに「とてもそう思う」「そう思う」「どちらでもな

い」「そう思わない」「全くそう思わない」で回答します。

これは意思決定ガイドの先駆者であるカナダのオコナーが開発したものです。彼女のバックグラウンドが看護学であることもあって、看護診断（nursing diagnosis）の中の意思決定上の葛藤（decisional conflict）がもとになっています。看護診断とは、医師が疾患に診断名をつけるように、看護師は患者が直面している問題に診断名をつけるものです。なぜ、意思決定に納得していたり満足している状況を測る目的に対して、葛藤という名称なのかですが、支援により葛藤を解消させれば納得すると解釈することになります。内容を見ると、直接葛藤を測っている内容かというと、決められなくて悩んでいるとか、あちらを立てればこちらが立たずで困り果てているといった状況を測っているわけではありません。項目としては、情報に基づく意思決定すなわち合理的な意思決定のプロセスを踏んでいるかどうかが中心になっています。これまで紹介した意思決定ガイドのプロセスと同じです。それをしっかりと踏んでいるかどうかですが、意思決定ガイドはそのための支援ツールなので、プロセスと一致しています。

このDCSでは、より具体的には、16項目が5つの内容（下位尺度といいます）に分かれています。どの項目もポジティブな内容ですし、実際に得点化するときには、「とてもそう思う」が0点で最低点で、「全くそう思わない」が4点で最高点にしてあって、そう思わないほど高得点で葛藤が高いことになります。葛藤を測る尺度なので、高得点ほど葛藤を高くしないとつじつまが合わないからですが、肯定的な内容の質問を否定すると高得点というのは、感覚的には違和感を覚えたとしても仕方がないかもしれません。質問に回答する人にとっては、どう得点化されるのかはわからないのでよいですが、得点を使う立場になると少し戸惑います。尺度の内容だけで見ると肯定的な内容なので、尺度の名前に肯定的な意味の言葉を使うという選択肢もありますが、そもそも看護学の立場から、対象の葛藤という問題を解決するために葛藤を測定することを優先しているからそうしていないのでしょう。

DCSは英国NHSによるSDMを測る方法の報告書[21]の中でも紹介されています。確かに内容としてはSDMの要素である、選択肢、長所、短所、価値観を含んでいますし、SDMを進めるツールとして意思決定ガイドは使われるので当然といえば当然です。ただ、第8章（p.101～）で紹介したようにSDMの尺度の多くは、医師が意思決定支援を行っているかどうかを測っています。そのため、質問項目の主語が、医師になっていて、医師の行動を評価することが多くなっています。それに対して、DCSは、主語が患者であり、意思決定ガイドを評価するため、意思決定ガイドが意思決定を支援するうえで必要なことがきちんとできているかを検討できる形になっています。それは、第4章で紹介したよりよい意思決定や葛藤やジレンマの解決や、第8章で紹介した医療者と協働するSDMの内容と共通します。

特徴的な点は、選択するための十分な支援や助言を受けている項目があるだけでなく、8）で他者からの圧力を受けることの影響を考えていることです。支援や助言自体はSDMの測定でも中心的な内容ですが、家族など誰かからのプレッシャーがあると決めにくいからです。「絶対手術しなきゃダメだよ」といったある選択肢への強いプレッシャーがあることは珍しくないでしょう。しかし、そのプレッシャーを無意識にでもかける人たちが、各選択肢の特徴や自分の価値観を理解しているかです。プレッシャーをかける人がいる場合は、その人たちに自分が意思決定ガイドをどのように使ったかを見てもらう方法もありますし、意思決定の仕方で同じ土俵に立ってもらうのが難しいことがあるため、オタワ意思決定ガイドには、自分だけでなく誰かと一緒に使える2人用の意思決定ガイド（Ottawa Personal Decision Guide for Two）[21]も用意されています。すでに紹介したガイドの重要度の部分に2つ欄があって、2人がそれぞれに星をつけられるようになっていて、お互いの価値観を見比べられるようになっています。

また、10）～12）では、どの選択肢が自分にとって最良であるか、選択に自信がある、容易であるすなわち自信を持って決められるかという内容があることも特徴です。すでにある選択肢に決まっていて、本当にこれでよいという内容で、まさに納得しているかです。第8章（p.100～）で紹介したSDMの測定では、確かに何が重要かを考えて決める支援

を受けたかを聞いていますが、これほど直接、自分の意思決定に確信が持てているか、裏を返せば葛藤がなく決められているかを確認しているものはなかったでしょう。

そして最後の13)〜16)には、全体としてよい意思決定であったか、十分に情報を得て自分の価値観に一致しているかどうかを確認しています。意思決定全体を通しての総合的な評価といってもよく、きちんとプロセスを経て、納得している、満足してい

るということです。ここまで考えて決めれば満足がいく、後悔しませんという意味でもあります。

多くの意思決定ガイドの効果を評価する研究で、この尺度が使われています。これらの合計得点が、意思決定ガイドを使った群のほうが使わない群よりも低かったという研究です。得点が低いほど葛藤が少ないという評価の方法です。16項目全体の得点でも評価できますし、5つそれぞれの群ごとに個別に合計得点を出して比較することも行われています。

看護の心

医療現場での意思決定を支援する研究をけん引してきたのは、カナダのオタワにある研究所の看護学の研究者たちです。そもそも看護とは何でしょうか。米国看護師協会の定義の中心は「健康問題に対する人々の反応を診断して対処すること」です。例えば、病気への反応として、痛みや不快を感じたり、不安やストレスを抱えたりします。それに上手に対処するためには手助けが欠かせません。医学のように病気を治すよりは、健康や病気をどう受け止めているか、それらとどう付き合っていくかに注目するわけです。看護では「寄り添う」という言葉がよく使われます。

病気をきちんと受け止められたら、治療はどうするか、治療を受けながらどう生活していくか、もし治療を終えたらどうするかなどと、次々に新しい問題への回答が求められます。その多くは選択肢を知って選ぶこと、すなわち意思決定です。医療の進展により治療やケアの選択肢は増えていますが、不確実な場合も少なくありません。選ぶ人の価値観次第となるような難しい意思決定では、迷いや葛藤に「寄り添う」人が必要になります。そのとき、看護は「その人らしさ」を大切にします。「その人らしさに寄り添う心」さえあれば、看護の資格はなくても「看護の心」を持つことができます。

Ⓑ 意思決定ガイドの検証された効果

こうしてDCSを代表としたアウトカムを使って、意思決定ガイドの効果についてシステマティックレビューが行われています[1]。システマティックレビューとは、たくさんの研究成果（ここでは基準を満たした学術論文100本程度）をよく吟味してまとめたものです。第3章（p.31）で紹介したエビデンスレベルの高いものになります。次に意思決定ガイドを使わない通常のケアと比較して、よりどのようなことがあるかについて一覧にしました（表9.4）。

意思決定ガイドで最も大事なのが、情報に基づいて、かつ自分の価値観と一致した決定ができることですが、そのようなエビデンスがつくられてきているわけです。また、健康状態や満足度に悪影響がないことも大事です。日本でも次第に増えてきていて、より活用されることが期待されます。

例えば、先ほど紹介した乳がんの手術の方法を選ぶ意思決定ガイドについては、すでに研究によって効果が検証されています[5]。まず、早期の乳がんの女性210名を、意思決定ガイドを手渡すグループ

表9.4　意思決定ガイドのシステマティックレビューの結果（通常のケアと比べて）

知識が増えたと感じる
情報を得られたと感じる
自分の価値観が明確になったと感じる
意思決定における役割が積極的になる可能性がある
リスクの認識を正確にできる可能性がある
情報に基づいてかつ自分の価値観と一致した決定ができる可能性がある
健康状態や満足度への悪影響はない

と、渡さずに通常の情報を提供するグループにラン
ダム（無作為）に分けています。第3章（p.31）で紹
介したエビデンスレベルの高いランダム化比較試験
（RCT）に該当します。そして、意思決定ガイドを
渡す前と、手術方法を選んで手術をしたあとに、上
記のDCSに回答してもらっています。その結果、
意思決定ガイドを渡したグループは、通常のケアを
受けたグループと比較して、手術のあとで、より十
分に情報を得たと感じ、より自分の価値観に合った
決定ができたと感じていました。この研究は、聖路
加国際病院で行ったもので、従来の情報提供より
も、開発した意思決定ガイドを配ったほうがより納
得して手術を決められたというエビデンスが得られ
たため、聖路加国際病院でその意思決定ガイドの配
布が開始されました。まさにエビデンスに基づく医
療になります。

　同様に、紹介した他の意思決定ガイドについて
も、RCTによる検証が求められますが、患者や医
療機関に研究協力が得られるかどうかや研究費など
の問題で、まだ実現できていないものが含まれてい
ます。意思決定ガイドは公開されていますので、よ
く見ていただいて、研究で検証したい方は是非実施
してもらえれば、より普及が進むことが期待できま
す。もちろん、開発する段階では医療者や患者など
少人数での評価はされていて、より納得して決めら
れることが期待できるものです。

❸ 簡単に使えるSURE test

　意思決定ガイドの評価に使われるDCSは、16項
目あって回答が負担かもしれませんが、信頼性の高
い研究のためには必要なものです。ただし、病院な
どで意思決定に葛藤を感じている人を見つけるため
に日常的に使うのは時間もかかって難しいでしょ
う。そこで、より簡単に測定できるためのショート
バージョン、短縮版が開発されています[22]。現場で
使えるようにという目的もありますが、意思決定ガ

表9.5　　SURE test日本語版[23]

| あなたにとって最も良い選択だという自信があります
か？ |
| --- |
| あなたはそれぞれの選択肢の利益とリスク（危険性）を知っていますか？ |
| あなたにとって，どの利益とリスク（危険性）が最も重要であるかはっきりしていますか？ |
| 選択をするための十分な支援と助言がありますか？ |

イドの評価のために、DCSの代わりに使われるこ
ともあります。開発者はカナダのオタワのグループ
で、DCSを開発したオコナーも著者に入っていま
す。シュアテスト（SURE test）といって4項目で測
ることができます。回答も、「はい」（Yes）と「い
いえ」（No）の2択です。**表9.5**のような日本語版が
できています[23]。

　DCSは16問で5つの内容がありましたが、最後
の質の高い意思決定、すなわち総合的な評価を外し
4つの内容に減らして、シンプルに1問ずつにして
います。意思決定への総合的な評価を外している理
由は、意思決定をまだしていない途中の段階では当
てはまらないからです。SUREというのは4つの質
問の内容の英語の頭文字を取っています（SURE =
Sure of myself; Understand information; Risk-benefit
ratio; Encouragement）。SUREの意味としては「自
信がある」で覚えやすくなっています。1問目の
「あなたにとって最も良い選択だという自信があり
ますか？」の内容でもあります。全部Yesにならな
いと、何らかの葛藤があると判断されて、さらにサ
ポートするようにします。あちこちで紹介してい
て、医師や病院関係者の人に、治療法などを決めた
あとにすべての患者さんに聞いてみたいと言われた
こともあります。「ぜひ使ってみてください」とお
話ししています。

コラム ━━━━━━━━━━━━━━━━━━━━━━━━ COLUMN

意思決定する自信が大切な理由

　日本で新型コロナウイルスへの最初の感染例が確
認された頃の2020年の1月に、おそらくですがイ
ンフルエンザになりました。40度以上出て、これ
までで最高にきつい経験でしたが、3日目から寝な

がらスマホの画面で見られそうに思ったのは大人気
のアニメ「鬼滅の刃」でした。元は人間だった鬼に
家族を皆殺しにされ、唯一生き残ったものの鬼にな
ってしまった妹を人間に戻すために剣士として戦う

という話です。腰痛を忘れてあっという間に見てしまいました。

　中でも、意思決定の視点から印象に残ったのは、幼少期の貧困と虐待の経験を背景として、指示されていないことはコインを投げて決めるという剣士の話でした。その理由を尋ねると「全部どうでもいいから、自分で決められないの」と答える彼女に対し、主人公が「この世にどうでもいいことなんてないよ、きっと心の声が小さいんだろうな」「これから自分の心の声をよく聞くように」「人は心が原動力だから」と応援します。

　家族の虐待のようにストレスを受けてそこから長く逃れられないことで、何をやっても無駄だと学習してしまうことを学習性無力感といいます。急に自分で決める自由を与えられても決められないこともあるでしょう。そんなときは、自分で決めていいんだと思えるところから、実際に決めるところまでのサポートが必要です。自分で決められるという自信を得るには、何よりも自分でうまく決められたと思える経験を積み重ねることが大切です。

　自信が大切な理由は、これまでの習慣にない新しい行動を始めたり、続けたりするには、「できる」という自信が必要なことが明らかになっているからです。跳び箱を跳ぶとき、走っていっても直前で自信がなくて止まってしまった経験はないでしょうか。このような、ある行動ができる自信のことを自己効力感（self-efficacy、セルフエフィカシー）といいます。いくら強く望んでいる行動でも、それ以前に自信がないとできません。

　この自己効力感を提唱したバンデューラ[24]は、ヘビが怖い人を対象に実験をしています。絶対に参加したくない実験ですが、ヘビの入った水槽に近づけるか、水槽をのぞけるか、ヘビを触れるか、ヘビを膝にのせられるかなど、それぞれができる自信の程度を測定しています。

　自己効力感は、健康のために望ましい行動でも、重要であることがわかっています。例えば、禁煙教室に参加した人に、終了後に「明日から禁煙できる自信がありますか。自信の程度を0〜100％でお答えください」と質問して、10％だったとすれば禁煙は難しいでしょう。また、禁煙を続けられるかどうかについても、様々な困難な環境を想定してもら

って、自信を測ることでその可能性がわかります。例えば、「周囲の人がみんなタバコをおいしそうに吸っているときに吸わずにいられますか」「お酒を飲んでいるときに、タバコを勧められたら断れますか」といった調子です。

　では、どうしたら自信が身につくのでしょうか。みなさんはこれまでどのような経験で自信を持ったでしょう。最も自信が身につきやすいものは、目標を達成した経験です。そしてさらに、ごほうびをもらったり（自分から自分にでも）、褒めてもらったり、喜びや楽しさを得られたりすることです。そのために肝心なことは、成功する見込みのある目標を立てることです。目標が高すぎる場合は、失敗のもとになって、かえって自信を失います。跳び箱なら、いきなり高い段数にせずに、いい感じで跳べる程度から始めて、それで自信がついたら、次の目標を設定すればよいわけです。したがって、高すぎる目標を諦めることを含めて、自信をうまく身につけられる目標を設定できることは大切です。

　また、はたして私たちは自分の経験でしか学べないのでしょうか。そうだとすると何でもかんでも自分で経験しないと成長しないことになります。そうではなくて、「背中を見て育つ」ともいいます。学校の跳び箱では、みんなが順番に跳んで成功したり失敗したりする様子を見て学べたことは多かったはずです。他の人の行動を観察することで、自分がどうすればよいかを学べるということです。これはバンデューラによって、モデリングと呼ばれたものです。観察学習ともいわれます。他者を観察することで「あの人でも、ああすればうまくいったのだから自分もできる」と自信を持つことができます。特に自分とよく似た人の様子を見ることで、よりよい見本とすることができます。そのほうが、起こったことに共感しやすく、現実感もあるからです。患者会など、同じ立場の人がグループをつくって取り組むと、学び合う効果が高くなる理由でもあります。

　これは、新型コロナのような、国や地域を挙げて社会全体で取り組む場合もそうでしょう。みんなが頑張っている中で、自信を失いそうになったときほど、影響力がある人が見本（反面教師もありますが）を見せることは大きな意味を持ちます。みんなで乗り越えられる自信を持てるように支えあいましょう。

9.4 意思決定ガイドの国際基準IPDAS

Ⓐ 意思決定ガイドと呼べる資格があるか

意思決定支援における医療者の中立性と同様に、意思決定ガイドの作成においても中立性が求められます。作成者によって選択肢が不足したり、選択肢の選ばれやすさに違いが出たりしないこと、誰もが中立的な立場から患者中心に支援することが求められています。そのため2003年から世界の研究者らが国際基準IPDAS（International Patient Decision Aid Standards）[25]の作成を進めています。出来上がって公開されている基準のチェック表の名称は、IPDASi（International Patient Decision Aid Standards instrument）と最後に「i」がついています。

意思決定ガイドの作成においては、当事者である患者やその家族、医療者、関連する専門家が参加することが重要とされています。そして、参加者らの手で試作品を作成していくわけです。そのとき、どのような内容を入れ込むかがものをいいます。内容をどのようにリストアップしたのか、それぞれを検討する中で何を選んでいって出来上がったのかを明確にすることが重要だとされています。そのときには、意思決定ガイドが患者や医療者にどのように活用されることを想定しているかが明らかになっていることが望ましいです。

国際基準IPDASは、最新のバージョンは4.0で44項目からなる基準になっています。中でも意思決定ガイド（decision aid、ディシジョンエイド）と呼べるかどうかの基準である資格基準（qualifying criteria）が6項目あります。それは、表9.6のように6つについての記述が求められていて、まず、決定を必要とする健康状態や健康問題について、例えば、診断は乳がんで治療が必要なこと、次に、考慮すべき決定について、例えば、乳がんには治療法がいくつかあって患者の価値観によって選ぶものが異なる可能性があること、そして、利用可能な選択肢、それぞれの選択肢の特徴、選択肢の結果として経験することです。利用可能な選択肢を挙げたうえで、ポジティブな特徴だけでなくネガティブな特徴も挙げた、さらに、選択肢を選んだ結果、自分にどのような身体的、感情的、社会的な影響があるかを想像して、自分の価値観を明らかにする支援をしていることが特徴的です。6項目すべてを満たしていないと、意思決定ガイド（decision aid）とは呼べないことになります。

Ⓑ 選択肢のポジティブ／ネガティブな特徴は細部まで同等に

この他にも、基準を満たさない場合、意思決定ガイドに有害な偏りが生じる高い危険性があると判断される基準が10項目あります。例えば、選択肢のポジティブな特徴とネガティブな特徴を細部まで同等に示しているという項目があります。例として、同じフォントで同じ大きさを使用することが挙げられています。例えば、手術で生存率90％と死亡率10％という場合は、両方を同等に示す必要があります。生存率90％だけ大きな目立つフォントで書くことは許されません。また、分母が違っていると

表9.6　IPDASの資格基準6項目

資格基準は、介入がディシジョンエイドであると見なされるために必要とされるもの（6項目）。2値（はい または いいえ）で評価される。認定が考慮され、患者ディシジョンエイドと分類されるためには、すべての資格基準を満たすべきである。

	項目		評価
Q1	患者ディシジョンエイドは、決定を必要とする健康状態や健康問題（治療、手術または検査）について記述している。	はい	いいえ
Q2	患者ディシジョンエイドは、考慮すべき決定について明確に記述している。	はい	いいえ
Q3	患者ディシジョンエイドは、決定のために利用可能な選択肢を記述している。	はい	いいえ
Q4	患者ディシジョンエイドはそれぞれの選択肢のポジティブな特徴（利益、長所）を記述している。	はい	いいえ
Q5	患者ディシジョンエイドはそれぞれの選択肢のネガティブな特徴（害、副作用、短所）を記述している。	はい	いいえ
Q6	患者ディシジョンエイドは、選択肢の結果として経験することがどのようなものか記述している（例. 身体的、心理的、社会的）。	はい	いいえ

比較しにくいので、1/100と1/10と書くのではなく、1/100と10/100と書くと分母が同じ100なので同等に比較できます。また、同じ大きさでも、0.05、1/20、5％と書くのでは印象が違います。これは統計学でよく用いられる有意水準（統計的に意味があると判断する基準）でもありますが、0.05と1/20では大きさが違って感じるので、どちらかに統一する必要があります。さらに、採用したエビデンスの出典や、作成または出版の年月日、更新はいつする予定なのか、資金の提供先などがあります。

さらに、意思決定ガイドの質をよりよくする基準の項目があります。中でも、7.4節でも紹介したように、対象者（ユーザ）に聞くこと、テストすることがあります。開発過程に対象者のニーズアセスメントをしているか、すなわちどのような情報が知りたいのかの聞き取りをしているか、作成したもののレビューすなわち見て評価してもらっているかです。加えて、実際に意思決定に直面している患者を対象としたテストが行われているかという項目もあります。いざ治療法などを決めなくてはいけない人が使ってみて本当に役に立ったのかどうかです。専門家が「こうしておけばよいだろう」というのは、あくまで専門家からみたもので、その視点はもちろん必須なのですが、それだけでは難しいということです。患者や市民も作成と評価に参加することの大切さです。そして、先に患者や市民に合ったものをつくって、それをまた利用して評価して改善していく、あるいはニーズに合わせて違うバージョンを開発していくというサイクルをつくっていくことです。

意思決定ガイドの国際基準の全項目は、すでに日本語版が開発されていて、サイト「患者さんやご家族のための意思決定ガイド³」で見ることができます。

意思決定ガイドの研究は日本でも開始されたばかりです。オタワ意思決定ガイドは広く利用が可能ですが、特定の治療やケアなどの意思決定ガイドで、国際基準IPDASの要件に配慮し、日本で開発されたものは、まだ少数しかありません。これらの意思決定支援の研究が進むとともに、これらが普及することを期待します。

───────────────
3　https://www.healthliteracy.jp/decisionaid/

ⓒ 意思決定ガイドは患者と医療者でつくり記録を残す

IPDASでは、その開発のプロセスについて、必要な条件をまとめています[26]。質の高いものを開発していくには、そのプロセスは、計画的でオープンでなくてはならないとしています。開発のプロセスが図としてまとめられています（**図9.7**）。

まず、スタートの時点から医療の専門家と患者の両方で作成のためのグループをつくるところが目につきます。プロトタイプ（試作版）を作成するには、患者と医療者の両者からみて必要な情報を決めていきます。それができたら、アルファテストとベータテストをします。前者は、開発に参加した患者と医療者のメンバーが繰り返しテストするもので、後者は、メンバー以外の実践の場で患者や医療者にテストして、最終バージョンを完成させるものです。

作成においては、当事者である患者やその家族、医療者、関連する専門家が参加することが重要とされています。そして、プロトタイプ（試作版）を作成していくわけですが、どのような内容を入れ込むかについて、どのようにリストアップしたのか、それぞれを検討する中で何を選んでいって出来上がったのかを明確にすることが求められています。そのとき、患者や医療者にどのように活用されることを想定しているかが明らかになっていることが望ましいと記されています。作成のプロセスがオープンであるということで、誰がどのように考えてそうしたのかの目的や理由が記録されていれば、修正する場合にも役に立ちます。作成に至る意思決定の記録を残すことは、患者中心にするための必須条件です（詳しくはp.132のコラム「意思決定の記録を残す意義」をご覧ください）。

9.5 意思決定の方法を経験して学ぶ

Ⓐ 健康や医療以外では一覧による比較が一般的

ほとんどの意思決定ガイドは選択肢が並んだ一覧表になっています。このような一覧表を他でも見たことがないでしょうか。例えば、スマートフォンや家電、パソコンを選ぶときなどはどうでしょうか。スマートフォンでは、日本で約7割のシェアを占める（2022年5月時点）AppleのiPhoneのサイトに行

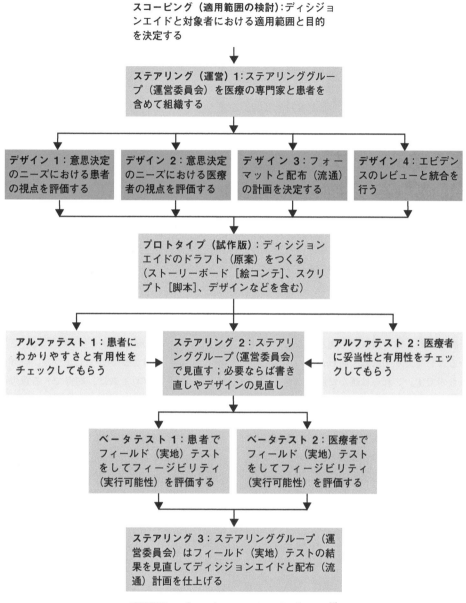

図9.7　ディシジョンエイドの開発プロセス[26]

くと「比較する」というボタンが目につきます。そこを押すと3つのモデルを選んでディスプレイの大きさやカメラの性能などを詳細に比べられるようになっています。このようなメーカーがつくるサイトでもそうですが、各社の商品やサービスの価格や性能・特徴を一覧表にして比較するサイトはたくさんあります。もはや一覧表で比較して選べるのが一般的になっているのに、健康や医療のことではなぜそうなっていなかったのかと気づかされます。

　健康や医療でも同様で、病気の有無にかかわらず、例えば選択肢には、喫煙と禁煙、飲酒の仕方、運動の種類、食事の方法、ストレスへの対処法など多くのものが考えられます。各選択肢の長所と短所を比較して、自分がこれまで何を選んできたのか、本当に自分で選んだのかを考えてみるだけでも意味があるのではないでしょうか。そして、過去の意思決定を振り返って、選択肢や情報は不足していなかったか、自分の価値観ははっきりしていたのかなど

確認してみるのもよいかもしれません。あまり考えていなかったという場合は、今後、意思決定ガイドを使うこと、試しに空欄のオタワ意思決定ガイドを使って決めてみてはどうでしょう。意思決定のプロセスをきちんと踏んで決めてみることで、自分の価値観の不明確さに気がつきつつ、自分の心の声に耳を傾けてみることで、様々な学びがあるかもしれません。意思決定ガイドを使うことで意思決定のスキルが身につくというエビデンスはありませんが、今後実施してみるべき研究だと考えられます。

Ⓑ 意思決定の方法で二重の後悔にしない

大事な意思決定ではやはり後悔したくはないものです。例えば、選んだあとに、手術しなくても治る方法があったとか、乳がんで乳房を温存する方法があったと知ったらどうでしょう。他の人の話を聞いて初めて知って、そちらがよかったという後悔はしないほうがよいでしょう。そもそも人は何を選んだとしても、何らかの短所は必ずあるので、それに気づくと不満ですし、他の選択肢を選んでよかったと言っている人を見たりすれば、何らかの後悔の念が生まれるものです。これらは選んだ選択肢についての話で、選んだ結果のことです。

しかし、なぜあのような決め方をしてしまったのかという、決め方でも後悔すると、二重の後悔になります。決めた結果に対する後悔と、決めたプロセスに対する後悔です。意思決定の話では、この結果とプロセスを明確に区別する必要があります。どうしても意思決定した結果に目が行きがちです。意思決定にはプロセスや方法があることへの気づきが大切です。筆者も意思決定について詳しく考えたことはなく、合理的な意思決定の方法をよく知りませんでした。選択肢を知って、それぞれの長所と短所を知って、自分はどれが大事なんだろう、というプロセスを明確に認識できていなかったということです。しかし、多くの人がその決め方を知らない可能性があります。大事なときほどその決め方が重要になるのに、より後悔せずに納得して決められる方法を学ぶ機会がなかったからです。人生を自分で決める喜びを、いくら辛いことがあっても自分で乗り切っていくこと、そのためによりよい意思決定の方法があると気づく機会です。

心から納得できる意思決定のためには、様々な価値を知り、何を優先したいのか日頃から考えておく

必要があります。意思決定ガイドの開発と利用は、そのような意思決定のプロセスと価値観を「見える化」する作業になります。自分の意思決定のプロセスと選んだ結果に自信を持てる経験が、次の意思決定への自信をつくり出す可能性が期待されます。

Ⓒ 意思決定の4つの要素は「胸に『お・ち・た・か』」で覚える

大事な意思決定では、選択肢、長所、短所、価値観の4つが重要な要素とすると、情報の信頼性の5項目が「か・ち・も・な・い」と頭文字で覚えるようにしているので、同様に頭文字を考えてみました。そのまま頭文字を取ると、意味がわからないので、少しひねりました。選択肢の英語で、最も標準的なものはオプション（option）で、これまで紹介したスリートークモデルやSDMの測定尺度でも使われている言葉です。頭文字を取ると「お・ち・た・か」になります（**表9.7**）。

納得することを「胸（または腹）に落ちた」といいますから、「胸に『お・ち・た・か』」と覚えられると思うのですがいかがでしょうか。合理的な意思決定の4つのプロセスは、納得できる意思決定であるともいえるので、意味合いが近いので命名に納得してもらえるのではないでしょうか。「腑に落ちる」という言い方もあるので、覚えやすい方法を選択してもよいかもしれません。どちらかといえば「腑に落ちない」という言い方が多いようですが。

意思決定ガイドを使う経験をして学ぶことも大事ですが、このような覚えやすい言葉でも意思決定の方法を学ぶ手助けができればよいと思います。SDMなどの医療者による意思決定支援の結果の評価においても、SURE testのように、頭文字であり同時に「自信が持てる」すなわち納得できているという意味を持たせています。「胸に『お・ち・た・か』」が普及することを期待します。

表9.7　意思決定の4つの要素「胸に『お・ち・た・か』」

お	オプション（選択肢）
ち	長所
た	短所
か	価値観

文　献

1) Stacey D, Légaré F, Lewis K, et al. Decision aids for people facing health treatment or screening decisions. Cochrane Database Syst Rev. 2017;4(4):CD001431.

2) Ottawa Hospital Research Institute. Ottawa Personal Decision Guides. Published 2020. Accessed May 17, 2022. https://decisionaid.ohri.ca/decguide.html

3) 有森直子. オタワ個人意思決定ガイド. Published 2019. Accessed May 17, 2022. https://www.clg.niigata-u.ac.jp/~arimori/kaken/?page_id=99

4) Barr PJ, Forcino RC, Dannenberg MD, et al. Healthcare Options for People Experiencing Depression (HOPE*D): the development and pilot testing of an encounter-based decision aid for use in primary care. BMJ Open. 2019;9(4):e025375.

5) Osaka W, Nakayama K. Effect of a decision aid with patient narratives in reducing decisional conflict in choice for surgery among early-stage breast cancer patients: a three-arm randomized controlled trial. Patient Educ Couns. 2017;100(3):550-562.

6) 江藤亜矢子, 中山和弘. 更年期女性がHRT選択をするための意思決定ガイドの開発と内容適切性評価について. 更年期と加齢のヘルスケア. 2018；17(2)：155-164.

7) 御手洗幸子, 有森直子. 出生前検査を実施していない施設の妊婦を対象にしたDecision-Guideの作成と評価. 母性衛生. 2017；57(4)：643-651.

8) 武田篤也. 治療法選択手引き書 早期肺癌と告知されたら手に取ってみて下さい：ピンポイントの放射線治療, 手術の効果を知っていますか？ Amazon Services International, Inc.; 2018.

9) Kuraoka Y, Nakayama K. A decision aid regarding long-term tube feeding targeting substitute decision makers for cognitively impaired older persons in Japan: a small-scale before-and-after study. BMC Geriatr. 2014;14(1):16.

10) Shishido E, Osaka W, Henna A, Motomura Y, Horiuchi S. Effect of a decision aid on the choice of pregnant women whether to have epidural anesthesia or not during labor. PLoS One. 2020;15(11):e0242351.

11) 藤田美保, 米倉佑貴, 大坂和可子, 中山和弘. ディシ
ジョン・エイドの質基準から見た説明文書の現状と課題：治験関係者へのインタビュー調査を含めて. 臨床薬理. 2019；50(6)：247-257.

12) Aoki Y, Tsuboi T, Furuno T, Watanabe K, Kayama M. The experiences of receiving a diagnosis of attention deficit hyperactivity disorder during adulthood in Japan: a qualitative study. BMC Psychiatry. 2020;20(1):373.

13) 青木頼子. 脳卒中で入院した高齢者の「退院先を考えるガイドブック」の開発過程と普及への課題. 聖路加看護学会誌. 2022；25(2)：52-54.

14) Yamamoto K, Kaido T, Yokoi T, Shimada G, Taketa T, Nakayama K. Implementation of advance care planning decision aids for patients undergoing high-risk surgery: a field-testing study. BMC Palliat Care. 2022;21(1):179.

15) Hoefel L, O'Connor AM, Lewis KB, et al. 20th Anniversary update of the Ottawa Decision Support Framework Part 1: a systematic review of the decisional needs of people making health or social decisions. Med Decis Mak. 2020;40(5):555-581.

16) IOM Roundtable on Evidence-Based Medicine. Learning What Works Best: The Nation's Need for Evidence on Comparative Effectiveness in Health Care: AN ISSUE OVERVIEW. Published online 2011.

17) Attia A. Adaptation of international evidence based clinical practice guidelines: the ADAPTE process. Middle East Fertil Soc J. 2013;18(2):123-126.

18) Desai AP, Go RS, Poonacha TK. Category of evidence and consensus underlying National Comprehensive Cancer Network guidelines: is there evidence of progress? Int J Cancer. 2021;148(2):429-436.

19) Kawaguchi T, Azuma K, Yamaguchi T, et al. Development and validation of the Japanese version of the Decisional Conflict Scale to investigate the value of pharmacists' information: a before and after study. BMC Med Inform Decis Mak. 2013;13:50.

20) Ottawa Hospital Research Institute. Decisional Conflict Scale. Published 2020. Accessed May 18, 2022. https://decisionaid.ohri.ca/eval_dcs.html

21) NHS. Measuring Shared Decision Making: A

Review of Research Evidence. 2012. Accessed May 16, 2022. https://www.england.nhs.uk/wp-content/uploads/2013/08/7sdm-report.pdf

22) O'Connor AM, Légaré F. The SURE Test©. Published 2008. Accessed May 18, 2022. https://decisionaid.ohri.ca/docs/develop/Tools/DCS_SURE_English.pdf

23) 大坂和可子, 青木頼子, 江藤亜矢子, 北奈央子, 有森直子, 中山和弘. 意思決定の葛藤をアセスメントするスクリーニングツールSURE test日本語版の開発. 日本看護科学会誌. 2019 ; 39 : 334-340.

24) アルバート・バンデューラ. 編著. 本明寛, 野口京子. 監訳. 激動社会の中の自己効力. 金子書房 ; 1997.

25) International Patient Decision Aid Standards (IPDAS) Collaboration. IPDAS. Published 2019. Accessed December 29, 2021. http://ipdas.ohri.ca/

26) Coulter A, Stilwell D, Kryworuchko J, Mullen PD, Ng CJ, van der Weijden T. A systematic development process for patient decision aids. BMC Med Inform Decis Mak. 2013;13 Suppl 2(Suppl 2):S2.

第 10 章 日本人のヘルスリテラシーの低さと意思決定できる幸せ

10.1　日本人のヘルスリテラシーの測定

A　ヨーロッパよりも低い

　日本人のヘルスリテラシーは高いでしょうか。識字率が高いといわれ、平均寿命も長いので高いだろうと思う人も少なくないでしょう。筆者らはそれを知るために、日本で包括的なヘルスリテラシーを測定してヨーロッパと比較しました[1]。測定に用いたのは、第1章（p.13）で紹介したヨーロッパヘルスリテラシー調査質問紙（HLS-EU-Q47）を日本語に訳したものです。健康情報の「入手」「理解」「評価」「活用（意思決定）」という4つの能力を「ヘルスケア」「疾病予防」「ヘルスプロモーション」の3領域で測定するものです。例えば、「喫煙、運動不足、お酒の飲みすぎなどの生活習慣が健康に悪いと理解するのは」に対して「とても簡単」「やや簡単」「やや難しい」「とても難しい」という選択肢で回答するものです。難しいか簡単かを尋ねるものですが、それは個人の能力だけでなくて、それを実行することが困難な状況や環境、その中でそれをどれだけ強く求められるかを反映するものとしています。

　EUの8か国との比較[2]から、日本での一般住民のヘルスリテラシーの状況をみてみました。調査会社にモニター登録している全国の人（約250万人）の中から、20〜69歳の男女を対象に、国勢調査における地域別の性・年齢階級別の構成割合をもとに人数を割付けて、2014年3月にウェブ調査を実施し、有効回答を1054名から得ました。

　その結果、47項目で「難しい」（「とても難しい」＋「やや難しい」）と回答した割合は、EU8か国（8102人）の平均よりも全項目で高く、その差は最小値3.2％、最大値51.5％で、平均値は21.8％でした。総得点（50点満点に変換）の平均値は、EUが33.8、日本は25.3で、8点ほどの差がありました。ヘルスリテラシーを「不足（0-33点）」に分類した割合は、EUでは47.6％（最も低いオランダは28.6

％、最も高いブルガリアは62.1％）で、日本では85.4％でした。全体としてEUよりヘルスリテラシーが低いことがわかりました。

　表10.1は、すべての項目について「難しい」（「とても難しい」＋「やや難しい」）と回答した割合について、EU8か国全体と最もヘルスリテラシーが高かったオランダとを比較したものです。

　次に4つの能力別にみてみます。まず、健康情報の入手の項目を比べてみると、日本では、気になる病気の症状や治療、心の健康問題に関する情報を見つけるのが「難しい」と答えた割合は、5割前後でした。病気の予防に関する情報や生活習慣の改善の情報でも3〜4割です。オランダでは「難しい」は1割程度しかなく、差がありました。

　次に、健康情報の理解の項目を比べてみると、日本では、医師から言われたことなどを理解するのが「難しい」と回答した割合は、2〜6割あり、EUやオランダの数％〜3割と比較すると差がありました。

　健康情報の評価の項目を比べてみると、日本では、どの生活習慣が自分の健康に関係しているかの判断が「難しい」と答えた割合は5割弱で、オランダでは5％でした。また、治療法が複数ある時、それぞれの長所と短所を判断するのが「難しい」と答えた割合は日本の7割に対しオランダは3割でした。

　健康情報の活用の項目を比べてみると、自分の病気に関する意思決定をする際に医師から得た情報を用いたり、家族や友人のアドバイスをもとに病気から身を守る方法を決めたり、健康改善のための意思決定をするなど、意思決定が「難しい」と答えた割合は5割程度で、EUやオランダでは2〜3割程度でした。

　これらの4つの能力で全体としてどの程度差があるのかを確認するために、能力別に「難しい」の割合の平均値を計算しました（表10.2）。すると、日本とEUの差では、入手が2割弱で理解が最も小さ

表10.1　ヘルスリテラシーの全質問項目での「難しい」の割合（%）：日本とEU・オランダの比較

	項目	日本	EU	オランダ
ヘルスケア入手	気になる病気の症状に関する情報を見つけるのは	46.1	22.8	7.5
	気になる病気の治療に関する情報を見つけるのは	53.3	26.9	12.3
	急病時の対処方法を知るのは	60.9	21.8	13.4
	病気になった時、専門家（医師、薬剤師、心理士など）に相談できるところを見つけるのは	63.4	11.9	4.7
ヘルスケア理解	医師から言われたことを理解するのは	44.0	15.3	8.9
	薬についている説明書を理解するのは	40.8	28.0	13.1
	急病時に対処方法を理解するのは	63.5	21.7	16.2
	処方された薬の服用方法について、医師や薬剤師の指示を理解するのは	25.6	6.5	2.1
ヘルスケア評価	医師から得た情報がどのように自分に当てはまるかを判断するのは	46.7	18.0	10.0
	治療法が複数ある時、それぞれの長所と短所を判断するのは	70.6	42.6	30.9
	別の医師からセカンド・オピニオン（主治医以外の医師の意見）を得る必要があるかどうかを判断するのは	73.0	38.6	44.0
	メディア（テレビ、インターネット、その他のメディア）から得た病気に関する情報が信頼できるかどうかを判断するのは	73.2	49.7	47.4
ヘルスケア活用	自分の病気に関する意思決定をする際に、医師から得た情報を用いるのは	49.3	23.1	19.2
	薬の服用に関する指示に従うのは	16.8	6.8	3.2
	緊急時に救急車を呼ぶのは	36.8	8.8	4.7
	医師や薬剤師の指示に従うのは	15.5	5.6	2.7
疾病予防入手	喫煙、運動不足、お酒の飲み過ぎなど不健康な生活習慣を改善する方法に関する情報を見つけるのは	28.3	14.7	2.8
	ストレスや抑うつなどの心の健康問題への対処方法に関する情報を見つけるのは	52.9	33.5	22.0
	受けなくてはならない予防接種や検診（乳房検査、血糖検査、血圧）に関する情報を見つけるのは	40.1	24.0	11.6
	太りすぎ、高血圧、高コレステロールなどの予防法や対処法に関する情報を見つけるのは	34.7	18.1	6.3
疾病予防理解	喫煙、運動不足、お酒の飲み過ぎなどの生活習慣が健康に悪いと理解するのは	15.9	10.3	1.8
	予防接種が必要な理由を理解するのは	21.7	16.6	4.8
	検診（乳房検査、血糖検査、血圧）が必要な理由を理解するのは	19.2	10.4	3.7
疾病予防評価	喫煙、運動不足、お酒の飲み過ぎなどは健康に悪いといわれているが、その信頼性を判断するのは	25.8	14.4	9.2
	検査のために、いつ受診すべきかを判断するのは	53.2	16.3	20.9
	どの予防接種が必要かを判断するのは	57.0	32.7	23.2
	必要な検診（乳房検査、血糖検査、血圧）の種類を判断するのは	52.8	25.1	23.2
	メディア（テレビ、インターネット、その他のメディア）から得た健康リスク（危険性）の情報が信頼できるかどうかを判断するのは	64.2	42.1	44.9
疾病予防活用	インフルエンザの予防接種を受けるべきかどうかを決めるのは	35.9	26.2	15.1
	家族や友人のアドバイスをもとに、病気から身を守る方法を決めるのは	48.5	22.2	30.5
	メディア（新聞、ちらし、インターネット、その他のメディア）から得た情報をもとに、病気から身を守る方法を決めるのは	52.1	36.9	38.7

ヘルスプロモーション入手	運動、健康食品、栄養などの健康的な活動に関する情報を見つけるのは	29.9	14.3	2.8
	心を豊かにする活動（瞑想（座禅・ヨガ）、運動、ウォーキング、ピラティスなど）について知るのは	27.3	22.6	13.6
	より健康的な近隣環境にする方法（騒音や汚染を減らす、緑地やレジャー施設をつくるなど）に関する情報を見つけるのは	47.9	40.3	45.1
	健康に影響を与える可能性のある政策の変化（法律制定、新しい検診、政権交代、医療改革など）について知るのは	63.1	53.2	55.7
	職場の健康増進のための取り組みについて知るのは	38.0	34.8	21.2
ヘルスプロモーション理解	健康に関する家族や友人のアドバイスを理解するのは	30.5	13.0	13.3
	食品パッケージに書かれている情報を理解するのは	41.8	36.2	30.1
	健康になるためのメディア（インターネット、新聞、雑誌）情報を理解するのは	33.6	23.3	13.6
	心の健康を維持する方法に関する情報を理解するのは	49.3	26.1	17.3
ヘルスプロモーション評価	住んでいる場所（地域、近隣）がどのように健康と充実感に影響を与えているかを判断するのは	61.8	24.6	28.8
	住宅環境が健康維持にどのように役立つかを判断するのは	58.9	19.5	16.9
	どの生活習慣（飲酒、食生活、運動など）が自分の健康に関係しているかを判断するのは	45.5	12.6	5.4
ヘルスプロモーション活用	健康改善のための意思決定をするのは	50.7	21.7	21.1
	参加したいときに、スポーツクラブや運動の教室に参加するのは	56.4	24.1	10.4
	健康と充実感に影響を与えている生活環境（飲酒、食生活、運動など）を変えるのは	63.6	25.5	19.6
	健康と充実感を向上させる地域活動に参加するのは	64.6	38.9	45.7

表10.2　4つの能力別の「難しい」の割合（%）の平均値-日本とEU・オランダの比較

	日本	EU	日本とEUの差	オランダ	日本とオランダの差
入手	45.1	26.1	19.0	16.8	28.2
理解	35.1	18.9	16.2	11.4	23.7
評価	56.9	28.0	28.9	25.4	31.5
活用	44.6	21.8	22.8	19.2	25.4

く16%なのに対して、評価と活用では2割以上の差で、特に評価で3割ほどの差になっていました。理解はできても評価と意思決定が難しいという結果です。また、オランダとの比較では、どれも2割半ばから3割ほどの大きな差でした。

コラム ─────────────────── COLUMN

インターネットの検索の難しさ

　子どもが幼い頃、腕から先に床に落ちて、肘が曲げられなくなることがありました。これは以前、仲のよい先輩の子どもがなって驚いたという肘内障（ちゅうないしょう）かも、と思いました。肘が抜けたような状態で、先輩からは「『子ども　腕　だらり』で検索するとわかるんだよ」と聞いていて、そんなことがあるのだなあと思い記憶に残っていました。

　それでも医者に診せたほうがいいと思って、もう

夜でしたが、何とか病院を見つけて配偶者が連れていって受診しました。ところが小児科が専門の医者がいなくて、宿直の整形外科医はいたのですがレントゲンでもわからず、帰ってきてしまいました。このままにはできないと思い、先輩に教えてもらった通りのキーワードでネットで見つけた図やビデオを見比べて試したところ、元に戻すことができました。危なっかしい話ですが、感動して、その後も何度か治した記憶があります。これも、たまたま聞いていたから探せたわけで、そうでなければ、かわいそうに、小児科を受診するまでそのままにせざるを得なかったでしょう。

　健康・医療系の信頼できるサイトがあったとしてもSEO対策（第6章p.69〜参照）が不十分なこともあり、見つけるのが難しい中で、多くの人がネットで検索していて大丈夫なのでしょうか。以前、ネットで健康情報を調べたことで問題が発生したと思わ

れる事例がないかと、Q&Aサイトに寄せられた質問を検索しました。最も多かったのは、ネットで調べるほどわからなくなったり、不安が増したりするといった「新たな情報でかえって混乱する」という事例でした。その次は「見つけても理解できない」「探しても見つからない」でした。この状況では、英語を勉強するか、ネットの翻訳機能を活用するのが早いでしょうか。ちなみに肘内障は英語でnursemaid's elbow（子守の肘）といいます。子どもの腕を強く引くとなるからのようです（小さな子どもは、よく転びそうになったり急に危険な方向へ駆け出したりします）。わかりやすく混乱しない健康情報へとやさしく腕を引いてもらいたいものです。

※このコラムは、毎日新聞2017年10月15日東京朝刊のコラム『健康を決める力』「信頼できる情報、どこに」を一部修正したものです。

Ⓑ　アジアと比べても低い

　ヘルスリテラシーの測定尺度HLS-EU-Q47は、日本だけでなく他のアジアの国・地域でも翻訳されて、同様な調査が実施されています[3]。結果をみると、平均点（50点満点）では台湾が34.4と最も高く、次いでマレーシア32.9、カザフスタン31.6、インドネシア31.4、ミャンマー31.3、ベトナム29.6となっていて、どこも日本の25.3より高くなっていました。EUの8か国も含めて国・地域別に平均点を比較したものが、次のグラフです（図10.1）。

　この日本での調査のあとにも、同じHLS-EU-Q47を用いて日本人のヘルスリテラシーを測定した研究がいくつもあります。詳しくは後述しますが、筆者らが2021年に同じウェブ調査で行った3914名では、平均点は27.4でした[4]。他の同じく一般住民のウェブ調査の516名（平均年齢32.4歳）では、26.5[5]となっていて、これら3つのウェブ調査では、およそ25〜27点でした。これに対して、ウェブ調査ではないものの同じく調査会社に登録している30〜79歳の501名（平均年齢54.1歳）とその同居家族であり健康上の問題で最もよく相談する人501名（平均年齢57.6歳）への質問紙を郵送した調査では、それぞれ30.1と30.3[6]、同じく調査会社に

登録をしている20〜79歳に質問紙を郵送した891名（平均年齢50.3歳）で29.8[7]でした。これらの郵送の調査では30点ほどとやや高くなっていました。

　また、一般住民ではなく特定の人々を対象とした調査もあります。ある鉄道会社の社員381名（39歳以下が60%）では25.1[8]、聖路加国際病院で健診を受けた714名（平均年齢51.2歳）では27.3[9]でした。ある市の老人クラブの会員を対象とした65歳以上の368名では27.5[10]、ある医療系専門学校生193名では22.5（最終学年である4学年では25.3[11]）でした。すでに、筆者らが行った2014年の調査では、年齢が高い人ほど得点が高いという結果[2]でしたので、年齢を考慮すれば似通った結果であるといえます。ただし、ある私立大学医学部3年生56名では29.5[12]と、高い値を示していました。なお、調査に回答した医学部生の感想は、問われている内容について学ぶ機会がなかったというものでした。

　このように国内での調査は、対象や方法の違いがあるものの、いずれも約30点以下になっていて、ヨーロッパやアジアの得点と比べると、全体としてそれらを上回るものではない結果でした。このヘルスリテラシーの測定は、サイト「健康を決める力[1]」

1　https://www.healthliteracy.jp/survey_2/

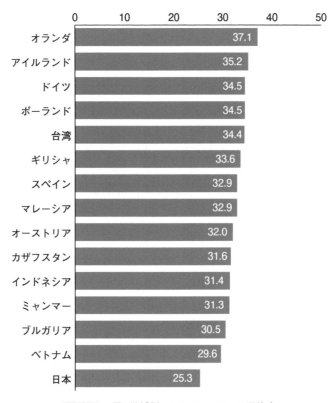

図10.1　国・地域別のヘルスリテラシーの平均点

で可能になっていますので、測ってみてはいかがでしょうか。質問に回答すると、得点と全国100人中の順位（同性、同年代での順位も）が出ます。順位は筆者らの2014年の全国調査のデータなどを参考にしたものです。

Ⓒ　国際比較の難しさも理解しておく

なお、この比較で注意しなければならない点があります。日本の調査では、他の国・地域の調査と異なる点があります。対象者については、EUと台湾では、全国・地域（台湾以外のアジアの国では主要な都市や地域が選ばれています）でサンプリング（標本抽出）が行われていますが、日本ではウェブ調査のモニター登録者に限定されています。そのため、対象者の特徴について、国勢調査の結果（性、年齢、収入、職業、学歴、暮らし向き）と比較して大きな偏りがないことは確認しましたが、インターネットをあまり利用していない人は含まれていません。このことは全体としてヘルスリテラシーを高めている可能性がある反面、インターネットの健康情報を使いこなすことの難しさを実感している人が含まれてい

る可能性もあります。それでも、日本の調査では、同時にすでに測定されたことがある「伝達的・批判的ヘルスリテラシー尺度（CCHL、5項目）」（第1章p.12参照）を測定していたので、同じ尺度を測定した他の2000人規模の全国サンプリングの調査での値と比較ができました。同じ尺度を使えば、高いか低いかの比較ができるため、研究では可能な限りすでにある尺度を測定します。同じ尺度で値を比較してみてみたところ大きな差はみられませんでした（いずれも公開していません）。

また、日本だけがウェブ上の自記式の質問紙を用いています。他の国・地域は、質問紙を用いた面接（face-to-face）による調査です。面接調査では、対象者が社会的に望ましい回答をしやすくなることが知られていますので、他の国・地域との差はもう少し小さい可能性があります。しかし、「入手」や「理解」に関する項目では、ほとんど差がない項目がありますし、それだけですべての差を説明できることはないと考えられます。

10.2 日本でヘルスリテラシーが低いと考えられる背景

Ⓐ 家庭医とプライマリ・ケア

日本とヨーロッパとの比較で最も差が大きかったのは「病気になった時、専門家（医師、薬剤師、心理士など）に相談できるところを見つけるのは」で、日本では6割が難しいと回答したのに対してEUでは1割、オランダは約5％と差が開きました[2]。その背景にあるのは、日本のプライマリ・ケア（身近にあって何でも相談できるケア）の不十分さがあります。これは2011年に国民皆保険50周年で企画された世界的な医学雑誌『ランセット』の日本特集号でも指摘されていることです[13]。プライマリ・ケアとは、米国国立科学アカデミーの定義では、「患者の抱える問題の大部分に対処でき、かつ継続的なパートナーシップを築き、家族及び地域という枠組みの中で責任を持って診療する臨床医によって提供される、総合性と受診のしやすさを特徴とするヘルスケアサービスである」とされています。日本プライマリ・ケア連合学会は、この米国国立科学アカデミーの定義を引用しながら、プライマリ・ケアの定義について「国民のあらゆる健康上の問題、疾病に対し、総合的・継続的、そして全人的に対応する地域の保健医療福祉機能と考えられる」と述べています[14]。

しかし、日本の医師の大部分は、これらを行えるプライマリ・ケア医あるいは家庭医とはいえないとされています[15]。プライマリ・ケア医あるいは家庭医の訓練を十分に受けた医師が不足していて、2022年10月16日時点で日本プライマリ・ケア連合会が認定する家庭医療専門医は1047名です。日本の医師数約30万人のほんの一部です。ヨーロッパでは医師の約3分の1が家庭医（オランダでは40％）である状況とは大きく違います（ちなみに台湾も早くから家庭医の養成を行っている国です）。これは2004年まで、養成する教育制度は存在していなかったからです。そのためプライマリ・ケアのレベルで十分診療可能な疾病でも、大きな病院を受診することが起こっています。患者にとっては、どの医師の診療でも自由に受けられるといった状況ですが、どこで受診したらよいのかという明確な情報がないため、受診先に迷うことがしばしばあります。ヨー

ロッパでは、家庭医制度が普及していて、地域の家庭医にまず受診することになっている国が多いので、そのようなことは少ないわけです。

「医師から言われたことを理解するのは」で難しい割合が多いことは、プライマリ・ケアの特徴を表す理念の中にある「充分な説明の中で受療者との意思疎通を行うこと」[14]の教育が不十分であるためだと推察されます。さらに、ヨーロッパでの家庭医は、予防のための健康教育を行う役割ももつため、地域住民のヘルスリテラシーの向上に寄与していることが考えられます。「疾病予防」や「ヘルスプロモーション」の項目でも差が大きかったのは「判断する」という言葉が入ったもので、これは「入手」「理解」「評価」「活用」の4つの能力のうちの「評価」に該当しており、健康情報が信頼できるかや、自分にとって適切なのかを評価する方法について、十分教育を受けていないと難しいものです。さらに、「ヘルスプロモーション」では、「評価」のみならず、「生活環境を変える」「運動教室に参加する」「地域活動に参加する」といった「活用」でも大きな差があります。ヨーロッパでは、家庭医制度を含めたヘルスプロモーションや地域包括ケアの先進国があることで、地域で健康や生活の質の向上のための活動に参加しやすい環境をつくり上げてきているためだと推察されます。

Ⓑ ヘルスリテラシーが高いオランダの特徴

ヨーロッパの調査では、中でもヘルスリテラシーが高い国は、オランダでした。オランダは、家庭医や訪問看護師によるプライマリ・ケア（初期包括ケア）が充実している国でもあります。日本の介護保険法は、ドイツの介護保険を参考にしたといわれていますが、ドイツはオランダを参考にしたといわれています。オランダが先進的であることは、国の特徴そのものとして語られる機会もありますが、サービスの利用者の選択を自由にし、サービスの提供者の競争を促進するという考え方です[16]。選択肢から自由に選べるためには、本来、情報を入手し、理解して、意思決定する力であるヘルスリテラシーが求められます。サービス利用者の権利を確立するために、選択のための情報を与える試みが営々と行われているといわれています。情報公開度については、世界でトップクラスの国です。

また、オランダには、地域看護師が起業して急速

に広がり、利用者満足度トップで、今や世界的な成功事例とされる在宅ケアの組織ビュートゾルフがあります[17]。創業者によると、その根底には「自分の人生の中で起きるいろいろなことについて自分で判断して決定できれば、自分の人生に自ら影響を与えられるし、より幸せな人生を送ることができる」という信念があるといいます。意思決定できることが幸せにつながるということです。さらに、学校教育の段階から、建設的に議論して意思決定する習慣を学ぶことが、他の国よりもヘルスリテラシーが高いオランダの特徴として挙げられ、やはり意思決定できることを重視していることがわかります[18]。「世界価値観調査」における各国・地域のデータによれば、人生の選択の自由度が高い国・地域ほど幸福感が高い傾向にあります[19]。オランダが人生の選択の自由度とともに幸福感も世界の上位なのに対し、日本の幸福感は先進国では低めで、人生の選択の自由度の平均点は90の国や地域の中で88番目です（「世界価値観調査」2017-2022）[20]。

Ⓒ 健康情報の入手先とメディアリテラシー

情報についていえば、日本の調査での項目の中で、「気になる病気の治療に関する情報を見つけるのは」「気になる病気の症状に関する情報を見つけるのは」「メディア（テレビ、インターネット、その他のメディア）から得た健康リスク（危険性）の情報を信頼できるかどうかを判断するのは」で難しいという割合でも差が大きくなっていました。これらからは、インターネットを含めた情報の入手先の問題が指摘できます。市民向けの健康情報を豊富に収集したサイト、MedlinePlusのようなわかりやすく信頼できる総合的なサイトが不足していることはp.69で述べています。オランダ人は英語が堪能な人が多いこともあって、MedlinePlusなどの英語の公的サイトを見に行くハードルが低い可能性もあります。表10.2でも、オランダは健康情報の入手において、「難しい」の割合は日本よりも3割少なく、8割以上が「簡単」と回答していました。

以前、筆者の授業で、自分の関心のある健康についての情報をネットで検索してどうだったかを発表してもらいました。その中に、顔のしわ取りなどで注射する「ボトックス」（芸能人で利用が多いといわれているようです）に関する発表がありました。検索結果には美容医療のクリニックなどのサイトがず

っと並び、検索のキーワードに「安全性」「副作用」を追加しても結果は変わりませんでした。副作用は信頼できる医師やクリニックであれば心配ないと書いてありました。なかなか公的なサイトはヒットしないので、「botox」と英語で検索してみることを提案しました。MedlinePlusが上位にヒットしました。その用途や副作用を含む簡潔でわかりやすい説明と様々な皮膚科学の学会や論文など専門的な解説、ビデオ、論文などの情報源が入手できるようになっていました。妊娠中または授乳中の方は使用しないでくださいとも書いてありました。眉間にしわが寄るような話でした。現在でも検索すると状況は変わらずで、英語で検索すると、第7章（p.92）で紹介したメイヨークリニックやクリーブランドクリニック、NHSのサイトなどが上位にヒットします。

また、日本では健康科学・医学系の論文を検索しても要約を読めないので内容がわからないという問題もあります。世界で出版されている論文は、米国国立医学図書館（NLM）のサイトPubMedで、無料で論文のデータベースを検索できるようにしていて、ほとんどの論文で要約を読むこともできますし、無料で公開されている論文ならすぐに全文を読むこともできます。しかし、日本語で書かれた論文の多くは検索対象外になっています。日本では、それらの論文のデータベースは医中誌Webで検索することができますが、医学中央雑誌刊行会というNPOが作成していて、個人や組織で契約して料金を支払う必要があり、誰もが無料で検索して要約を読むというわけにはいかないのが現状です。ただし、一部の公共図書館では公開されていて、「医中誌Webを使える公共図書館[2]」で一覧になっています（2021年10月18日現在では、17都道府県で28館あります）。また、CiNiiでも医中誌Webの内容を検索できて便利ですが、抄録（要約）はほんの一部の公開されているものでないと見ることはできません。

図書館についても、米国は国立医学図書館があることもあって健康情報に詳しい司書の育成がされていると思いますが、日本ではこれまで不十分だったようです。図書館情報学でも保健医療情報の専門家はいないかわずかだと聞きます。信頼できる健康情報を整理して提供する専門家がいないことは問題で

2　https://www.jamas.or.jp/public/publiclibrary.html

す。ただ、第11章（p.145）で紹介するようにヘルスリテラシーに取り組む図書館もあり、今後さらに広まることが期待されます。

また、メディアリテラシーの問題が指摘できます。新聞やテレビなどマスメディアやインターネットの情報を理解・活用できる力が必要です。p.58で述べたように、テレビや新聞といったマスメディアへの信頼度が高く、インターネットへの信頼度が低いこと[21,22]は、健康情報に限らず、日本の特徴です。インターネットは、メディアが取り上げる元となるオリジナルの情報（1次情報）である専門的な論文やデータを直接ダウンロードできるなど、自分で情報を取捨選択できるメディアです。それにもかかわらず、いわゆるオールドメディア上での医師らのコメントは、高い信頼を得がちであると思われます。これらも批判的にみる必要がある中で、鵜呑みにすることには問題があります。日本では、自分で考えるよりも、頼ることができる情報が求められて

いるとの指摘があります[23]。言い換えれば、情報を選択肢の比較による意思決定に用いるというより、正しい選択肢、正しい答えを教わろうとしているのかもしれません。

また、インターネットは、誰でも多くの人が参加できるメディアで、特定の権力にコントロールされにくく、基本的に助け合いの精神でつくられているメディアでもあるのに、信頼されていないのはなぜでしょうか。この背景には、オールドメディアがインターネットにまつわる事件や被害などのニュースを多く流していて、その影響を受けている可能性[24]についてはすでに述べました。これらは年齢によって、違いがあるものの、どのメディアに対しても批判的である姿勢は重要です。企業や政治団体などの組織がスポンサーにあること、記事を書いている人のフィルターを通して情報が伝達されていることを意識化することが求められるでしょう。

コラム　　　　　　　　　　　　　　　　　　　　　　　COLUMN

意思決定の記録を残す意義

日本では、みんなで研究した成果である論文に限らず、そのような貴重な記録物をデータベースとして蓄積して、公開してみんなで共有する意義を十分分かち合えているでしょうか。例えば、人間の知の集積である大学において、学内の文書をきちんと保管・整理して公開する文書館（英語ではアーカイブといいます）の設置の点で、日本は世界から大きく遅れています。欧米では、図書館、博物館、文書館の3つがそろっているのが近代大学の証だといいます。実際に大学の文書館に行って1920年代の時間割を見せてほしいと頼むと、専門職員（アーキビストといいます）がすぐに出してくれるそうです。日本の大学で初めて本格的な文書館を設けたのは京都大学で、2000年のことでした。翌年に施行された情報公開法が契機だったそうです。

さらに、日本の国立公文書館の規模は、大きく見劣りするものです。職員数だけをみても、日本の国立公文書館（188人）は、アメリカ（3112人）、ドイツ（790人）、イギリス（600人）などの欧米先進諸国のみならず、韓国（471人）など東アジア諸国との差も大きいままです（2018年8月現在）[25]。また、

例えば欧米先進諸国では、作成後30年経った重要公文書は国立公文書館に移管されて永久に保存され、原則として公開されるという「30年ルール」が定着しています。しかし、日本ではそうではありません。米国の国立公文書館のサイトにあった「Democracy starts here（民主主義はここから始まる）」という一文が印象的です。公文書をきちんと管理することは、過去の政策立案プロセスをしっかり残し、検証可能にすることによって、将来の正しい権力行使を促すためにも重要なしくみだとされています。

筆者は、乳がん患者への医療やケアで、様々な職種の医療者が関わることの意義を明らかにする研究[26]に関わったことがあります。「現在、安心して治療を受けていますか」「病気や治療について十分理解できるまで、医療者はあなたに説明していますか」「あなたの意向に沿った医療が行われていると思いますか」などの項目（**表**）を患者に回答してもらい得点化しました。得点が高い患者ほど患者中心の医療を受けられていると判断します。その結果、得点が高い患者ほど、医療者同士が自分のことにつ

表　患者から見た患者中心の医療の項目[26]

現在、安心して治療を受けていますか
医療者はあなたの意向や問題に迅速に対応していますか
病気や治療のことについて十分理解できるまで、医療者はあなたに説明していますか
病状や治療の変化があった時、状況に応じて適切な援助を受けられていますか
あなたの意向に沿った医療が行われていると思いますか

回答は「大変そう思う」（5点）から「全くそうは思わない」（1点）までの5段階で合計点を算出

いてよく連絡をとりあっていると思うと回答していました。

　より患者中心だった病院には、どんな特徴があったでしょうか。数多く分析しましたが、関連した要因はわずかでした。それは、多職種の医療者が参加するカンファレンス（会議）が定期的にあり、その記録が各職種の視点を盛り込んだ形式だったことです。様々な職種の記録があってこそ、患者は医療者同士が自分のためにコミュニケーションをとっている様子を目に浮かべられるのです。

　そこで明らかになったことは、人々の対話やコミュニケーションとそれに基づいた意思決定の記録を文書として残す意義です。文書を歴史として蓄積することが、文化や信頼関係を育みます。それは、一人一人がそこで生きた証しにもなります。

　※このコラムは、毎日新聞2018年4月22日東京朝刊のコラム『健康を決める力』「記録文書を残す意義」を加筆・修正したものです。

Ⓓ 意思決定が苦手

　学校における保健教育において、自分で意思決定するスキルを身につけられているかどうかがポイントとしてあります。ヘルスリテラシーの育成や向上において、教育は最も重要です。海外では早い時期から計画的に、健康や身体、意思決定などヘルスリテラシーを身につける教育に取り組んでいます。

　また、日本人がそもそも意思決定が得意なのかという問題があります。意思決定の仕方やそれを可能にする環境には文化差があることが指摘されています。日本とオーストラリアの大学生を比較すると、日本の大学生のほうが意思決定における自尊感情が低く、意思決定時のストレスが高く、よく考えて自分で決めるよりも、他の選択肢の可能性を考えずにせっかちに誤って判断して決定してしまったり、意思決定を回避したりする傾向にあるという研究があります[27]。同様に、日本とオーストラリア、米国、ニュージーランド、香港、台湾の大学生を比較した研究でも、日本人が最も意思決定についての自尊感情が低く、意思決定を回避し、衝動的に決める傾向にあったとも報告されています[28]。それは、個人の意思決定を特徴とする西欧人と、集団の調和を文化

的規範とする日本人の違いによるという可能性が指摘されています。さらに、ビジネスリーダーの意思決定のスタイルを日本と米国と中国で比較したところ、日本では、データを集めて多くの選択肢を注意深く分析するスタイルが最も少なく、データよりも直感や関係を重視するスタイルが最も多かったという研究報告もあります[29]。

　さらに、意思決定できるかどうかには、選択の自由があるかどうかの影響を受ける可能性もあります。先に挙げたように「世界価値観調査」での人生の選択の自由度は、日本は最低ランクです[20]。

　これらは、選べる選択肢が十分にないためか、意思決定のための情報が十分でないためか、情報に基づく意思決定のスキルが不足しているためかといった可能性が考えられます。

10.3 情報に基づく意思決定のためのスキルと決める幸せ

Ⓐ 情報の評価と意思決定のスキル

　では、日本で情報の評価や意思決定のスキルを身につけている人はどの程度いるのでしょう。日本人

いつ
更新された？

目的はなに？

根拠はある？

関連性ある？

誰の情報？

情報評価
スキル

サイト「健康を決める力」より

のヘルスリテラシーをヨーロッパと比較するときに用いられたHLS-EUの測定尺度では、健康情報の評価や健康に関する意思決定について、簡単か難しいかで評価していました[8]。それは、対象者が実際にどのような方法で情報を評価したり意思決定したりしているかという、具体的、実践的なスキルを測定していませんでした。

　例えば、「評価」の項目である「メディア（テレビ、インターネット、その他のメディア）から得た健康リスク（危険性）の情報が信頼できるかどうかを判断するのは」簡単か難しいかを尋ねられて、「か・ち・も・な・い」のような具体的な信頼性の基準をいくつか想定して答えている人がどれだけいるかは不明です。身近に医療者がいて、すぐに聞けるから簡単と答えているかもしれませんし、信頼している新聞やNHKの情報を見るから簡単としているかもしれません。同様に、「活用」すなわち「意思決定」の項目である「健康改善のための意思決定をするのは」では、「お・ち・た・か」のように、そのための選択肢を想定して、それぞれの長所と短所を比較して、何を優先するか考えて決めるから簡単とする人がどれだけいるかはやはり不明です。このような合理的な意思決定ではなく、直感的な意思決定かもしれませんし、やはり身近な専門家や家族に相談すれば何とかなると思って回答しているかもしれません。

　ヘルスリテラシーの概念からすれば、情報に基づく意思決定ができることですから、「か・ち・も・な・い」のような基準を使えるスキルや「お・ち・

た・か」のような合理的な意思決定ができるスキルを背景に持つことが求められているはずです。しかもこれらは、必ずしも健康情報に限らず、生活上必要な情報全般に求められるスキルです。もし、これらのスキルがある人のほうがヘルスリテラシーが高いとすれば、それらのスキルを使って健康情報を評価して活用しているはずです。

　そのため、筆者らは、これらのスキルがヘルスリテラシーとどの程度関連しているのかを調査することとしました。2021年1月に全国20〜69歳の男女3914人を対象としたインターネットの調査で、情報の評価と意思決定のスキルの測定を行いました[4]。情報の評価のスキルについては「インターネット、テレビ、新聞、雑誌などのメディアの情報を見るとき、次に挙げることをそれぞれどのくらい確認していますか」という質問に対して、情報の信頼性の確認方法である「か・ち・も・な・い」の5項目をどの程度行っているかを尋ねました。

　また、意思決定のスキルについては「大事なことを決めるときに、次のようなことをしていますか」という質問に対して、意思決定のスキルとして、その中心にある4つのプロセス（選択肢、長所、短所、価値観）である「お・ち・た・か」の4項目をどの程度行っているかを尋ねました。いずれのスキルも、特に健康や医療についての情報や意思決定と限定しないで質問しています。

　「か・ち・も・な・い」については第6章で、意思決定のプロセスである「お・ち・た・か」については、第4章や、第8章、中でもSDMに不可欠な4

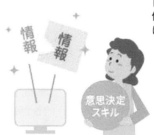

各選択肢の
短所を知る

各選択肢の長所と
短所を比較して、
自分にとって
何が重要か
はっきりさせる

各選択肢の
長所を知る

選べる選択肢が
すべてそろっているか
確認する

サイト「健康を決める力」より

表10.3　情報の信頼性の確認と意思決定のスキルの実施度（%）[4]

	いつも している	よく している	ときどき している	たまに している	まったく していない
情報の信頼性の確認					
（か）情報を出している人や団体は、どのような資格を持つ人たちか	12.5	24.5	27.7	17.5	17.7
（ち）別の情報と比べてどのような違いがあるか	10.5	23.3	30.0	17.9	18.3
（も）情報の元ネタ（情報源）は何か	14.9	28.4	27.8	15.2	13.8
（な）情報は、商品やサービスの宣伝のためではないか	10.3	25.4	28.8	18.9	16.6
（い）情報はいつ作られたものか	9.7	24.6	31.0	18.7	16.0
意思決定のプロセス					
（お）選べる選択肢がすべてそろっているか確認する	8.7	31.0	34.2	19.1	6.9
（ち）各選択肢の長所を知る	11.9	35.7	32.1	16.1	4.3
（た）各選択肢の短所を知る	12.0	34.0	32.3	17.2	4.5
（か）各選択肢の長所と短所を比較して、自分にとって何が重要かはっきりさせる	14.6	35.7	31.4	13.9	4.4

つの要素（p.102）などで詳しく説明しています。各項目の内容は、**表10.3**で示しています。

　その結果、表10.3のように、いずれも「いつも」と「よく」を合わせても4〜5割程度になっていました。そして、情報の信頼性の確認の5つの項目と意思決定のプロセスの4つの項目では、いずれの項目でもその頻度が高い人ほど、ヘルスリテラシーの得点が高くなっていました。また、それぞれの5項目と4項目を足し合わせた合計点で計算しても、同様にその得点が高いほどヘルスリテラシーの得点が

高くなっていました。相関係数（p.136コラム参照）はそれぞれ、0.26、0.30でした（いずれも有意確率は0.001未満）。

　さらに、このような「情報の確認のしかた」と「すべての選択肢の長所と短所を知り、何が重要かをはっきりさせてから選ぶ方法」についてそれぞれどこかで学んだことがあるかを尋ねたところ、いずれも4割以上が「学んだことはない」と回答し、学んだことのある人のうち、いずれもインターネットが約4割、テレビが約3割、新聞・雑誌が15％、本

が1割強などで学んでいました。それ以外では、大学と職場がそれぞれ約6％、小中高校が約5％と、学校でも職場でもほとんど学んでいなくて、ほとんどが独学といえる状況でした。

このように、日本において、ヘルスリテラシーにとって重要な、情報の信頼性の確認と意思決定のスキルを学ぶ機会は限られていて貴重であると考えられます。人生において様々な選択を始める時期に備えて、自分の価値観を明らかにするためにも、自分らしい意思決定ができるようになるためにも、これらのスキルを身につける機会に恵まれてほしいもの

です。

そこで筆者らは、誰もがこれらのスキルを知る機会を提供するため、「か・ち・も・な・い」と「お・ち・た・か」を紹介する動画を作成して公開しています。YouTubeのチャンネル「ヘルスリテラシー　健康を決める力」(https://www.youtube.com/@healthliteracy-skills）またはTikTokのアカウントhealthliteracy（https://www.tiktok.com/@healthliteracy）をご覧ください。YouTubeでもTikTokでも「中山和弘」で検索すれば見つかります。

コラム　COLUMN
相関係数と因果関係の違い

2013年から高校の数学Ⅰで習うようになった相関係数ですが、因果関係を考えるうえでの材料になる大切な方法です。2つのデータがあって、片方の値が大きくなるともう片方のデータも大きくなる（正の関連＝正比例のようなもの）または小さくなる（負の関連＝反比例のようなもの）という関連の強さを数値で表します。−1〜1の間で、符号がプラスなら正の関連で、マイナスなら負の関連です。図に示したように、関連が弱ければ0に近くなり、関連が強いほど−1または1に近くなります。

人のスキルや知識、態度や行動などのデータで

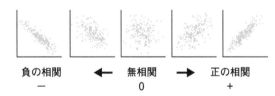

負の相関　←　無相関　→　正の相関
−　　　　　　　0　　　　　　　＋

図　相関係数

は、人は多様で測定結果も多様なこともあって、関連があっても相関係数は0.2〜0.4程度になり、この程度の数値でものをいうことが少なくありません。健康に悪いと知りつつやらかしてしまうことがあるように、知識があってもなかなか行動には結び

つかないなど一筋縄ではいかないわけです。逆に、そう簡単に全員が右向け右、左向け左になってしまうと恐ろしい社会になるでしょう。

因果関係とは、原因と結果の関係を表すものですが、相関関係は、2つのデータの動きが連動している様子から関連の大きさを測るだけのもので、どちらかが原因でどちらかが結果を表すとは決まっていません。相関係数の値が大きければ、それだけで因果関係があるわけではありません。基本的には、2つのデータをXとYとすれば、相関係数で関連がみられた場合、因果関係の可能性としては、Y→X、X→Y、Y→Z→X、Y→Z←X、Y←Z→X、Y←Z←Xなどがあります。ZはXとYとは別のものです。第3章（p.29）のエビデンスのところで紹介した、ショートヘアだと彼氏がいるというみせかけの関連での「活動的」というのがZの具体例です。また、関連の大きさを円の重なりで示すベン図を紹介しましたが、円の重なりは相関係数が大きくなるとともに大きくなります。忘れてはならないのは、相関係数はあくまで因果関係を主張するための材料で、判断するのは人間です。それも、より多くの人が認めてこそ間違いないと考えられるようになります。

Ⓑ 子どもの頃からの意思決定のスキル

意思決定について学校で学べていない背景には、日本の学校教育での学習指導要領のあり方がありま

す。2020年以降の新しい学習指導要領になって、保健の分野全体では、小中高を通じ、心身の健康には不可欠な「課題を見付け、その解決に向けて思考

し判断する」という問題解決力や、意思決定力といった健康を決める力に関する項目が新設されたところです。これは保健の分野に限らず全分野に共通した話で、新しい学習指導要領でようやく育成すべき資質・能力として「思考力・判断力・表現力」が前面に立って大きな柱として盛り込まれました。中高では「健康に関する情報から課題を発見し」という文言も加わり、高校のものを見ると「生涯を通じる健康に関する情報から課題を発見し、健康に関する原則や概念に着目して解決の方法を思考し判断するとともに、それらを表現する」「健康を支える環境づくりに関する情報から課題を発見し、健康に関する原則や概念に着目して解決の方法を思考し判断するとともに、それらを表現する」という項目が新設されています。今回初めて「情報」という言葉が入り、それは意思決定のためにあると考えれば、それまで意思決定が入っていなかったことがわかります[30]。より詳しくは第12章（p.164）でお話しします。

健康とは、心身の状態だけではなく、それを自分（たち）で変えられる「力」、生きる意味や生きがいを感じて「生きる力」を指すと考えられます。身体のことに始まり、細菌やウイルスなどの多様な生物、食や薬、運動と睡眠、ストレスと対処、性とジェンダー、老化と死、人間関係やコミュニケーション、社会と文化、メディアと情報リテラシー、リスクや確率の理解など保健以外の全科目とつながっています。これらの多様な情報や価値観をもとに判断できる、自分らしい「生き方」を身につけることでもあります。

日本でも、読み書きのリテラシーと同様に、早い時期から生涯を通じて情報に基づいて意思決定できる力とヘルスリテラシー教育のしくみづくりが望まれます。日本の中学生を対象とした研究では、ヘルスリテラシーや保健分野での批判的な思考力は、部分的には親や教師の影響も示唆されるが、全体としては自然に身につくものではなく、そのための教育の機会が必要であると報告されています[31]。その必要性から、日本の中学生に必要なヘルスリテラシーとして、自己探求力（自己の体のしくみや変化の原因を探求する力）、生活習慣管理力（健康を管理し、生活習慣を見直す力）、情報活用力（氾濫する健康情報の中から正しい情報を選択し、実生活に活用する力）、ソーシャルスキル（他者と円滑なコミュニケーションを図って、自分の感情をコントロールしたり、健康面での主張や提案をする力）の4つが提案されたり[32]、中学生のヘルスリテラシー尺度が開発されたりする[33]など、ヘルスリテラシーを考慮した保健教育の介入と

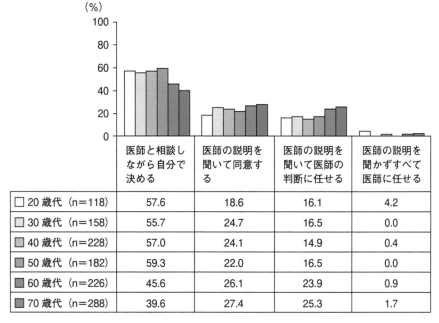

	医師と相談しながら自分で決める	医師の説明を聞いて同意する	医師の説明を聞いて医師の判断に任せる	医師の説明を聞かずすべて医師に任せる
□ 20 歳代 （n=118）	57.6	18.6	16.1	4.2
□ 30 歳代 （n=158）	55.7	24.7	16.5	0.0
□ 40 歳代 （n=228）	57.0	24.1	14.9	0.4
□ 50 歳代 （n=182）	59.3	22.0	16.5	0.0
□ 60 歳代 （n=226）	45.6	26.1	23.9	0.9
□ 70 歳代 （n=288）	39.6	27.4	25.3	1.7

図10.2　治療方針の自己決定に関する意識[35]

評価の研究が増えることが望まれます。

ⓒ　意思決定できる幸せへの気づき

　最後に、国際的には自分で意思決定できることが幸せにつながっているとされますが、日本人ではどうなのでしょう。2万人を対象とした調査によると、健康、人間関係に次ぐ要因として、所得、学歴よりも「自己決定」が幸福感に強い影響を与えていました。高校や大学などの進学先や初めての就職先を誰が決めたかという質問の回答に「自分で希望を決めた」を選んだ人ほど幸福感が強くなっていました[34]。健康に関する自己決定ではないものの、健康が最も強く幸福感と関連していたので、健康について自己決定すなわち自分で健康を決める力であるヘルスリテラシーがあれば、さらに幸福感が高まるかもしれません。人間関係が2番目なので、自分で健康を決めることを信頼できる人とともにできて、人間関係がさらに豊かになれば、さらに幸せになれる可能性があると思われます。

　さらに、実際に治療方針の自己決定に関する意識（図10.2）をみてみると、やはり自己決定を望んでいる人が多いという結果です[35]。日本医師会総合政策研究機構の調査ですが、「比較的重い病気の治療方針の決定に際して、あなたのお考えはどれに近いですか」という質問に対して「医師と相談しながら自分で決める」という回答が各年代でトップです。20歳代で57.6％で、50歳代まで6割弱で、70歳以上でも4割です。「医者の説明を聞かずすべて医師に任せる」という完全なパターナリズムは70歳以上でも1.7％しかいません。少なくとも医師の説明を聞いておきたいという中で、医師の判断に任せるという人は2割前後はいます。

　このように自分で決めたいと思う人が多い中で、実際に自分で決められているかということが注目される点です。患者に決めるスキルが不足していて、医師にSDMのスキルが不足している場合は難しいでしょう。子どもの頃から選ぶ自由や意思決定のスキルを学ぶ機会がなく、自分で選んでみて幸せだという喜びの経験がなければ、意思決定が広まるかは疑問です。自己決定を望む人が多くなってきている中、考えていかなければいけません。

文　献

1） Nakayama K, Osaka W, Togari T, et al. Comprehensive health literacy in Japan is lower than in Europe: a validated Japanese-language assessment of health literacy. BMC Public Health. 2015;15(1):505.

2） HLS-EU Consortium. Comparative Report on Health Literacy in Eight EU Member States (Second Extended and Revised Version, Date July 22th, 2014). 2012. Accessed May 19, 2022. https://cdn1.sph.harvard.edu/wp-content/uploads/sites/135/2015/09/neu_rev_hls-eu_report_2015_05_13_lit.pdf

3） Duong TV, Aringazina A, Baisunova G, et al. Measuring health literacy in Asia: validation of the HLS-EU-Q47 survey tool in six Asian countries. J Epidemiol. 2017;27(2):80-86.

4） Nakayama K, Yonekura Y, Danya H, Hagihara K. Associations between health literacy and information-evaluation and decision-making skills in Japanese adults. Published online August 18, 2021.

5） 勝谷紀子，東るみ子．ヘルスリテラシーと医療・健康情報の探索行動との関係．情報処理学会全国大会講演論文集．2019；81st(4)：319-320.

6） Ishikawa H, Kiuchi T. Association of health literacy levels between family members. Front Public Health. 2019;7:169.

7） Goto E, Ishikawa H, Nakayama K, Kiuchi T. Comprehensive health literacy and health-related behaviors within a general Japanese population: differences by health domains. Asia Pacific J Public Heal. 2018;30(8):717-726.

8） 木村宣哉，小原健太朗，秋林奈緒子，宮本貴子．日本の鉄道会社における包括的ヘルスリテラシーの実態と職場の健康診断・健康相談等に関する行動との関連．産業衛生学雑誌．2019；61(4)：123-132.

9） Maie A, Kanekuni S, Yonekura Y, Nakayama K, Sakai R. Evaluating short versions of the European Health Literacy Survey Questionnaire (HLS-EU-Q47) for health checkups．総合健診．2021;48(4):351-358.

10） 島田広美，川上和美，岡本美代子，野崎真奈美．都市在住高齢者のヘルスリテラシーの実態．医療看護研究．2021；18(1)：63-74.

11） 谷口圭佑，坂本晴美，高田祐ら．医療系学生における

ヘルスリテラシーとその関連要因についての検討. 理学療法科学. 2021；36(6)：877-884.

12) 米倉佑貴，中山和弘. 医学部学生，日本人一般住民，海外のヘルスリテラシーの比較. 第25回日本健康教育学会学術大会抄録集. Published online 2016：93.

13) 『ランセット』日本特集号：国民皆保険達成から50年. (公財) 日本国際交流センター. Published 2011. Accessed May 19, 2022. https://www.jcie.or.jp/japan/pub/publst/1447.htm

14) 日本プライマリ・ケア連合学会. プライマリ・ケアとは？（医療者向け）. http://www.primary-care.or.jp/paramedic/

15) 伴信太郎，マイケル・フェターズ. 日本の保健医療専門家教育：今こそ変わるべき時. Lancet. 2011；378 (9798)：1206-1207.

16) 大森正博. オランダの介護保障制度. レファランス. 2011；(725)：3-73.

17) 堀田聰子. 持続可能な「私たちの」まちづくり：オランダを手がかりに. Published 2015. Accessed May 19, 2022. http://www.kaigodanshi.jp/study/03/

18) 熊平美香. オランダ教育視察(1) ピースフルスクールとピースフルコミュニティ. Published March 17, 2014. Accessed May 19, 2022. https://www.a-kumahira.com/2014/03/17/post_68/

19) Ngamaba KH. Determinants of subjective well-being in representative samples of nations. Eur J Public Health. 2017;27(2):377-382.

20) Haerpfer C, Inglehart R, Moreno A, et al. Norris EP, Puranen B, eds. World Values Survey: Round Seven - Country-Pooled Datafile Version 4.0. 2022.

21) 厚生労働省. 平成26年版厚生労働白書. 2014. https://www.mhlw.go.jp/wp/hakusyo/kousei/14/dl/1-02-1.pdf

22) CIGI-Ipsos. CIGI-Ipsos Global Survey on Internet Security and Trust. Published 2019. Accessed February 22, 2021. https://www.cigionline.org/internet-survey-2019

23) 舞田敏彦. メディアへの信頼度が高いだけに世論誘導されやすい日本. ニューズウィーク日本版 オフィシャルサイト. Accessed May 19, 2022. https://www.newsweekjapan.jp/stories/world/2015/10/post-4034_1.php

24) 橋元良明. インターネット利用における信頼と不安：

国際比較調査による展望(＜特集＞情報の信頼性). 情報の科学と技術. 2011；61(1)：8-14.

25) 奈良岡聰智. 公文書管理体制の日英比較. Vol 69. 2018.

26) Komatsu H, Nakayama K, Togari T, et al. Information sharing and case conference among the multidisciplinary team improve patients' perceptions of care. Open Nurs J. 2011;5:79-85.

27) Radford MHB, Mann L, Ohta Y, Nakane Y. Differences between Australian and Japanese students in decisional self-esteem, decisional stress, and coping styles. J Cross Cult Psychol. 1993;24(3):284-297.

28) Mann L. Cross-cultural differences in self-reported decision-making style and confidence. Int J Psychol. 1998;33(5):325-335.

29) Martinsons MG, Davison RM. Strategic decision making and support systems: comparing American, Japanese and Chinese management. Decis Support Syst. 2007;43(1):284-300.

30) 衞藤隆，渡邉正樹，中山和弘. ヘルスリテラシーの育成とこれからの保健教育. 2016. Accessed May 19, 2022. https://www.taishukan.co.jp/files_upload/upload/owned_media_magazine/hotaijournalclassroom303.pdf#page=18

31) 森慶恵，玉村沙也加，横井来美，古田真司. 中学生の保健分野における批判的思考力に関する基礎的検討. 東海学校保健研究. 2015；39(1)：45-57.

32) 山本浩二，渡邉正樹. 日本の中学校健康教育における課題とヘルスリテラシーの必要性に関する一考察：中学校新学習指導要領の実施に向けて. 東京学芸大学紀要 芸術・スポーツ科学系. 2011；63：87-97.

33) 山本浩二，渡邉正樹. 中学生におけるヘルスリテラシーの構造と保健知識及び生活習慣との関連：中学生用ヘルスリテラシー尺度の開発と保健教育への応用の検討. 日本教科教育学会誌. 2018；41(2)：15-26.

34) 西村和雄，八木匡. 幸福感と自己決定：日本における実証研究 改訂版. Vol 18-J-026. 2020. https://www.rieti.go.jp/jp/publications/dp/18j026.pdf

35) 江口成美，出口真弓. 第6回 日本の医療に関する意識調査. 2017. Accessed May 19, 2022. https://www.jmari.med.or.jp/wp-content/uploads/2021/10/WP384.pdf

第 11 章

ヘルスリテラシーに配慮した
社会づくり：組織、病院、職場

11.1　ヘルスリテラシーに配慮した社会

Ⓐ　ヘルスリテラシーフレンドリーな多様な場

　WHO（世界保健機関）のヨーロッパ事務局は、2013年にヘルスリテラシーのエビデンスを集めたレポート『Health Literacy: The Solid Facts（ヘルスリテラシー：確かな事実）』を発表しています[1]。そこでは、21世紀の知識社会は、健康に関する意思決定において矛盾（パラドックス）に直面しているとしています。知識社会とは、すべての人々の生活を向上させるために知識を生み出し、共有して生かせる社会です。しかし、私たちは健康的なライフスタイルの選択がますます求められるようになっているというのに、複雑な環境やヘルスケアシステムにおいては、そのせっかくの知識を生かすことが簡単にできないという矛盾があります。現代社会は、どんどんと不健康なライフスタイルを売り込んできているし（ジャンクフード、タバコ、お酒、長時間見てしまうドラマ・映画・動画など様々あるでしょう）、ヘルスケアはますます探したり選んだりすることが難しくなってきているとしています[1]。

　それはいくら教育のある人であっても同じで、教育システムは、リテラシーは提供できたとしても、ヘルスリテラシーは提供できない現状にあると指摘しています。その根拠の1つとなっているのは、第1章（p.13）でも紹介したEUの8か国の調査（HLS-EU）において、半分の人がそのスキルを持っていなかったという結果です[2]。

　そこで、このレポートでは、よりよいコミュニケーションを保証すること、ヘルスリテラシーフレンドリーな（ヘルスリテラシーに配慮した）場をつくること、地域・国・国際的なレベルでヘルスリテラシーの政策をつくることなどが挙げられています。これらによって、家庭、コミュニティ、職場、ヘルスケア、教育、商業界、そして伝統的なメディアとソーシャルメディアなどの場において、人々が日々健康的な意思決定ができるように協力しあうことを求めています。

　キックブッシュ（Kickbusch）らは、ヘルスリテラシーの向上のために、ヘルスケア、家庭とコミュニティ、職場、政治、市場の5つの領域で必要な能力を、**表11.1**のように挙げています[3]。

　4）政治の中にアドボカシー（advocacy）という言葉がありますが、権利擁護、主張、提唱などとされますが、訳しにくい言葉です。この言葉の元々の意味から考えてみましょう。この言葉の中には、vocaという言葉があります。このようなvocから始まる言葉としては、vocalやvocabularyなどがあり、それらの言葉と同じく、「声」「声を出す」という意味があります。それに接頭語の「ad-」という、元々は「〜へ（to）」という方向性を表す意味が加わり、「誰かに対して声を出す」とか、強調の意味で「声を上げる」「大声を出す」「叫ぶ」といった内容になっているようです。それこそ「黙っていない」でしょうか。第1章（p.1）で紹介したようにフ

表11.1　ヘルスリテラシーの向上のための5つの領域[3]

1）ヘルスケア	患者による保健医療の適切な利用や専門家とパートナーとしての行動力
2）家庭とコミュニティ	疾病予防行動など
3）職域	事故と職業性疾患の予防、安全と健康を推進する労働環境のためのキャンペーン、適切なワークライフバランスの実現
4）政治	情報を得た投票行動、健康権の知識、健康問題のアドボカシー、患者や健康組織の会員
5）市場	商品やサービスの選択や利用での健康的な意思決定、消費者として権利の行使

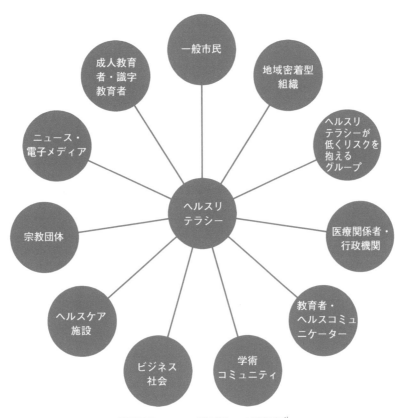

図11.1　ヘルスリテラシーの関係者[4]

レイレが発見した「沈黙の文化」のように黙ってはいないで、「ここにこんな困ってる人がいますよ」と声を上げることです。

　人々がこのような多様な場でヘルスリテラシーを向上させられるためには、政府全体、社会全体の問題として捉えることが必要です。ヘルスリテラシーは、個人だけでもなく、加えて政策立案者、保健分野の専門家だけの責任ではなく、複数の境界、職業、部門にまたがるものとされています。

Ⓑ　ヘルスリテラシーのある国や地域

　まず、ヘルスリテラシーのためにすべての人が協力するカナダの例を紹介していきましょう。カナダは、「ヘルスリテラシーのあるカナダ（Health Literate Canada）」を目指して、インターセクトラルアプローチ（inter-sectoral approach）を活用していることで知られています[4]。セクター（部門、分野、団体など）の間をつないだアプローチで、これでもかと関係者が挙げられていて、車輪のスポークのように直線的かつ放射状に描かれています（**図11.1**）。しかし、より正確には、これらはすべてスパゲッティの山のように縦横無尽に絡み合っていて、利害関係者の間には複雑な相互の結びつきがあるのだと断っています。これはWHOも行っているアプローチですが、ヘルスリテラシーの向上のために優先して取り組むことは何かを明確にし、そのために国と自治体や地域社会ができることは何かを考え、保健医療関係者、研究者、政策決定者が、対話により、セクターを越えた仕事を促進するというものです。

　ヘルスリテラシーがある人とは**表11.2**のような人であるとしています。

　1から4は、ヘルスリテラシーといえばすぐにイメージするような個人的な活動ですが、5や6では、地域など集団による社会的な活動が入っていることが特徴的です。

　そして、国民のヘルスリテラシーを向上させるための包括的な戦略が考えられています。そのために不可欠と考えられる**表11.3**の3つの構成要素を挙げ

表11.2　ヘルスリテラシーがある人 [4]

1	セルフケア（自己管理）の方法を理解し実行する
2	健康のためにライフスタイルの調整を計画的に実施する
3	情報に基づいて前向きな健康に関連した意思決定ができる
4	いつどのようにヘルスケアにアクセスすればよいかを知る
5	ヘルスプロモーション活動をみんなでシェア（共有）する
6	コミュニティや社会の健康問題に取り組む

表11.3　ヘルスリテラシーを向上させるための3つの戦略 [4]

1）知識の開発	ヘルスリテラシーの向上に効果的なエビデンスを集め、その情報にアクセスできる知識基盤を開発・促進する。
2）意識の向上と能力形成	公私セクターで働く人、専門家、住民が知識や能力を高める学習機会を開発し提供する。鍵となる利害関係者に注目してもらい、ヘルスリテラシーの重要性を伝えるコミュニケーション戦略を開発、実施、促進する。
3）インフラとパートナーシップ形成	ヘルスリテラシーの向上は複数のセクターで共有する責任である。5つのキーパートナーは行政、ヘルスセクター、教育セクター、職場・企業、コミュニティ組織（図書館、レクリエーションセンター、宗教施設、メディア、移民サービス、ファミリーセンター、女性センター、組合、高齢者サポートプログラム）である。

ています。

　まずは知識の開発です。どうしたらヘルスリテラシーが向上するのかというエビデンスを集めます。これは様々な医療関係者がすべきことで、患者が質問する「Ask Me 3」であるとか、医療者が行う「ティーチバック」であるとか、そういったことが有効であるというエビデンスを集めていくことです。そしてエビデンスがあるなら実践してみよう、取り入れてみようと、すぐに使えるようにすることです。2つ目は、多様な人々への学習機会の提供で、ヘルスリテラシーがいかに重要なのかをしっかりと伝えることです。そして3つ目はインフラとパートナーシップとして、5つのキーパートナーを挙げています。

　地域には様々な人たちが住んでいて、その人たちがヘルスリテラシーを身につけられていないとすれば、それは環境に恵まれていないからだと考えます。ヘルスリテラシーが低い人がいるのは本人の責任ではない、社会がつくり出していて、社会の問題であるということの強調です。そのため、このようにすべての市民が参加するのはもちろん、すべてのセクターがパートナーとなって行動する社会的な活動となっています。特にヘルスリテラシーの低い人、言い換えればその教育を受けられず低いままで

いる人を、多様なセクターで受け入れて支援していくシステムをつくるものです。

　次に、地域の人々は毎日のように、食品など様々な商品やサービスを購入するという意思決定をしていますが、そのとき、地域で何ができるかについて考えてみます。先述したWHOヨーロッパ事務局のレポート [1] では、市場やコミュニティでのヘルスリテラシーについて書かれています。これは言い換えれば、地域の消費者にとってのヘルスリテラシーです。すでに効果があるとわかっていることとして、**表11.4**の4つのポイントが挙げられています。

　特に4番目のポイントにある健康的な選択肢をより簡単に選べるようにするナッジの例としては**表11.5**のものが挙げられています。

　地域の消費者にとってのヘルスリテラシーにおける4つのポイントを意思決定の視点から簡単にまとめてみます。それは、消費者に対して選択肢に何があるかを明確にして、意思決定をする場では、中立的な立場から支援するために、各選択肢の健康の視点からみた長所と短所をわかりやすく紹介することで、健康によいものを選びやすくすることだといえるでしょう。これは、本書でこれまで述べてきた意思決定の大切さを再確認させてくれるもので、健康を価値観に加えた意思決定支援だと言い換えられま

表11.4　地域の消費者にとってのヘルスリテラシーのための4つのポイント[1]

1) 消費者をサポートする環境づくりを行う	より健康な食品や飲料などを選ぶために、より健康なものがわかるように表示する。例えば、カロリーがすぐにわかるようにしたり、ヘルシーな食品を目立たせて選びやすくする。
2) 信頼できる健康情報源を提供する	最も重要なことは、政府を含めた公的機関から提供されている、信頼性が高く、適切で理解しやすい情報へのアクセスを確保することである。
3) 効果的な介入は、人々のいる場所からスタートし、様々なアプローチを用いる	人々が生活したり、働いたり、遊んだりするその場で介入して、多様な方法で学べるように、多角的なアプローチを用いる。例えば、子どもに対するタバコ、アルコール、高脂肪・高糖分の食品を買わないようにするには、子どもたちの知識や態度に合わせて、啓発活動やキャンペーンを行う。
4) より健康的な選択をより簡単に：ナッジを利用して行動変容を促す	ナッジという言葉は、選択肢を否定したり、経済的なインセンティブ（報奨、刺激）を大きく変えたりすることなく、人々の行動を予測して変化させる、意思決定のしくみのあらゆる側面を表している。ナッジを使ったアプローチに取り組むには、医療者が、人々に何をすべきかを伝える専門家としての役割から、知識の仲介者、選択肢の設計者としての役割に変わる必要がある。

表11.5　ナッジの例[1]

喫煙	大多数の人はタバコを吸わず、ほとんどの喫煙者が禁煙を望んでいるというメッセージを込めたマスメディアのキャンペーンによって禁煙をよりアピールしたり、タバコ、ライター、灰皿を目につかないところに置くことによって喫煙のきっかけを減らす。
アルコール	小さなグラスで飲み物を出したり、大多数の人は飲みすぎていないというメッセージを込めたマスメディアのキャンペーンで飲みすぎないようにアピールする。
ダイエット	スーパーマーケットのカゴに果物や野菜を入れるコーナーを設けたり、サイドメニューにポテトチップスではなくサラダを選ぶようにする。
運動	公共施設ではエレベーターではなく階段をより目立たせ、魅力的にしてアピールしたり、都市の自転車レンタル制度などを通じて、移動手段として自転車をよりアピールする。

す。

ⓒ ヘルスリテラシーのある組織

　ヘルスリテラシーは、単に個人の能力だけの話ではありません。職場や地域でいえば、そこで協力が得られるかどうか、職場や地域を変えていくことに参加できるかどうかを含みます。これは、職場や地域全体で考える問題であることがわかります。これはもちろん、病院などの医療機関でも同じで、患者や家族がヘルスリテラシーを向上させたり、ヘルスリテラシーに合わせてコミュニケーションを行えるように変えていくには、当事者の参加が不可欠です。

　先述したWHOヨーロッパ事務局のヘルスリテラシーのレポートでは、「ヘルスリテラシーのある組織（health literate organization）」、すなわち誰もがヘルスリテラシーを常に向上させられる組織が持つ10の特徴が紹介されています（**表11.6**）[1]。保健医療の専門家が、対象のヘルスリテラシーに合わせてコミュニケーションできる能力もヘルスリテラシーであると捉えられていて、すべての人にそれが求められているのです。組織には、健康あるいはヘルスケアに関する組織全体が含まれていると思います。病気の治療のための病院や診療所もあるでしょうし、予防のための保健所や保健センター、介護の施設、健康関連の行政などがあるでしょう。しかし、あらゆる組織が健康に関連しているといってもよいので、カナダのインターセクトラルアプローチや図11.1で出てくるようなすべての組織に当てはまることでもあると思います。

　最初のヘルスリテラシーを重視するリーダーシップでは、ヘルスリテラシーを大事にするという方針についてみんなで考えて、そのような組織にしていきましょう、みんな率先して動きましょうという方向性を共有することです。そして、ヘルスリテラシーの評価を実施して、低い人への対策を行います。やはり評価が大事で、ヘルスリテラシーは見える化

表11.6　ヘルスリテラシーのある組織の10の特徴[1]

ヘルスリテラシーは、組織の目標、体制、業務に不可欠だとするリーダーシップを持つ	・ポリシー（政策、方針）と基準を作成し実行する ・ヘルスリテラシー向上のゴールを設定し、説明責任を果たし、インセンティブを提供する ・財源と人材を割り当てる ・システムと物理的空間を設計しなおす
ヘルスリテラシーを、計画立案、評価尺度、患者安全、質の向上の中に組み込む	・ヘルスリテラシーの組織的な評価の実施 ・ヘルスリテラシーの低い人に対する方針やプログラムの影響の評価 ・ヘルスリテラシーをすべての患者安全計画の中に組み入れる
全職員がヘルスリテラシーを持てる態勢をつくり、進捗をチェックする	・ヘルスリテラシーの専門知識を持つ多様なスタッフを雇う ・あらゆるレベルのスタッフのトレーニング目標を設定する
健康情報・サービスのデザイン、提供、評価のときに、サービスの対象者に入ってもらう	・成人の学習者やヘルスリテラシーの低い人を加える ・健康情報とサービスについて利用者からフィードバックをもらう
様々なヘルスリテラシーのスキルを持つ対象者に対して、スティグマを与える（烙印を押す）ことなく、そのニーズに応える	・ヘルスリテラシーについて標準予防策（ユニバーサルプリコーション）を適用する、例えば、ヘルスリテラシーが必要なときには誰にでも支援を申し出る ・ヘルスリテラシーの低い人が集中している程度に応じて資源を配分する
対人コミュニケーションにヘルスリテラシーの戦略を用いて、あらゆる接触の機会に理解しているかどうかを確認する	・理解しているかどうかを確認する（ティーチバックを使う） ・母語以外の言葉を話す人には、言葉の支援を確保する ・一度に伝えるメッセージは2つ3つに収める ・案内表示には、わかりやすいシンボルを使う
健康の情報とサービスが簡単に利用できるようにし、ナビゲーションによる手助けも提供する	・電子患者ポータル（入口画面）はユーザ中心にし、利用方法の練習ができるようにする ・他のサービスの予約が簡単にできるようにする
印刷物、ビデオ、ソーシャルメディアの内容は、わかりやすく、すぐに行動に移せるようにデザインして配る	・開発と厳しいユーザテストのために、ヘルスリテラシーの低い人を含めて、多様な対象ユーザを巻き込む ・母語でない言葉の資料をつくるときには質の高い翻訳方法を使う
ハイリスクな状況でのヘルスリテラシーに取り組む。それにはケアの移行期と薬についてのコミュニケーションを含む	・ハイリスクな状況を優先する（手術でのインフォームドコンセントやその他の侵襲的な方法） ・ハイリスクなトピックを強調する（幅広いセルフマネジメントが必要な状況など）
健康保険のカバー範囲と個人で支払うことになるサービスについてはっきりと伝える	・健康保険をわかりやすく説明する ・保健医療サービスの提供前に自己負担額について伝える

できる点がよいところです。

　また、情報とサービスは、企画段階から対象者が参加して評価することがポイントです。例えば健康教室を行うとか、何か企画するといっても専門家だけで行いがちですが、市民や患者に関係しているすべての企画は、最初からその対象となる人に入ってもらうということです。何かを変えようとするときは、変えることで恩恵を得る人にとってそれが得られたと思えることが何より大切です。

　様々なヘルスリテラシーの対象者に対して、スティグマを与える（烙印を押す）ことはしない、すなわち、ヘルスリテラシーの高低で差別されてはいけないということです。高い低いを見分けてどうこうするという話ではなく、みんな低いと考えて、すべ

ての低い人たちに合った支援をすることです。日本でもヘルスリテラシーという言葉（健康リテラシーや医療リテラシーも使われます）の使われ方をみていると、高低の評価によって、低い人が非難される場合があります。「どうしようもないな」「変なことばかり言っている」「よくわかってないくせに偉そうなことばっかり言ってる」などです。そのような意味で使われないようにして、みんな低く、しかもそれは本人の責任ではないことを共有して理解することです。

D　ヘルスリテラシーのある職場

　すでに何度も触れたWHOヨーロッパ事務局のレポートには、職場での取り組みが紹介されています。そこでは、すでにわかっていることとして、職

表11.7　職場のヘルスリテラシーのプログラムの開発に必要なこと

1	健康職場のための経営トップのリーダーシップがあること
2	役員室から現場まですべての人が参加すること
3	幅広い学習スタイルに対応した介入方法を採用すること
4	家族を巻き込むこと
5	メッセージやプログラムを、シンプルでビジネスニーズに合ったものにすること
6	介入の前後できちんとした尺度で影響を評価すること

場で行われる健康のためのプログラム・行事は行動変容（行動の変化）に効果があるとされています。それが最も効果を発揮するのは、何かの付け足しのように提供されるのではなく、組織の戦略の中心に位置づけられているときだと述べられています。付け足しでイメージするのは、職場での楽しい行事に並んで担当者による健康教室や健康相談のコーナーがあるような場合でしょうか。

　会社や組織が、明確に理由がわかるように健康を目標として掲げたうえで、それと一致しているとわかりやすい介入を実施すれば、事故や傷病予防だけでなく、ストレスの要因への対処や、適切なワークライフバランスの達成が可能なことが明らかになっているとあります。ストレスの要因には、雇用が安定していないこと、仕事の要求度（労働負担など）が高く、自由裁量度がないこと、努力と報酬が連動していないことなどが挙げられます。また、ヘルスリテラシーを高めるために投資すると期待した効果が得られることには、科学的根拠があるといいます。それは出勤率、業績、エンゲージメント（コミットメントややりがいなど）、定着率、そして医療費を改善するとされています。雇用主が医療費に責任を負っているところでは、投資利益率（ROI）は4：1（投資額1に対して利益が4）だと評価されているといいます。

　さらに、先に述べた10の特徴と重なる点がありますが、職場のプログラムの開発に必要なこととして、**表11.7**のことが挙げられています。家族を含めてすべての人が参加することの大切さがわかります。

　また、職場で自然と健康的（ヘルシー）な選択ができるような環境づくりとして、食事・ケータリング・自動販売機、距離を示して運動を促進する階段・歩道・標識、ストレッチができる休憩室などが

挙げられています。加えて、ヘルシーなライフスタイルを実現した人にインセンティブ（奨励金など）を提供することが挙げられています。そして、ピア（同僚・仲間）サポート、すなわち互いに助けあうようなプログラムが健康アウトカムを改善しコストを下げることが証明されているとあります。人と人とのつながりやサポートが健康に大きな影響を及ぼすことは、すでに多くの研究で指摘されていることです。

Ｅ　ヘルスリテラシーに取り組む図書館

　健康のことで質問ができる場はどこにあるでしょうか。地域や職場で気軽に聞ける人はいるでしょうか。専門的な知識や情報といえば、何といっても図書館が代表的な場所です。そうとはいっても、健康や医療のことも図書館で見つけるというのは必ずしも一般的ではないかもしれません。

　しかし、全国の大学、研究所、病院、団体などの医学・歯学・健康科学・生命科学領域の専門図書館によってつくられているNPO法人「日本医学図書館協会」は、ヘルスリテラシーの向上を支援できるような取り組みを始めています。健康情報について支援できる司書の認定制度が2004年からあるのです。認定されるのはヘルスサイエンス情報専門員と呼ばれる資格です。図書館の利用は学生や教員、卒業生に限定されている場合がありますが、そうでない方でも本を借りたりできる場合もあるので、近くの大学などの図書館に尋ねてみるとよいかもしれません。

　また、都道府県など行政の公的な図書館の中にはヘルスリテラシーを高める取り組みをしている図書館があります。埼玉県立久喜図書館は、役立つサイトや書籍を紹介した小冊子を発行していたり、医療・健康情報の探し方講座を開いています。第6章で紹介した「か・ち・も・な・い」を知ってもらう

ために、一般向けに「情報の探しかた講座」（「健康・医療情報コース」）を開催したり、「健康・医療情報リサーチガイド＠埼玉」でも紹介されています[1]。近くの公立図書館のサイトなどをチェックしてみてはどうでしょう。

　また、図書館司書と看護系大学教員による聖路加国際大学ヘルスリテラシー学習拠点プロジェクトでは、市民向けのヘルスリテラシーのeラーニング教材を作成しています。「か・ち・も・な・い」の元である「い・な・か・も・ち」を紹介している動画です。聖路加国際大学学術情報センターのページへ行くと、その動画を見ることができます。さらに、その教材を用いた参加型のヘルスリテラシープログラムを市民に提供しています[5]。そのプログラム介入の評価として、2016年よりプログラムの参加前後に受講者に対して、ヘルスリテラシーの測定尺度（CCHL）を用いた調査を開始しています。1年が経過した時点の成果として、ヘルスリテラシーの得点が参加前に比較して参加後に向上していることが示されています[6]。2021年からは、新型コロナウイルスの影響から、オンラインでの開催も試みられてきています[7]。

米国国立医学図書館がMedlinePlusをつくった理由

　元々、米国国立医学図書館（NLM）は、医師、研究者、図書館員を対象としたサービスだったそうです[8]。1996年にネットで公開されたデータベースPubMedは、国際的な査読付き医学雑誌に掲載された論文を探せるようにしたものです。その頃はインターネットが一般的になってきていたので、専門家向けのサービスでしたが、患者や家族などの一般市民が関心を持つようになって問い合わせが増え始めたそうです。専門家以外からの質問は、病気、健康、治療、医師の探し方、病院の探し方、薬の情報、そして健康情報の探し方に関するものでした。

　そこで、NLMの図書館員は、質問に対して、最初は利用可能なインターネットの資源を紹介するなどしていましたが、MedlinePlusのような一般向けの健康情報サービスが必要と判断して、米国の公共図書館39団体によるプロジェクトを立ち上げました[8]。当初から、MedlinePlusは、一般の人々の健康に対する理解を深めること（当時はまだヘルスリテラシーという言葉は浸透していなかったそうです）を目的にしていました。また、一般向けの健康情報資源を提供するにあたり、最新のものに更新されるよう、常に見直される、可能な限りエビデンスに基づく情報にするという必要がありました。そのため、NLMは医学図書館員と先駆的な健康情報技術の専門家の持続し得るスキルを組み合わせることで、新しく包括的な健康情報サービスをキュレーション（多くの情報源から必要な情報を収集、整理、要約、公開すること）しています。

　当初からヘルスリテラシーの向上という目的でしたが、米国ではMedlinePlusを使っている高校生はヘルスリテラシーが高いという研究もあります[9]。ヒスパニック系住民が多いテキサス州南部の高校生を対象とした調査では、56％がMedlinePlusを聞いたことがあり、そのような高校生のほうがeヘルスリテラシー（インターネットで健康情報を探して活用できる力）もヘルスリテラシーも高くなっていました。学校の健康教育カリキュラムに信頼できるオンライン健康情報リソースを用いることで、ヘルスリテラシーを向上させられる可能性があります。

　また、低所得のヒスパニック系コミュニティに住んでいてMedlinePlusを検索するトレーニングを受けた人が、住民がそれを使えるように支援した研究があります[10]。住民はMedlinePlusで自分の病気の治療や予防などを調べて、その事例を集めてデータベースとしました。それらが、どのように役に立つかを分析したところ、地域住民が自分の健康状態を理解し、健康管理に積極的に参加する能力を向上させる可能性があると指摘しています。

1　https://www.lib.pref.saitama.jp/guide/health/index.html

11.2　ヘルスリテラシーと健康の社会的決定要因

Ⓐ　健康の社会的決定要因

　ヘルスリテラシーは社会、環境と密接に関係していることについて詳しくみてみましょう。まず、人々の健康状態の差は、個々人のライフスタイルやその人を取り囲む環境、保健医療の違いなどによって起こります。そして、これらを決定しているのは政治的、社会的、経済的要因です。中でも貧困は、人における疾病と死亡の最大の要因の1つです。貧しい国の最貧困層では、病気にもかかりやすく、早く死亡する人も多くなっています。しかし、豊かな国であったとしても、収入の高低で差があり、より低いほど健康状態はよくありません。

　貧困とは、単に所得が低いことを表すだけではありません。実際の生活水準が、必要最低限以下で、容認されがたい状況を意味しますが、その判断は国や地域の習慣や文化によって様々です。また、貧困とは、社会経済的な地位が低いことを意味していて、それは資産、権力や権限、周囲からの尊敬などの威信、知識や情報などが少ないことです。社会経済的地位が、所得、職業、学歴などによる社会階層によって異なり、そこに社会経済的な格差が存在しています。

　現在、世界的に、社会経済的な格差は拡大しています。例えば、喫煙の背景にも、個人の能力を超えた格差によるストレスが多い環境があります。格差が大きく不平等な地域では、貧困層だけでなく富裕層にも健康に悪影響がおよぶことが明らかになってきています。世界的にみても、社会の所得格差を表す指標であるジニ係数が大きい地域では、死亡率が高いですが、これは日本でも同様です。

　日本においても、所得格差は、1980年代中頃から拡大していて、人口の上位10％の富裕層の平均所得は、下位10％の10倍以上となっています。また、相対的貧困率（所得が国民の「中央値」の半分未満の割合）は約16％で、所得格差とともにOECDの平均を上回っています。特に、ひとり親世帯の相対貧困率は、約50％で世界トップクラスです。しかも、親の社会階層が低いと、大学進学率の違いにより子どもの社会階層も低くなる傾向が続いています。多世代にわたる健康格差の改善のためには、社会経済的な格差の是正が必要です。

　生まれついた社会によって健康格差ができることは、本人の責任ではなく、社会が引き起こしている不公平です。このような健康格差を生み出す要因を健康の社会的決定要因（social determinants of health, SDOHまたはSDH）と呼びます。これは健康問題の原因の原因への着目です。

Ⓑ　健康の社会的決定要因としての10の要因

　欧米では、イギリスを中心として、健康や疾病の要因として社会経済的要因が検討されてきています。WHOのヨーロッパ事務局は、1998年に『健康の社会的決定要因：確かな事実の探求』を公表し、2003年には第2版を出版しています[11,12]。そこでは、10の要因についてまとめていて、それぞれの内容は次のようなものです（**図11.2**）。

①社会格差

　どの社会でも、社会階層が低くなるほど、平均寿

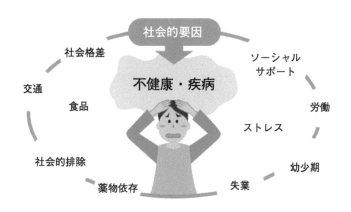

図11.2　健康の社会的決定要因（サイト「健康を決める力」より）

命は短く、多くの疾病がみうけられる。これは、資産のなさ、教育程度の低さ、不安定な仕事、貧しい住環境などによる社会的経済的ストレスの多い状況での生活が影響するものである。そのため、福祉政策では、セーフティネットだけでなく、不利な状況から抜け出す方法を提供する必要がある。

②ストレス

　ストレスの多い環境は、人々を心配にしたり不安にさせたりして、ストレスにうまく対処できなくし、健康にダメージを与え、死を早めることがある。慢性的なストレスの根本要因を減らすために、学校、職場、その他の組織における社会的環境のありかたは重要である。

③幼少期

　人生のよいスタートを切るには、母親と小さな子どもの支援が必要である。幼少期の発達と教育が健康に及ぼす影響は、生涯続く。胎児期と乳幼児期に発育不良や愛情不足であったりすると生涯を通じて病気がちになったり、成長したあとでも体力や認識力の低下、情緒不安定を招く恐れがある。

④社会的排除

　生活の質が低いと、その人生は短くなる。貧困、社会的排除、差別は、困窮や憤りを引き起こすことで、命を縮める。絶対的貧困（生きていくうえでの基礎的な物が不足している状態）のみならず、相対的貧困（平均収入の半分以下など）は、世間並みの住環境、教育、交通といった、積極的に生きていくことに不可欠なものを遠ざけてしまう。社会的排除は、人種差別などの差別、スティグマ化（レッテル貼り）、敵意、失業でも生じる。貧困と社会的排除により離婚、別居、障害、病気、薬物使用、社会的孤立などの危険性が高まり、それがまた貧困や社会的排除をもたらすという悪循環を生み出す。

⑤労働

　職場でのストレスは、疾病のリスクを高める。仕事上のコントロール度（自由度や裁量権）がある人ほど、健康状態が良好である。仕事の要求度（負荷や責任）が高いうえに、コントロール度の低い仕事では、特に健康リスクが高まる。仕事上の努力に見合わない低い報酬（賃金や昇進、自分に対する満足感）も疾患と関連している。それに対して、職場内のソーシャルサポート（他者からの支援）によって、人々を守ることができる可能性が示唆されている。

⑥失業

　雇用の安定は、健康、充実感（well-being）、職務満足度を高める。失業率が高いほど、病気にかかりやすく、早世をもたらす。失業問題を意識し、解雇されることに恐怖を感じると健康への影響が発生するが、それは不安定な状況に対する不安感のためである。

⑦ソーシャルサポート

　友情、良好な人間関係、強いサポートネットワーク（相互に支援しあうつながり）は、家庭、職場、地域社会における健康を推進する。社会的に支えられていると感じることが、生きていくうえでの精神的、現実的な励みとなる。他者からの社会的・精神的な支えを期待できない場合、人々の健康状態は悪化しやすい。

⑧薬物依存

　アルコール、薬物、タバコを習慣とし、健康を害してしまうのは個人の責任であるものの、常用に至るには様々な社会的環境も影響している。アルコール依存症、違法薬物の使用や喫煙はすべて社会的・経済的に不利な状況と密接に関わっている。貧しい住宅事情、低賃金、孤立した親、失業、ホームレスといった社会的喪失と喫煙率の高さおよび禁煙率の低さは表裏一体である。飲酒、喫煙、不法薬物の使用は主要な多国籍企業や犯罪組織による精力的な売買や宣伝により助長されており、これらは若い世代の使用を食い止めようとする政策に大きな障害となっている。

⑨食品

　世界市場が食料の供給に大きく関わっているため、健康的な食品の確保は1つの政治問題である。食生活が、エネルギーの多い脂肪や糖質の過剰摂取へと変化し、肥満が増加した。肥満は富裕層よりも貧困層に多くなった。多くの国では、貧困者層は新鮮な食料品の代わりに安い加工食品を食べる傾向にある。

⑩交通

　健康を重視した交通システムとは、公共交通機関の整備により、自動車の利用を減らし、徒歩や自転車の利用を推奨することを指している。これの利点は、運動量の増加、死亡事故の減少、人と人との接触の増加、大気汚染の減少である。

❻ 健康と社会経済的な格差の関係を知るのもヘルスリテラシー

　そして、WHO（世界保健機関）は、2005年には、健康の社会的決定要因の委員会を立ち上げ、2008年に最終報告を出しています[13]。そこでは、社会的決定要因に対する行動で健康の公平を実現し、この一世代で格差をなくそうと呼びかけて、次の3つの提案がされています。

①日常生活の状況の改善

　健康の格差を生んでいる日常生活の改善である。小さな子どもの頃からの生活水準を確保するため、健康でいるために必要な収入が誰にも確保される、社会的保護の政策が求められる。

②権力、金銭、資源の不公平な分布を是正

　日常生活における不公平の背景には、権力、富、必要な社会資源における不公平を生み出している社会のあり方がある。そこで、男女の不公平を含め、政府のすべての政策において健康やその平等を考慮し、社会的決定要因のために国家財政を強化し、国や世界の市場においても理解を得る。社会におけるすべての集団や市民に、健康とその平等のための社会づくりに参加してもらう。そして、健康の公平を世界的なゴールにしよう、というものである。

③問題の測定と理解、行動の影響の評価

　健康格差を測定し、より深く理解し、政策のインパクトを評価することが重要である。健康格差と健康の社会的決定要因をモニタリングする地域的・国家的・世界的サーベイランス（長期的な調査と監視）システムをつくり、そのデータに基づいた研究でエビデンスを生み出す。政策立案者・利害関係者・保健医療実践者の健康の社会的決定要因に対する理解を促進し、社会の関心を高める必要がある。そして、健康の公平を実現する者は、政府だけでなく、全世界のすべての市民であるとしている。

　そして、これらの提案の具体的内容の中では、ヘルスリテラシーについても述べてあり、健康の不公平をなくすための重要な戦略の1つであるとしています。そして、表11.8のように記しています。

　つまり、社会が健康を決めていることを知ることも、ヘルスリテラシーであるということです。そのためには、社会がわかりやすくそれを説明できなくてはならないし、それが理解できているか、そしてそのために行動できているかを、みんなでチェックしあってその向上に努めようということを提案しています。

　例えば、喫煙はがんの原因の1つですが、10の健康の社会的決定要因の中の「薬物依存」のところにあるように、社会的・経済的に不利な状況にある人ほど喫煙しています。そのような状況こそが、その「原因の原因」であり、見過ごしてはならないという考え方です。それがなぜ生まれ、それがどのように社会に問題を引き起こしているのか、その問題をどのようにして解決したらいいのかという情報が、みんなで共有される必要があります。社会を変えることが必要なので、そのためには「原因の原因」の情報にアクセスし、理解し、評価し、みんなで共有できる能力が求められるといっているわけです。これはナットビームが主張した批判的ヘルスリテラシーと共通しています[14]。環境を変えるためにはみんなで協力して社会的・政治的なアクションを起こさなければいけない、そのためには、こんな健康の不平等や不公平があることをみんなが知らなければいけません。

　そして、健康の社会的決定要因についての情報にアクセスし、理解し、評価し、みんなで共有できる能力は、個人の能力だけではなく、行政や民間の、各団体や組織の人々がわかりやすく情報を提供できる能力です。第7章（p.82）で紹介した米国のヘル

表11.8　健康の不公平をなくすための重要な戦略としてのヘルスリテラシー

一般の人々が健康の社会的決定要因を理解することは、ヘルスリテラシーの一部であり、その向上を図るべきである。
ヘルスリテラシーは、健康の社会的決定要因についての情報にアクセスし、理解し、評価し、みんなで共有できる能力である。
個人の能力だけでなく、行政も民間も各団体や組織の人々がわかりやすくそれに関連した情報を提供できる能力である。
そのために、健康の専門職はヘルスリテラシーについてもっと知る必要がある。
各国は、多方面の関係者を集めて、政府とは距離を置いた"ヘルスリテラシー委員会"をつくり、ヘルスリテラシーの向上を測定して評価し、各組織の連携を促進したり、ヘルスリテラシーのための戦略的な方向性をつくり出す必要がある。

スリテラシーのアクションプラン[15]にも出てきた、わかりやすい情報提供です。それが個人だけではなくて、社会の様々な組織ができなければいけないということです。各国は、多方面の関係者を集め、政府と独立した「ヘルスリテラシー委員会」という組織をつくり、ヘルスリテラシーを測定・評価し、各組織の連携を促進し、ヘルスリテラシーのための戦略を考えていきましょうということです。したがって日本においても、そのような委員会をつくり、ヘルスリテラシーを測って、国や組織に対して、改善案を提示して、実行することが求められていることになります。

Ⓓ 健康の社会的決定要因に関するヘルスリテラシー尺度

健康の社会的決定要因の情報を入手して意思決定できる力もヘルスリテラシーであるとすれば、HLS-EUのプロジェクトでまとめられた包括的な定義や開発された尺度HLS-EU-Q47[16]ではどうでしょうか。3つの領域の中には、ヘルスプロモーションが入っていて、そこでは社会的な決定要因に関する情報であることが記されています。しかし、HLS-EU-Q47のヘルスプロモーションの項目の中では、明確に健康の社会的決定要因の項目と呼べるものは少なく、十分にそれを測定しているとはいえません。具体的には、「健康に影響を与える可能性のある政策の変化（法律制定、新しい検診、政権交代、医療改革など）について知るのは」という項目は明確に該当していますが、特に社会格差や社会的排除に関する具体的な内容は見当たりません。

それに対して、WHOの10の健康の社会的決定要因に合わせた尺度が2017年に開発されています[17]。この尺度での10の要因はWHOのものと一部だけ異なっています。「社会格差」「幼少期」「社会的排除」「労働」「失業」「ソーシャルサポート」「ソーシャルキャピタル」「薬物依存」「食品」「交通」となっていて、「ストレス」がなくなり、「ソーシャルキャピタル」が追加されています。「ストレス」については、他の9つと幅広く関連しているため、それが特に問題となる「労働」「失業」「薬物依存」の中に含める形にして、10種類からは除いてあります。「ソーシャルサポート」では、そもそもソーシャルサポートとは一人ひとりが他者から得られるサポートを表します。しかし、それを受けるだ

けでなく、他者にサポートを提供するなど、お互いに信頼しあっていたり、多くの人が安心感を抱いていたりする、人と人との間にある信頼関係であるソーシャルキャピタル（社会関係資本）は重要な要因です。そのため、地域や職場などにある信頼関係としてのソーシャルキャピタルを重視することにして、独立して追加しています。

これら10の要因からなる質問項目は、全部で33項目あります。HLS-EU-Q47にならって健康の社会的決定要因に関する情報の「入手」「理解」「評価」「活用」という4つの能力を測定しています。例えば「社会格差」については、「所得の少ない人ほど病気になりがちであると理解するのは」に対して「とても簡単」「やや簡単」「やや難しい」「とても難しい」という選択肢で回答してもらいます。難しいか簡単かを尋ねるものですが、それは個人の能力だけでなくて、それを実行することが困難な状況や環境、その中でそれをどれだけ強く求められるかを反映するものとしています。

尺度の開発のための調査は、調査会社にモニター登録している全国の人（約250万人）の中から、20～69歳の男女を対象に実施されています。2014年10月にウェブを使った調査を実施し、958名から分析に有効な回答を得ています。

回答の結果を「入手」「理解」「評価」「活用」の能力別に見ると、日本における包括的なヘルスリテラシーの調査[18]と同様に「評価」と「活用」の項目で「難しい」（「とても難しい」＋「やや難しい」）と回答した割合が高くなっていました（表11.9）。「難しい」と回答した割合が最も高かったのは、「活用」の項目での「労働者の健康を守るための制度や法律を求めて、政治や行政に働きかけるのは」で86.0％となっていました。他にも、政治や行政に働きかける行動に関する3項目「小さい子供が健康に暮らせるように…」「不法薬物を使用した人が治療を受けやすくなるように…」「歩行者や自転車利用者が優先される道路を求めて…」でも「難しい」とする回答の割合は高くなっていました。また、「入手」の項目でも「食生活の変化と健康の関係に関する情報を見つけるのは」において「難しい」の割合が50％弱であることを除くと、その他すべての項目で50％以上の人が「難しい」と回答していました。

多くの項目で「難しい」という回答の割合が多く

表11.9 質問項目と回答の分布（%）

	質問項目	とても簡単	やや簡単	やや難しい	とても難しい	わからない/あてはまらない
社会格差	社会的な地位が健康に影響を与えることについて知るのは	1.1	14.9	49.2	28.0	6.7
	所得の少ない人ほど、病気になりがちであると理解するのは	7.3	31.0	45.8	11.9	3.9
	社会には、健康な生活を送るうえでどのような不公平があるかを判断するのは	5.2	23.2	50.9	19.0	1.7
	誰もが健康でいられる公平な社会をつくるために協力するのは	3.7	18.2	47.1	29.0	2.0
幼少期	妊娠中の母親の生活が、生まれる子供の成長に与える影響に関する情報を見つけるのは	4.3	28.8	43.3	19.3	4.3
	子供の頃に受けた虐待は、大人になっても影響すると理解するのは	19.3	43.4	27.0	9.9	0.5
	小さい子供が健康に暮らせるように、政治や行政に働きかけるのは	1.6	13.4	45.8	36.5	2.8
	育児支援を行っている活動に参加するのは	3.2	18.5	46.5	24.9	6.9
社会的排除	社会から孤立して健康を損ねている人を見つけるのは	2.6	12.3	41.5	40.8	2.8
	地域や職場で孤立していることは、健康に影響すると理解するのは	15.0	41.8	33.7	8.2	1.3
	支援が本当に必要な人に、どのような行政サービスが提供されるべきかを判断するのは	2.2	16.1	46.7	33.6	1.4
	貧困をなくすための活動に参加するのは	1.4	11.8	46.7	36.7	3.4
労働	仕事の進め方を自分で決められることは、ストレスと関連すると理解するのは	11.1	40.2	37.7	9.9	1.2
	仕事の負担感は、どの程度あると健康に影響するかを判断するのは	2.9	22.1	52.2	21.7	1.1
	労働者の健康を守るための制度や法律を求めて、政治や行政に働きかけるのは	1.4	10.3	43.6	42.4	2.3
	仕事上の努力に見合わない報酬に対して、上司や雇用者に働きかけるのは	1.8	11.6	41.9	41.3	3.5
失業	労働者の失業とストレスの関係に関する情報を見つけるのは	3.0	20.7	49.8	23.7	2.8
	雇用が安定しない仕事は、大きなストレスになると理解するのは	24.2	41.9	26.0	7.7	0.2
	就職や職業訓練の機会を増やすための活動に参加するのは	2.0	14.9	51.1	28.5	3.4
ソーシャルサポート	地域や職場で困っている人が必要な支援について知るのは	2.9	18.5	49.9	27.1	1.6
	地域や職場で困っている人に、どのような支援を提供すべきかを判断するのは	1.7	15.3	52.7	29.6	0.7
	地域や職場で困っている人やその家族を支援するための活動に参加するのは	2.2	13.5	50.2	32.1	2.0

ソーシャルキャピタル	所得格差の拡大は、人々のつながりを希薄にすると理解するのは	14.4	37.3	35.5	10.5	2.3
	ご近所同士は、どのように助け合っていけばよいかを判断するのは	3.1	18.2	53.7	24.2	0.8
	健康のために、人とのつながりが大切なことを広める活動に参加するのは	2.6	19.3	50.9	26.4	0.8
薬物依存	喫煙がストレスの原因の解決にならないことについて知るのは	8.4	30.2	41.4	16.1	3.9
	ストレスの多い社会では、薬物への依存が起こりやすいと理解するのは	16.4	39.6	33.6	8.8	1.7
	不法薬物を使用した人が治療を受けやすくなるように、政治や行政に働きかけるのは	1.3	10.2	43.3	41.9	3.2
食品	食生活の変化と健康の関係に関する情報を見つけるのは	9.1	40.4	38.0	11.7	0.7
	加工食品の普及による長所と短所を判断するのは	3.4	28.2	47.9	19.7	0.8
	健康的な食事を推進するための活動に参加するのは	3.2	26.5	48.0	21.4	0.8
交通	車社会は健康にどのような影響を与えるかを判断するのは	4.2	29.8	50.5	14.1	1.3
	歩行者や自転車利用者が優先される道路を求めて、政治や行政に働きかけるのは	1.6	15.9	48.0	33.1	1.4

なっていた背景には、まだ、健康問題は個人の問題であって、社会や環境の問題として認識されにくいことがあると思われます。すでに述べたように、健康のために社会のあり方を変えていくためには、あらゆる関係者が関わっていく必要があります。

コラム　　　　　　　　　　　　　　　　　　　　　COLUMN

健康の社会的決定要因に対処する批判的ヘルスリテラシーを教える活動

　米国のJust Health Action（JHA）は、シアトルを拠点とする非営利団体で、社会的、政治的、環境的、経済的条件すなわち健康の社会的決定要因（SDOH）から生じる健康格差の縮小のための活動をしています[19]。健康の公平性を達成するためにSDOHに対して行動を起こす手段として、批判的ヘルスリテラシーのカリキュラムを開発して、教えています。例えば、大学院や大学の学部課程（グローバルヘルス、公衆衛生、工学、都市計画）、中学校（正課授業と放課後）、地域医療クリニック、医療機関、公衆衛生部局などの様々な教育現場があります。

　教育の枠組みは、次の4つの主要な要素で構成されています。

ⅰ）SDOHを人権として理解するパラダイム（見方）のもとに、SDOHを学ぶ（知識）

　まずSDOHの知識では、個人の健康（運動、食事、服薬など）と集団の健康（禁煙の法律制定、医療制度改革のための集会を開くなど）の違いを知り、死亡率などの健康格差が集団レベルで起こっていることを確認し、健康問題は社会的、経済的、政治的にパターンが決まっていることを認識します。例えば、原因の原因を知るための例では、喫煙を始める理由は、単に個人の意志力などの下流にある要因だけでなく、貧困、教育不足、仲間や社会、メディアの圧力などの上流にある要因のような、個人のコントロールを超えたところにあることを理解します。

　次に、人権としての健康について学びます。世界人権宣言（国連、1948年）の全30条をみて、例え

ば、健康的な労働条件、教育、差別からの自由など
はSDOHに関連していて、すべての条文を健康に
結びつけられることに気づきます。

ⅱ）学生・生徒が社会変革の担い手として自分自身
の方向性を見いだすための活動（コンパス・羅
針盤）

市民社会との関わり方は人それぞれなので、まず
社会の変化のためのアドボカシー（advocacy）とし
て何ができるかを考えます。3つのレベルの活動が
できて、例えば、ホームレス問題では次のようにな
ります。
①個人：ホームレスのシェルター（緊急一時宿泊施
設）へのお金や時間の提供
②地域サービス：シェルターでの食事の提供
③アクティビズム：公正な住宅政策、メンタルヘル
スサービスへのアクセス改善、貧困の解消など

アクティビズムとは、社会問題の上流にある構造
的な原因に取り組むことを目的とした行動と定義さ
れます。ホームレス問題の場合は、自分たちのコミ
ュニティになぜホームレスが存在するのかを批判的
に問いかけ、構造的なレベルで問題を軽減・解消す
るための戦略を考えることになります。JHAでは、
批判的ヘルスリテラシーとして、アクティビズムと
して行動を起こすことを教えています。

そして、自分が情熱を注げる健康問題は何かを考
え、ビジョンと目標を明確にし、活動計画を作成し
ます。最後に「炎を燃やす（fuel your fire）」とし
て、無力感すなわち世界の問題はあまりにも巨大
で、個人の努力は無駄だという感覚と戦います。各
自がヒーロー（これまで変革の活動に成功した人）に
インタビューし、そのストーリーをアドバイスに変
えます。

ⅲ）SDOHに対して行動を起こすための具体的な戦
略とアドボカシーツールを学ぶ（ツール）

カリキュラムのスキル部分では、学生がSDOH
に対してアクションを起こすために使える多様なス
キルや戦略に重点を置いています。アクションレタ
ーのワークショップ、ORIDファシリテーションテ
クニックの紹介、そして普及という3つのコースを
開発しています。アクションレターのワークショッ
プでは、説得力のある文章を書くためのジャーナリ
スティックなテクニックを学びます。アクションレ
ターは、ある健康問題に関して、エビデンスに基づ
く自らの立場を反映した意見書であり、主要な意思
決定者や新聞社に郵送されます。この活動は、目的
を持って積極的に自分の意見を表現する機会を生徒
たちに与えています。また、ORID（Objective,
Reflective, Interpretative and Decisional）というファ
シリテーションテクニックは、問題を特定し、解決
策をブレインストーミング（みんなで自由にアイデア
を出しあう方法）する参加型の会話で、グループを
導くために使用される様々なタイプの質問を示して
います。最後に、カリキュラムの開発や教育、スト
リートシアター（まちかど演劇）、アートアクティヴ
ィズム（アートを用いて社会にアピールする行動）な
ど、知識を広めるための様々な方法を教えていま
す。これらのツールは、創造的かつインタラクティ
ブな方法で普及させるためのコンテンツを作成する
ため、学生には調査、分析、プレゼンテーションの
スキルが求められます。

ⅳ）SDOHに取り組むことによって健康の公平性を
高めることを目的とした具体的なアクションを
立案し、実行する（アクション）

カリキュラムの最終ステップは、SDOHのアク
ションを立案し、実行することです。カリキュラム
の時間的制約が大きいため、アクションプロジェク
トの内容も様々だそうです。実際の例はサイト[2]か
ら知ることができます。

Ⓔ ソーシャルサポート・つながりと健康

健康の社会的決定要因として重要なソーシャルサ
ポートについてもう少し説明してみます。そもそ
も、古くから人とのつながりがあるほど人は健康で
あるといわれています。中国の古い書物にも書いて
あるそうです。そして20世紀後半になって、実際

に、友人や家族などの人とのつながりの種類や量が
多いほど健康であるというデータも出てきました。

人はつながりがあると、心理的に安定したり、他
者の影響を受けるなどして、健康に心がけるように

2 https://justhealthaction.org/

なったりします。クリスタキス（Christakis）らの研究[20]では、友達が肥満である場合だけでなく、友達の友達、友達の友達の友達が肥満でも、肥満になりやすい、いわば肥満は伝染することが明らかとなっています。これは、肥満だけでなく、他の様々な健康に関連する行動や、幸せといった感情も伝染することが報告されています。健康的な行動を取っている人たちとつながると伝染する可能性があります。ヘルスリテラシーも伝染するかもしれません。また、つながりがあると、会うために外出したり、一緒にどこかに出掛けたりと社会的な活動がしやすくなります。出先でまた出会いや発見があるなどして、活動の種類や範囲が増えて、自分の役割もできていくと、生活に張り合いができたり生きがいができたりして、健康に影響します。

　そしてなぜつながりがあると健康なのかを探る中で、そのつながりを通してサポートが得られると思う人ほど健康であることがわかってきました。ストレスになりそうな出来事（ストレッサーといいます）があったときに違いが出ます。生活上のどのような変化でもストレスを引き起こす可能性があります。それは結婚や入学などといったおめでたいことであってもです。そのような生活上の出来事があっても、人からのサポートが期待できるとなれば、ストレスだとは感じにくくなります（図11.3）。また、

もしストレスに感じたとしても、心理的にうまく対処できたり、ストレスの原因となっているものに働きかけて解決するような行動がとれる可能性が高くなります（間接（緩衝）効果といいます）。また、サポートがあるだけで心理的に安定したり、健康によい行動を取りやすくなることで、健康につながるという直接的な効果もあります。

　具体的なソーシャルサポートの内容としては、表11.10の5つがあるといわれています。

　このようなつながりの多さやソーシャルサポートが人の健康とどの程度関連があるかについて、多くの研究をまとめて、関連の大きさを、他の健康と関連のある行動と比較した研究（メタアナリシス）があります[21]。それによると、つながりの種類や量とソーシャルサポートは、喫煙しないことやお酒を飲みすぎないこと、肥満予防のための運動や太りすぎていないことなどよりも、死亡率の低さと強い関連が見られるという結果でした。図11.4では0が影響なしで、値が大きいほど死亡率が低くなります。その影響力の大きさに驚かされます。

　また、つながりには、親密な家族や親友といった長く安定した強いつながりと、たまに会ったり顔を合わせる程度の弱いつながりがあります。強いつながりでは、考え方や価値観が似ていたり、同じような情報源になりやすく、共有する情報の範囲が限ら

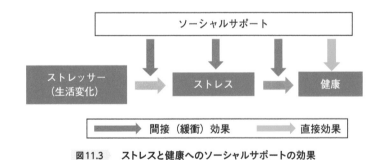

図11.3　ストレスと健康へのソーシャルサポートの効果

表11.10　ソーシャルサポートの内容

1）手段的（道具的）サポート（instrumental support）	物質的、手伝い
2）情緒的サポート（emotional support）	共感、認める、ケア、傾聴
3）情報的サポート（informational support）	知識、情報、アドバイス
4）交友的サポート（companionship support）	遊びにいくなどで所属感
5）妥当性確認（validation）	行動の適切さについての情報提供、フィードバック

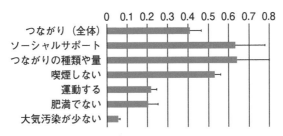

図11.4　つながりの死亡率への影響の大きさ[21]

れているのに対して、弱いつながりでは、これまで知り得なかった新鮮な情報を得られる可能性が高くなります。そのため、弱いつながりがあるほど、新しい発見や刺激を受けたり、多様な価値観に基づく役に立つサポートが得られたりすることで、健康によい影響があるとされています。

　では日本人はつながりがある国なのでしょうか。2005年の経済協力開発機構（OECD）の報告[22]では、社会的孤立の国際比較をしていて、友人や同僚、その他の人々とほとんど、あるいは全く時間を過ごさない人の割合が、男性は17％で最も多く、女性は14％で2番目に多くなっています。少ない国は、スウェーデン、オランダ、アメリカなどで、男女とも1〜4％未満です。最近でも、2015年に内閣府が4か国の60歳以上の人を対象に行った「高齢者の生活と意識に関する国際比較調査」[23]でも、「同居の家族以外に頼れる人がいない」と回答する割合が日本16.1％、米国13.0％、スウェーデン10.8％、ドイツ5.8％と日本が最も高くなっていました。若者についても同様で、2018年に内閣府が7か国の13〜29歳の人を対象に行った「我が国と諸外国の若者の意識に関する調査」[24]で、「悩みや心配ごとがあった場合、誰に相談したいと思いますか」という質問に対して、「誰にも相談しない」と回答した割合は、日本が19.9％で最も高く、次いで韓国12.2％、フランス10.8％と続き1番低いスウェーデンは6.9％で、日本が突出していました。

　このようなつながりやソーシャルサポートが少ない人は、実際にストレスや問題に直面したときに必要な資源が得られない可能性があります。日本では強いつながりだと付き合いが面倒だとか、迷惑をかけたくないと考える面もあるでしょう。その点、弱いつながりは、普段は軽い付き合いでも、いざというときに助けてくれる資源になる可能性があるかも

しれません。必要な人にとっては、そのような弱いつながりをつくる場をつくり出すことが望まれます。

11.3　ヘルスリテラシーとつながり

Ⓐ コミュニティカフェ、医療カフェ、まちの相談室・保健室

　世界的にもヘルスリテラシーを高める方法として注目されているのは、つながりの場の活用です。人々がコミュニケーションをする場で、健康のことが話題になれば効果的だからです。楽しくわかりやすく学べたエビデンスや行動変容の成功体験のナラティブ（語り、物語）が口コミで共有されていけば、ヘルスリテラシーも伝染していくことが期待されます。

　そうしたつながりですが、そこでの出会いをきっかけに人と知り合うことも含めて、つながる場、ちょっとした居場所というものが必要です。できれば気軽に集える場がよいのは、弱いつながりの持つ力の点からもいえることです。様々な市民活動のグループもあれば、患者会、サポートグループ、まちの保健室や暮らしの保健室、がんを経験している人とその家族や友人がいつでも立ち寄れるマギーズセンター[3]もあります。これらの中には、気軽に立ち寄って、お茶を飲むだけでもいいからというところがあります。

　お茶を飲むという点では、つながる場として様々なカフェやサロンといったものが全国にできています。飲食ができて地域での人とつながりをつくる場、地域社会の中で「たまり場」「居場所」になっ

3　https://maggiestokyo.org

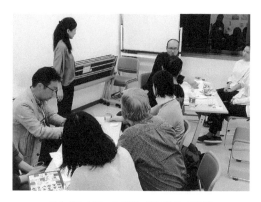

みんくるカフェの様子（許可を得て掲載）

ているところとしてコミュニティカフェ[25]と呼ばれるところがあります。このような場がつながる場にもなるし、居場所にもなるし、つながりがあるということ自体が健康という考え方もあります。

例えば、医療者と患者が対等に対話することで、互いの視点を知り、よりよい医療環境を実現させることが目的の「患医ねっと[4]」では、ネット上でオンラインサロンや薬剤師と患者が話すペイシェントボイスカフェを開催しています。また、「みんくるカフェ[5]」というカフェは、家庭医が人間全体を診て癒すには対話を重視するにもかかわらず[26]、診察室では患者が本音を話せていないと感じた孫大輔が始めたものです。みんな来るカフェという意味で、医療者と市民・患者の垣根を取り払った対話の場づくりとして、全国に広がっています。お茶を飲みながら、まず健康や医療のことについて話題提供があり、そのことについて各テーブルに分かれてざっくばらんにフラットに会話して、それを発表してみんなで共有します。これはワールドカフェという米国で生まれた会話の方法を参考としたものです。テーブルのメンバーの組み合わせを次々と変えながら行うことで、様々な人の新しい考えやものの見方、価値観などに触れて、気づきや学びが得られるように工夫されています[27]。

これらの他にも、がんカフェ、メディカルカフェ、健康カフェ、医療カフェ、薬局カフェなどと呼ばれるものもあります。お茶を飲んで、お菓子も食べて、リラックスして話せるのがよいようです。

4　https://kan-i.net/
5　http://www.mincleproduce.org/

誰もが気軽に立ち寄れるカフェ型の保健室では、看護師によって血圧測定、問診、健康相談など、定期的に健康チェックを行っているところもあります。退職した看護師の活動もあります。近所のお年寄りから「どこにも行き場所がない」と言われたのがきっかけではじめたところ[28]や、看護師仲間と「健康でその人らしく暮らすことをサポートしたい」と語らううちに仲間の輪が広がってできたところ[29]もあります。

Ⓑ ソーシャルメディアの活用

そして、ソーシャルメディアを活用する方法としては、そのようなつながりの場の公開や紹介があるでしょう。オンライン上でカフェを開いてもいいですし、Web会議システム（Zoomなど）でお茶を飲みながら話すのも可能です。

それからサイトやスマートフォンなどでつながりを利用して互いの情報をシェアして励ましあったり、助けあったりすることができます。健康ログ、あるいは直接健康とは関係がないライフログという起床や睡眠の時間、運動の時間や歩数や歩いた距離、読書の時間などを共有できるサイトやアプリがあります。自分のデータの共有ですが、以前米国では睡眠時の健康のモニタリングのためにいびきの音を共有するというアプリもありました（米国の発表会場では結婚相手の見定めに使えるという女性のコメントで爆笑になりました）。ダイエットのための体重の共有や、禁煙がどれだけ続いているかの時間を共有するようなことです。同じ目標を目指しているので、データを共有すれば、励ましあったり、注意しあったりしてつながりができていきます。

技術的には、体重計、血圧計、パルスオキシメーター（動脈血酸素飽和度を測定するもの）、食事を撮影した写真などから自動的にスマートフォンやパソコンに記録を送信できるものがあるので、共有はしやすくなっています。特にスマートフォンなどのモバイル機器を活用した場合にはモバイルヘルス（mobile health, mHealth）と呼ばれて、健康データをユーザが共有するだけでなく、大学や企業などの研究機関にデータを送信して、分析して、結果を返してもらうということも行われています。これらを目的として、iPhoneにもAndroidにも自分の健康のデータやログを記録できる機能が標準で搭載されています。

ソーシャルメディアや健康データを共有できる場に、友達の友達の友達に、医療者がいるというだけで、何かが伝染するあるいは医療者と出会うチャンスがあるかもしれません。どこかにつながりのチャンネルが増えると、たとえ弱いつながりであっても多方面に影響を及ぼしあうような場に参加したり、つくっていくこと自身がヘルスリテラシーにつながったりする可能性があります。ヘルスリテラシーの高い人から、お裾分けをもらうみたいなことも可能ではないかと期待されます。

⊙ ヘルスリテラシーはソーシャルキャピタルの重要な要素

このようなつながりが広がっていく地域や職場や学校などで、ネットワークまたは集団として互いに支え合う人間関係には、先述したソーシャルキャピタルという見方が当てはまります。世界のヘルスプロモーションの理論や政策をリードしてきたキックブッシュは、ヘルスリテラシーはソーシャルキャピタルの重要な要素だと指摘しています[3]。

ヘルスリテラシーの向上のためには、一人だけでは難しく、互いに信頼しあってつながりの場に参加することが必要だとされています。そのような文化や風土を築き上げることが自分たちの健康で充実した生活をつくっていくと実感する経験です。お互いの健康の向上のためですが、それは身体的、精神的健康だけではありません。つながりがあるという社会的な健康もつくっていて、そこに参加できている、それを自分たちがつくり上げていることで、ともに喜べる機会を生み出します。そのような経験がソーシャルキャピタルを醸成していくというわけです。

そうするとヘルスリテラシーには、つながりと、それによって学びあうことが大切になります。第1章で示した図1.3（p.9）では、情報源から入手、理解、評価、意思決定というプロセス、そして健康になれたかどうか、というプロセスがヘルスリテラシーであると述べました。これは基本的には個人の話ですが、つながりによって、どのようなプロセスを経たら健康になるのか、あるいは健康にならなかったのかについて情報共有することが学びあいです。そのため、図1.3の右側に「情報共有」を追加した**図11.5**を示します。

今やソーシャルメディアの時代で、経験や思いを

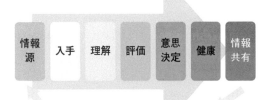

図11.5　ヘルスリテラシーとつながり

シェアする世界です。それが気軽にできるようになったこともありますが、ソーシャルメディアでなくても、気軽に集まる場の中で、情報共有することができるとよいでしょう。「こういう病気になったから、こうしてみたらこうだったよ」と話すわけです。自分がその中でどのような役割を果たしたのか、どのようなヘルスリテラシーを身につけたのか、あるいはヘルスリテラシーが不足していることに気がついてどう助けてもらったのかを情報共有することです。第9章のコラム「意思決定する自信が大切な理由」（p.117）でも述べたように、私たちは自分の経験だけから学ぶのではなく、他者の経験を見たり聞いたりすることでも多くを学びます。そのような他者から学ぶ機会がなかなかないとなると問題なので、そういうつながりをつくって学びあうことが大事になります。そしてそのような環境にあること自体もヘルスリテラシーに含まれていると捉えられます。このようなつながり＝学びあいができれば、それがまた情報源になります。この循環が生まれていって、そのようなつながりがまたソーシャルキャピタルになっていきます。

文献

1) Kickbusch I, Pelikan JM, Apfel F, Tsouros AD. Health Literacy: The Solid Facts. 2013. Accessed November 23, 2021. https://apps.who.int/iris/bitstream/handle/10665/128703/e96854.pdf

2) Pelikan JM, Ganahl K, Van den Broucke S, Sørensen K. Measuring health literacy in Europe: introducing the European Health Literacy Survey Questionnaire (HLS-EU-Q). In: Okan O, Bauer U, Levin-Zamir D, Pinheiro P, Sørensen K, eds. International

Handbook of Health Literacy: Research, Practice and Policy across the Lifespan. Policy Press PP; 2019:115-138. https://library.oapen.org/bitstream/id/9ac5f5bd-004f-4bdf-b9d5-e081a90894f9/9781447344520_webpdf.pdf

3) Kickbusch I, Maag D. Health literacy. In: Heggenhougen K, Quah S, eds. International Encyclopedia of Public Health. Academic Press; 2008:204-211. Accessed May 19, 2022. http://www.ilonakickbusch.com/kickbusch-wAssets/docs/kickbusch-maag.pdf

4) Public Health Association of British Columbia. An Inter-Sectoral Approach for Improving Health Literacy for Canadians: A Discussion Paper. 2012. https://www.phabc.org/wp-content/uploads/2015/09/IntersectoralApproachforHealthLiteracy-FINAL.pdf

5) 藤田寛之, 佐藤晋巨, 松本直子ら. ヘルス・リテラシーの学習教材を用いた図書館による市民講座の実践. 聖路加国際大学紀要／聖路加国際大学紀要委員会 編. 2017 ; 3 : 90-95.

6) 髙橋恵子, 佐藤晋巨, 松本直子ら. 一般市民のヘルスリテラシー向上をめざす参加型プログラムの有用性. 聖路加国際大学紀要／聖路加国際大学紀要委員会 編. 2021 ; 7 : 1-9.

7) 髙橋恵子, 佐藤晋巨, 松本直子, 中村めぐみ, 大垣尚子. 市民を対象にしたヘルスリテラシーの向上をめざすオンラインプログラムの構築. 聖路加国際大学紀要／聖路加国際大学紀要委員会 編. 2022 ; 8 : 145-150.

8) Ahmed T. MedlinePlus at 21: a website devoted to consumer health information. Inf Serv Use. 2019;39:5-14.

9) Ghaddar SF, Valerio MA, Garcia CM, Hansen L. Adolescent health literacy: the importance of credible sources for online health information. J Sch Health. 2012;82(1):28-36.

10) Olney CA, Warner DG, Reyna G, Wood FB, Siegel ER. MedlinePlus and the challenge of low health literacy: findings from the Colonias project. J Med Libr Assoc. 2007;95(1):31-39.

11) Wilkinson R, Marmot M, Europe WHORO for. Social Determinants of Health: The Solid Facts. 2nd Edition. World Health Organization Regional Office for Europe. https://apps.who.int/iris/handle/10665/326568

12) WHO欧州地域事務局. WHO健康都市研究協力センター, 日本健康都市学会. 訳. 健康の社会的決定要因：確かな事実の探求 第二版. Published online 2003. https://www.tmd.ac.jp/med/hlth/whocc/pdf/solidfacts2nd.pdf

13) CSDH. Closing the Gap in a Generation: Health Equity through Action on the Social Determinants of Health. Final Report of the Commission on Social Determinants of Health. 2008. Accessed December 29, 2021. http://whqlibdoc.who.int/publications/2008/9789241563703_eng.pdf

14) Nutbeam D. Health literacy as a public health goal: a challenge for contemporary health education and communication strategies into the 21st century. Health Promot Int. 2000;15(3):259-267.

15) U.S. Department of Health and Human Services O of DP and HP. National Action Plan to Improve Health Literacy. 2010. Accessed May 16, 2022. https://health.gov/sites/default/files/2019-09/Health_Literacy_Action_Plan.pdf

16) Sørensen K, Van den Broucke S, Pelikan JM, et al. Measuring health literacy in populations: illuminating the design and development process of the European Health Literacy Survey Questionnaire (HLS-EU-Q). BMC Public Health. 2013;13(1):948.

17) Matsumoto M, Nakayama K. Development of the health literacy on social determinants of health questionnaire in Japanese adults. BMC Public Health. 2017;17(1):30.

18) Nakayama K, Osaka W, Togari T, et al. Comprehensive health literacy in Japan is lower than in Europe: a validated Japanese-language assessment of health literacy. BMC Public Health. 2015;15(1):505.

19) Mogford E, Gould L, Devoght A. Teaching critical health literacy in the US as a means to action on the social determinants of health. Health Promot Int. 2011;26(1):4-13.

20) ニコラス・A・クリスタキス, ジェイムズ・H・ファウラー. 著. 鬼澤忍. 訳. つながり：社会的ネットワークの驚くべき力. 講談社 ; 2010.

21）Holt-Lunstad J, Smith TB, Layton JB. Social relationships and mortality risk: a meta-analytic review. PLoS Med. 2010;7(7):e1000316.

22）OECD. Social cohesion indicators. In: Society at a Glance 2005 OECD Social Indicators. 2005:80-91.

23）内閣府. 平成27年度 第8回高齢者の生活と意識に関する国際比較調査結果（全文）. Published 2015. Accessed May 20, 2022. https://www8.cao.go.jp/kourei/ishiki/h27/zentai/index.html

24）内閣府. 我が国と諸外国の若者の意識に関する調査（平成30年度）. Published 2018. Accessed May 20, 2022. https://www8.cao.go.jp/youth/kenkyu/ishiki/h30/pdf-index.html

25）聖路加国際大学看護ネット. コミュニティカフェについて. Published 2019. Accessed May 20, 2022. https://kango-net.luke.ac.jp/community/cafe/

26）孫大輔. 対話する医療：人間全体を診て癒すために. さくら舎；2018.

27）孫大輔, 菊地真実, 中山和弘. カフェ型ヘルスコミュニケーション「みんくるカフェ」における医療系専門職と市民・患者の学び. 日本ヘルスコミュニケーション学会雑誌(Web). 2014；5(1)：37-45.

28）聖路加国際大学看護ネット. カフェ型保健室「しらかば」. Published 2019. Accessed May 20, 2022. https://kango-net.luke.ac.jp/community/cafe/taikendan_a.html

29）聖路加国際大学看護ネット. みんなの保健室「陽だまり」. Published 2019. Accessed May 20, 2022. https://kango-net.luke.ac.jp/community/cafe/taikendan_b.html

子どもと高齢者の
ヘルスリテラシー

12.1　子どものヘルスリテラシーの向上

A　米国に見るヘルスリテラシーのための国民健康教育基準

　子どものヘルスリテラシーを向上させることは、健康教育において大きなゴールです。大人になって健康教育をしても、喫煙や飲酒、運動や食生活など習慣化した行動を変えるのは難しいことです。第2章（p.24）で述べたように、習慣は、情報も意思決定も必要でなく、きっかけさえあれば、無意識に行われるからです。そこで子どもの頃からヘルスリテラシーを身につけることが重要です。

　早い時期から健康のために望ましい生活習慣を身につけることが大切ですが、ヘルスリテラシーの考え方からすると、それを身につけたうえでも、新しい情報が次々と手に入った場合、新たな行動を取り入れる一歩手前で適切に意思決定できる力に意味があります。情報に基づく意思決定が身につかないまま大人になっていくと、誰かから勧められたものが自分に適切なものかどうか判断できず、選ぶべきものを選べない状況になる恐れがあります。そこで、子どもの頃から何をどのように学習すると効果的なのかを考えると、子どもの頃からの学習はエビデンスに基づく意思決定ができるようになるものでない

といけません。エビデンスを考慮することなしに、先生たちがこうするべきだというべき論だけでは自分に合ったものを選ぶのは難しいでしょう。

　国際的にも、子どものヘルスリテラシーを高めるための中心的な場は学校とされています。いくつかの国でヘルスリテラシーは学校のカリキュラムに採用されていますが、最初に採用した国の1つは米国です。米国は1995年に、幼稚園に入る前からハイスクールの12年生（日本では高校3年生）まで、発達段階に応じた国民健康教育基準（National Health Education Standards）を作成しています。2007年には第2版[1]を出して、**表12.1**の8つの基準を提示しています。

　年齢を「幼稚園に入る前〜2年生（8歳以下）」「3〜5年生（9〜11歳）」「6〜8年生（12〜14歳）」「9〜12年生（15〜18歳）」の4段階に区切って、個人、家族、コミュニティの健康を促進するために、生徒が2、5、8、12年生までに何を知り、何ができるようになるべきかを期待する内容です。ヘルスリテラシーの向上がゴールになっています。健康教育のゴールがヘルスリテラシーというのが国際的な動きです。この基準をつくるときには、組織としては、米国がん協会（American Cancer Society）がサポートして、米国公衆衛生学会（American Public Health Association）、米国学校保健学会（American

表12.1　**米国の国民健康教育基準**（National Health Education Standards）[1]

1	よりよい健康のためのヘルスプロモーションと疾病予防に関する考え方を理解する
2	健康行動に影響を与える家族や仲間、文化、メディア、技術の影響について分析する
3	よりよい健康のための情報や商品、サービスにアクセスする
4	よりよい健康のために健康リスクを避けたり減らしたりする対人コミュニケーションスキルを使う
5	よりよい健康のために意思決定のスキルを使う
6	よりよい健康のために目標設定のスキルを使う
7	よりよい健康のための行動を実践し、健康リスクを避けて減らす
8	自分や家族、コミュニティの健康を主張（advocate）する

表12.2　　1番目の基準の「幼稚園に入る前〜2年生」の
パフォーマンス指標

健康的な行動が個人の健康に影響を与えることがわかる
健康には複数の側面があることを認識する
感染症の予防法について説明する
よくある子どものケガを防ぐ方法を挙げる
医療を受けることがなぜ重要なのかを説明する

School Health Association)、米国健康教育学会
（American Association for Health Education）が国民
健康教育基準共同委員会（Joint Committee on
National Health Education Standards）をつくって基
準作成に取り組んでいます。臨床専門職、公衆衛
生、健康教育、学校保健、教育・学習理論など幅広
い専門家を導入しています。

　8つの基準では、それぞれについて学年の4段階
別にパフォーマンス指標が設けられています。パフ
ォーマンス指標とは、4段階の最後の学年までに、
各基準で生徒が知っておくべきこと、あるいはでき
るようになるべきことを具体的に示したものです。
生徒の評価を行う計画のために使えます。指標の数
は、各規準で十数個から30個ほどまであり、すべ
ては紹介できませんが、次に各規準の特徴について
説明しますので、そこでいくつかピックアップして
紹介します。

　1番目の基準では、「幼稚園に入る前〜2年生」の
パフォーマンス指標をみてみると内容がわかりやす
いです。表12.2の5つが挙げられています。

　この基準での考え方（概念、concept）は、自分の
行動によって健康が変わることです。病気やケガは
自分で予防できるという考え方です。医療を利用す
るにしても、自分事として捉えるという見方でもあ
ります。これらは、ヘルスリテラシーすなわち健康
を決める力が人にはあると理解することを意味して
います。表12.2の2つ目の「健康には複数の側面が
あること」というのは、3年生以上のパフォーマン
ス指標には具体的に出てきて、感情、知識、身体、
社会に関する健康が挙げられています。WHOの健
康の定義を含めた、健康とは何かの理解でもあるで
しょう。

　2番目の基準は、自分がどのような行動を取るか
には、周りの様々な影響があることを幅広く詳しく

知っていることです。健康行動への周囲からの影響
にはよいものと悪いものの両方があることを知り、
「6〜8年生」からは、自分の価値観の影響を知るこ
とが挙げられています。

　3番目の基準は、根拠が確かな健康情報や商品な
どを手に入れることです。「幼稚園に入る前〜2年
生」のパフォーマンス指標では、信頼できる大人や
専門家がわかることや、学校や地域で助けてくれる
人を見つけられることが挙げられています。年齢が
上がるにつれ、根拠が確かなものがどこにあるのか
を知り、家庭や学校や地域で手に入れられることか
ら、自分で情報や商品などを見極められるようにな
ることと変化しています。

　4番目の基準は、健康のために必要なコミュニケ
ーションができることです。例えば、タバコやお酒
に誘われても断れることや、人と対立したときに自
分や他人を傷つけないようにうまく解決できること
です。また、健康のために支援を求められることも
含まれます。

　5番目の基準では、健康的な意思決定を行うため
に不可欠なステップが含まれています。意思決定の
プロセスを踏むことによって、生活の質を向上させ
ます。「幼稚園に入る前〜2年生」のパフォーマン
ス指標で、「健康についての意思決定が必要である
状況にあることがわかる」「健康についての意思決
定において自分一人でできるか支援が必要かを区別
する」の2つが挙げられています。例えば、お腹が
痛くなったとかケガしたとかいろいろあると思いま
すが、そういうときに自分で解決できることなの
か、あるいは親や先生に助けを求めることなのか、
その選択肢について判断できる、というものです。

　「9〜12年生」（15〜18歳）のパフォーマンス指
標では、表12.3の7項目が挙げられています。意思
決定の重要性や、選択肢を挙げてそれぞれについて
吟味するプロセスが含まれています。

　6番目の基準は、健康といっても何をゴールにす
るかを明らかにすることです。短期的あるいは長期
的にどのような方法で達成するかについての重要な
ステップが含まれています。年齢が上がるにつれ、
ゴールに到達するために誰が助けてくれるかわかる
ことから、計画を立てて自分で進み方を管理できる
ようになっていくことです。

　7番目の基準は、簡潔ですが、健康のための行動

表12.3　5番目の基準の「9～12年生」（15～18歳）のパフォーマンス指標

健康のための意思決定を妨げるバリアについて調べる
健康に関係する場面ではよく考えて意思決定をする大切さについて判断する
個人または協働での意思決定が適切な場合を判断する
健康に関係する問題に対する選択肢をつくる
各選択肢が自分と他者に与える短期的・長期的影響の可能性を予測する
意思決定をする際に、健康的な選択を支持する
健康に関する意思決定の有効性を評価する

を実践することです。年齢が上がるにつれて、健康づくりのための個人の責任について説明できたり、自分だけでなく他者の健康のための行動も対象となっています。

最後の8番目の基準は、ターゲットを絞って、他の人に健康的な行動をとるよう促すための重要なスキルを身につけることです。英語のadvocateをここでは主張するとしていますが、自分や家族や地域の人々のことについて、「問題がある場合に黙っていないできちんと言う」ということです。

Ｂ　フィンランドの健康教育のヘルスリテラシーの5つの柱

次は、米国と同様に、国が学校で子どものヘルスリテラシーの向上に取り組んでいるフィンランドについて紹介します。フィンランドはその高い学力や教育のことが話題になる先進国でもあります。日本のように保健体育として保健と体育がセットではなく、保健が独立した科目として重視されている数少ない国の1つです。教科が独立した契機として、看護師資格を持つ人が教育大臣（日本では文部科学大臣に該当）になったことがあるそうです。すべての人が健康や医療のことを知るのは権利であり、教えないことは倫理的に問題であることに理解を示して、その独立に尽力したとされています[2]。第1章（p.1）で述べたように、ヘルスリテラシーは誰もが持つべき権利であるということです。そして、保健の科目は、高校卒業時に実施する大学入学資格試験の1科目で最も多くの生徒が受験するもので、設問は知識を問うものではなく、子どもが直面している増加傾向にある健康課題に対して、科学的根拠をもとに論理的な結論を導けるかという内容だといいます[3]。

パーカリ（Paakkari）らによれば、コアカリキュラムでは、1年生から9年生までの健康教育の全体的な目的は、多様な方法でヘルスリテラシーの発達を支援することとなっています[4]。教育目標と学習基準は、ヘルスリテラシーの中心的な要素として、理論的知識、実践的知識、批判的思考（クリティカルシンキング）、自己認識、市民性（シチズンシップ）の5つがあります。これらは1年生から9年生を通して、年齢に関係なく重要であり、学校で年齢に応じた方法で育成することができるとされています。

ⅰ）理論的知識

様々な原則、理論、概念モデルを含めて、健康に関する事実についての知識を身につけることです。健康情報を知っていることが実際の問題解決につながるからです。例えば、喫煙と健康の関係で、どのような健康被害がどの範囲でどの程度起こるのかなど統計的なデータをもとにして知ることです。あるいは感染症のしくみであれば、咳・鼻水・熱が出るのはなぜか、ワクチンはなぜ効果があるのかなど、その理由を理解して記憶に留めることです。なぜかを考えて納得して覚えるのが中心で、批判は一旦受け入れてからになります。

ⅱ）実践的知識

手続き的知識（procedural knowledge）あるいはスキルとも呼ばれます。何かをするときのハウツーあるいはノウハウともいいます。これは、健康を増進するように行動するために学ぶべき基本的な健康に関するスキルです。例えば、自分の健康に気を配る、安全な交通規則を守る、医療サービスを探して利用する、健康に関する知識を探す、応急処置をする、自分の考えや思いを他の人に伝える、などの力が含まれています。これらは経験に根ざしているもので、日常的な実践です。この背景には、理論的な

知識があって、それを実践するための力といえます。事実的で普遍的な知識を日常の場面で使ってみて、具体的に理解していきます。

学校で学ぶことは、実生活でもし意思決定が必要になったときに何を選ぶべきかを考えることになります。例えば、喫煙の健康影響についての理論的な知識から、喫煙者からタバコを勧められたときにどうすべきか、何と言うべきかをロールプレイなどで考えます。

iii）批判的思考（クリティカルシンキング）

健康に関する事実や因果関係について、批判的にみることです。批判的にみるというのは簡単に言うと、鵜呑みにしないことです。それは科学的な事実なのか、本当のことなのかどうかに対するこだわりです。事実でないことを言っているのではないか、因果関係がないことを言っているのではないか、という疑問を持つことです。本当に事実なのであれば根拠、エビデンスを出してくださいという態度です。情報をみるときは、誰がどのような目的で主張しているのか、人を納得させるためにどのような手段が使われているのか、科学的な事実とどのように関連しているのかを見極める必要があります。健康は誰もが手に入れたい大きな価値ですから、大きな利益や商品価値を生むものでもあります。情報提供の目的を評価して、事実と意見を区別することです。エビデンスによって因果関係が明確であれば意思決定に生かせます。批判的に考えるためには、理論的な知識が必要で、それによって健康情報を様々な角度からみることができます。また、信頼できる情報源やオリジナルの文献を探すような実践的な知識も必要です。

学校では、例えば、喫煙に関する情報が信頼できるのかという批判的な評価を、ディベートを通して行います。喫煙に関する社会の規範や価値観、喫煙に関する仲間からのプレッシャーやそれによく考えずに従うこと、メディアリテラシーとして喫煙に関連するメディアのメッセージを批判的に解釈するなどです。

iv）自己認識

自分への気づきで、自分を振り返る力です。自分の考え、感情、ニーズ、動機、価値観、態度、経験が、健康を増進するための自分自身の行動の仕方とどのような関係にあるかに気づくことです。例え

ば、健康のためにきちんと睡眠をとろうとするとき、何を考えてなのか、感情はどうか、自分にとってのニーズすなわち何を欠くことができないのか、どのような動機なのか、どのような価値観か、態度すなわち肯定的か否定的かあるいは好きか嫌いか、どのような経験をしているのか、それらに気づき、自覚的であることです。

また、他者からの期待に惑わされずに、自分の心の声を聞くことでもあります。それによって、自分に対して批判的になり、自分の価値観を明らかにできます。自分の心の声を信頼できれば、自分が学ぶ目標を決めてそのプロセスをモニタリングする（メタ認知）ことができます。例えば、自分には適切な睡眠をとることが必要だと強く認識できて、目標に到達するためにはどうすればよいかを認識できるようになります。

学校では、例えば、喫煙であれば、その実際の広告を見て、どのような価値観を、どのような形で伝えているか、自分たちの考え方や行動にどのような影響を与えるかについて考えます。自分自身の価値観を振り返り、どのような価値観が禁煙の妨げやサポートになるか、その理由を考えてみます。

v）市民性（シチズンシップ）

これは、倫理的に責任ある行動をとり、社会的責任を果たす力です。他者や集団の視点を理解し、他者との関係において自分のヘルスリテラシーを身につけることです。個人レベルの健康から地域レベルの健康へ視野を広げて、個人と地域の健康の両方を考えられることです。

そのため、学校では様々な健康問題に関する倫理的な議論に参加できる環境をつくります。重要なのはヘルスプロモーション活動でも強調されている、対話とセットになった参加です。また、自分たちの意見を述べて意思決定に参加する機会を、学校や地域の公園やコミュニティセンター、図書館などで得られることが期待されます。

学校の学習の例では、個人の喫煙習慣がもたらす様々な結果や喫煙者の権利と責任について評価することです。喫煙者、非喫煙者、タバコ工場の所有者、タバコ農家、医師、喫煙者の妊婦、胎児など様々な利益集団の視点から喫煙について考える機会を提供します。「いつどこで喫煙するかを決めるのは個人の自由」といった考えに対して、自分の意見

を述べたり、自由な討論の場を設けたりします。

クリティカルシンキングと四分表

クリティカルシンキングにおいて、わかりやすい考え方には、ものごとを2×2の表で考える方法があります。第3章（p.30）のエビデンスのところで紹介したものです。例えばタバコを吸う・吸わないという選択肢と、健康である・健康でないという選択肢の関係です（表）。

タバコを吸うと健康でない、例えば喫煙者は非喫煙者よりも肺がんを始めとして多くの病気になりやすいという因果関係は多くのデータで検証されています。このときには、表ではABCDの人数すべてに注目して、BやCの人がAやDの人よりも十分に多いことを確認しています。割合として、あるいはリスク、確率としては、タバコを吸っているほうが健康によくないとA〜D全体で考えられるのがクリティカルシンキングです。

表　ものごとの因果関係を2×2の表で考える

	タバコを吸う	タバコを吸わない
健康である	A	B
健康でない	C	D

このとき、ものすごいヘビースモーカーでも健康な人がいるから、タバコは健康に悪くないんだという主張は、Aの事例だけに注目して判断しています。さらにDの事例に注目して、それをさらに強く主張する場合もあるでしょう。A〜Dのうち一部だけから判断するのは、クリティカルシンキングができていない状況になります。

なぜそのような判断が起こるかという1つの要因は、目の前で見た実体験の持つ影響力の強さです。自分のおじいちゃんがヘビースモーカーでも元気で長生きしたという経験は強く記憶に残ります。それが強いあまりに一般的なこととして信じてしまうと、Aと同じ事例にばかり注目して、それをより強力なものに変えてしまいます。BやCの事例には、出会っても目もくれないようになっていきます。これは、第4章（p.42）で紹介した確証バイアスと同じです。古くからの迷信や誤解、デマなどもA〜Dのどこかだけを言っていることが多いでしょう。ものごとの原因と結果、因果関係を考えるときには、この4つの表を常に考えて、全体で判断できるようにしたいものです。

Ⓒ 子どものヘルスリテラシーにおける日本の状況

日本の状況についてみてみます。第10章（p.136）で述べたように、新しい学習指導要領では全分野で育成すべき資質・能力として「思考力・判断力・表現力」が明確に記述されました。保健の分野でみればヘルスリテラシーとは記述されていないものの、その概念と共通したものと考えられます。以前からも、知識だけでなく、それをもとに思考したり判断したりして、実践することは求められていましたが、今回は資質・能力の大きな柱になっています。

これまでの、日本の児童や生徒を対象とした保健学習についての調査結果[5]では、健康や病気の予防などの授業で「考えたり工夫したりできましたか」という思考・判断の状況についての質問に対して肯定的な回答をした割合は、中学生と高校生で総じて半数未満でした。ただし、調査を重ねる度に割合は増えてきているため（調査は2004年度から続けて、2010年度、2015年度にも行われています）、学校保健に関わる方々の努力が少しずつ実ってきているものと思われます。その中で、「思考力・判断力」が重視された学習指導要領による変化が期待されます。

新しい学習指導要領を詳しくみてみましょう。育成すべき資質・能力として、3つの柱があります。それは、「何を知っているか、何ができるか（個別の知識・技能）」「知っていること・できることをどう使うか（思考力・判断力・表現力等）」「どのように社会・世界と関わり、よりよい人生を送るか（学びに向かう力、人間性等）」の3つになっています[6]。このうちの思考力・判断力・表現力の3つをより具体的に説明したものが表12.4です。

表12.4　新しい学習指導要領での思考・判断・表現の説明[6]

思考	問題発見・解決に必要な情報を収集・蓄積するとともに、既存の知識に加え、必要となる新たな知識・技能を獲得し、知識・技能を適切に組み合わせて、それらを活用しながら問題を解決していくために必要となる思考
判断	必要な情報を選択し、解決の方向性や方法を比較・選択し、結論を決定していくために必要な判断や意思決定
表現	伝える相手や状況に応じた表現

表12.5　新しい学習指導要領で思考力・判断力・表現力の関連で新設や変更された点（一部抜粋、太字は思考力・判断力に関連した記述）

小学校　体育	〔第5学年及び第6学年〕 目標 ・自己やグループの運動の課題や身近な健康に関わる課題を見付け，その解決のための方法や活動を**工夫する**とともに，自己や仲間の考えたことを他者に伝える力を養う 内容 ・心の健康について，課題を見付け，その解決に向けて**思考し判断する**とともに，それらを表現すること ・けがを防止するために，危険の予測や回避の方法を**考え**，それらを表現すること ・病気を予防するために，課題を見付け，その解決に向けて**思考し判断する**とともに，それらを表現すること
中学校　保健分野	目標 ・健康についての自他の課題を発見し，よりよい解決に向けて**思考し判断する**とともに，他者に伝える力を養う 内容 ・「食事の量や質の偏り，運動不足，休養や睡眠の不足などの生活習慣の乱れは，生活習慣病などの要因となること」から「生活習慣病などの多くは，適切な運動，食事，休養及び睡眠の調和のとれた生活を**実践することによって予防できること**」へ変更 ・健康な生活と疾病の予防について，課題を発見し，その解決に向けて**思考し判断する**とともに，それらを表現すること ・心身の機能の発達と心の健康について，課題を発見し，その解決に向けて**思考し判断する**とともに，それらを表現すること ・傷害の防止について，危険の予測やその回避の方法を**考え**，それらを表現すること ・健康と環境に関する情報から課題を発見し，その解決に向けて**思考し判断する**とともに，それらを表現すること
高等学校　保健分野	目標 ・健康についての自他や社会の課題を発見し，**合理的，計画的な解決に向けて思考し判断する**とともに，目的や状況に応じて他者に伝える力を養う 内容 ・現代社会と健康について，課題を発見し，健康や安全に関する原則や概念に着目して解決の方法を**思考し判断する**とともに，それらを表現すること ・生涯を通じる**健康に関する情報**から課題を発見し，健康に関する原則や概念に着目して解決の方法を思考し判断するとともに，それらを表現すること ・安全な社会生活について，安全に関する原則や概念に着目して危険の予測やその回避の方法を**考え**，それらを表現すること ・自他の健康を保持増進するには，ヘルスプロモーションの考え方を生かした健康に関する環境づくりが重要であり，それに積極的に**参加**していくことが必要であること。また，それらを実現するには，適切な**健康情報の活用**が有効であること ・**健康を支える環境づくりに関する情報**から課題を発見し，健康に関する原則や概念に着目して解決の方法を**思考し判断する**とともに，それらを表現すること

思考と判断の説明にある、必要な情報を収集して、知識を獲得し、判断や意思決定をするという内容は、やはりヘルスリテラシーと共通します。

新しい学習指導要領のこれらに関するものに、**表12.5**のような新しい項目が挙げられます。

小学校の体育の5、6年生では、健康のことについて「思考し判断する」ことが挙げられています。

中学校の保健体育の中の保健では、生活習慣病などが「実践することによって予防できる」と変更され、同じく「思考し判断する」ことがあります。高校の保健では、思考し判断することについては「合理的，計画的な解決に向けて思考し判断する」と、第2章（p.23）で紹介した合理的な意思決定が含まれています。また、「健康に関する情報」、「環境づ

表12.6　　ストレスへの対処方法に関する意思決定の記入例

選択肢	長所	大切さ	短所	問題の大きさ
①身近な友人に相談する	・気持ちが楽になる ・友情が深まる	1 2 3 4 5 1 2 3 4 5	・聞く人が負担になる ・逆に相談されて困るかもしれない	1 2 3 4 5 1 2 3 4 5
②カラオケで気晴らしをする	・楽しくなる ・一旦忘れられる	1 2 3 4 5 1 2 3 4 5	・一時的な効果しかない ・原因は消えない	1 2 3 4 5 1 2 3 4 5
③ストレスの原因を探って解決する	・ストレスがなくなる ・人として強くなれる	1 2 3 4 5 1 2 3 4 5	・相当しんどいときもある ・骨折り損かもしれない	1 2 3 4 5 1 2 3 4 5
選んだ選択肢	③ストレスの原因を探って解決する			

くり」への「参加」と「健康情報の活用」、「健康を支える環境づくりに関する情報」などヘルスリテラシーと同様の概念が紹介されています。なお、精神疾患が40年ぶりに復活したことは第1章（p.16）で記してあることから、ここでは省略しています。

先に述べた保健学習についての2015年度の調査では、高等学校の保健では、特にヘルスプロモーションの考え方に基づいた健康の保持増進や疾病予防に関わる社会的対策に関する理解が課題とされています。さらに、健康な生活を送るための課題解決に向けた思考力や判断力を身につけるような指導が必要なことも強調されています。こうした結果を踏まえて学習指導要領が改訂されていく中で、小中高生のヘルスリテラシーが高まることが期待されます。保健分野では新しくヘルスプロモーションという言葉が記載されたので、次の改訂ではヘルスリテラシーが記され、米国やフィンランドなど他の国の先駆的事例からその経験を取り入れていくことも1つの方法でしょう。

Ｄ 「か・ち・も・な・い」と「お・ち・た・か」を学ぶ

では、新しい学習指導要領で思考力・判断力という言葉で表されている具体的なスキルは何でしょうか。情報の信頼性をチェックして意思決定するというプロセスを考えると、「か・ち・も・な・い」（第6章）と合理的な意思決定の方法（十分な選択肢と長所と短所を比較して価値観を明確にして決める）である「胸に『お・ち・た・か』」（第9章）が必要になるはずです。高校の保健体育の教科書の中には、意思決定と行動選択に関する章で、それらのスキルが学べるようになっているものも登場してきています[7]。「か・ち・も・な・い」はその内容を紹介して、「お・ち・た・か」は記入例を見てから、自分で空欄を埋める作業をするものです。ストレス対処で記入例を作成してみました（**表12.6**）。

表12.6のような記入例を見てから、自分の場合には選択肢に何を挙げて長所・短所をどう評価するかを考えて、別に用意された空欄の表を埋める作業をします。

ストレス対処のための選択肢と長所・短所と価値観（「お・ち・た・か」）を埋めてみることで、意思決定の方法を学ぶ試みです。1回だけで身につくことは難しいかもしれませんが、様々な意思決定で繰り返し使ってみるなどして、これらを評価することが必要です。第9章では、健康や病気のことをきっかけに意思決定ガイドを使って学ぶことを提案しましたが、子どもの頃から学べることが望ましいですし、生涯いつでも学べる環境ができるとよいでしょう。

Ｅ 子どもの頃からからだのことを知る

子どものヘルスリテラシーの中で、主に健康教育、学校教育を中心に述べましたが、大きく関連しているものに科学コミュニケーションという活動があります。学校の中だけでなく、幅広く科学を子どもたちに伝えましょうという動きです。科学をわかりやすく伝えるため、例えば地域などで、大学院生などが、子どもたちにサイエンスのおもしろさを伝えようとするものです。テレビでも、でんじろう先生などがわかりやすく科学を教えています。

聖路加国際大学のプロジェクトで「自分のからだを知ろう」という活動（NPO法人からだフシギ[1]）があります。子どもの頃から体のことを知らないで、

1　https://karada-kenkyu.jimdofree.com/

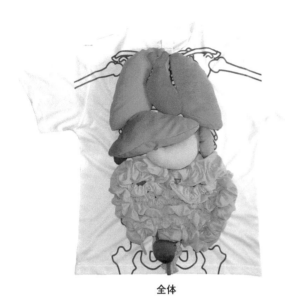

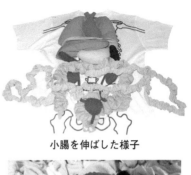

小腸を伸ばした様子

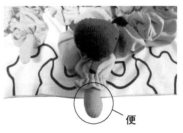

便

全体

図12.1　からだTシャツ（写真提供：NPO法人からだフシギ）

大人になって病気にかかって、肝臓がどうとか、心臓がどうなどと、そのしくみや働きを説明してもらってもすぐに理解するのは難しいでしょう。体のことをまず知らないと、健康や病気を理解するハードルになります。

　幼稚園や保育園、区立の図書館、児童館などにメンバーが数名で出かけていって、子どもたちに、臓器の説明など、体のお話会をします。絵本や紙芝居もあり、珍しいものでは「からだTシャツ」（図12.1）というものがあります[2]。色鮮やかな立体的なフェルト生地で、Tシャツに臓器が縫いつけてあります。ここに心臓、ここに胃とわかりますし、腸もぐるぐる巻いて収めることもできますし、伸ばすこともできます。実物大でつくってあって、触れて位置もわかるし、着てみてもいいし、脱いで触ってみてもいいというアイデアです。5、6歳という小学校に入る前の時期のほうがよいとされていて、その理由は他者の存在を強く意識する以前に、そのまま受け止められるからだそうです[8]。一緒に子どもたちにからだのことを伝える活動をするメンバーを募集しています。

　学校教育において、人の体や健康のことは、理科や保健体育だけでなく、他の科目と連携できるとよ

いでしょう。例えば、数学教育でも役に立つ数学というのはずっといわれているようです。筆者は、数学教育に関する中学校の先生向けの雑誌から原稿依頼を受けたことがあります。雑誌の担当者からは医療・看護にも数学が大事であるという内容として、看護師業務にも分数が必要なことなどを例に挙げられました。しかし、看護師になりたい人向けの内容で限定的になるので、誰でも健康や医療のエビデンスの理解に必要という内容にしました。例えば数学で割合の違いを説明するときに、タバコを吸っている人と吸っていない人で、2本の棒グラフで、死亡率が違うという例にするのはどうかという提案です。そのような健康の題材、あるいは健康に生きていくための生活を題材にできないかということです。みかんとりんごを買うとか、船で川を渡るとか、池の面積を測るという例もよいかもしれませんが、体のつくりの理解（対称と非対称、面積や体積など）や健康なライフスタイルとその意思決定につながるような内容を含められないかということです。それ以降そのような議論や実際の例もあるのかもしれませんが、そのように子どもの頃から全体として何を教えるのか、その中でヘルスリテラシーが大きな柱になることが期待されます。

12.2 高齢者のヘルスリテラシーに合わせた学習方法

Ⓐ 高齢化によるヘルスリテラシーへの影響

　高齢者が増えて超高齢社会を迎えているわけですが、加齢によって起こる変化がヘルスリテラシーに影響を及ぼすことが指摘されています。第1章（p.11）で紹介したように、ヘルスリテラシーが低い高齢者ほど亡くなるのが早いという研究もあります。慢性疾患を持つ人が多くなり、自己管理が必要になりますが、身体的にも認知的にも心理的にも変化するために、自己管理が難しくなりやすいです。さらに慢性疾患があると、治療やケアにおける選択肢を選ぶ意思決定に迫られます。どのような治療を受けるのか、それから治療をやめることも出てきます。

　加齢による身体的な影響は比較的わかりやすいので、ここでは認知の変化と心理的な変化の影響について、スペロス（Speros）がまとめた文献[9]が参考になるので、その内容を紹介します。

Ⓑ 加齢による認知の変化の影響と対処

　まず認知の変化については、流動性知能すなわち新しい場面への適応に必要な力で、推論する力、思考力、暗記力、計算力、集中力などの低下です。新しい情報を学ぶには時間がかかるようになります。新しいことをやってみるように急かすと、失敗しないか恥をかかないかと不安でやる気がなくなってしまいます。例えば「おばあちゃん何やってるの、もう早くやってよ」と言われるとどうでしょう。そうするとやはり本人のペースで、ゆっくり行うことが必要です。

　次は作業記憶の変化で、一定の時間に多くの情報を処理する能力の低下です。一度にいくつもの数字を覚えられるかには元々限界がありますが、それが次第に衰えてくることです。一度に多くのことができなくなるので、そういう場合は少しずつ分けて行うことになります。学習する場合には分けて教えることが必要で、少しずつ進めます。さらに前に学んだことを振り返りながら、時間をかけて進めていくことが必要です。

　それから抽象的な概念の理解が難しくなります。そのため「十分に」「よく」などの漠然とした言葉を使うとわかりにくいので、「よく混ぜてから」と言うよりは、「何回混ぜましょう」「何分混ぜましょ

う」と具体的に教えるほうがよいようです。さらに何かを「しないように」というネガティブな表現ではなくて「するように」というポジティブな表現を使うことです。これはヘルスリテラシーに配慮したコミュニケーションの基本になっています。「Don't」ではなく「Do」です。ポジティブな表現を使うとすぐ行動に移しやすいです。「何々してはいけない」とか、「ダメだ」と言うと、では何をすればいいのかという話になりますし、自信ややる気を失うことにもつながります。

Ⓒ 加齢による心理的な変化の影響と対処

　次は心理的な変化で、特に、うつは高齢者によくある問題で、学ぶことを受け入れるかどうかに影響します。仕事を引退したり、経済的に収入が減ったり、家族や友人を失ったり、役割を失ったりと喪失を多く経験することで自尊感情が低下したり、うつを経験します。「今までだったらこうだったのに」と、これまでは人並みでいられたのがそうでなくったと思うと、学ぶ意欲は低下します。意欲がないと様々な情報を収集したり理解したりするのが難しくなります。そこで、それまでに積み上げてきた業績や能力に注目することで、自尊感情を高める必要があります。高齢者にはこれまでしてきたことが人より多くあります。教育や学習での過去の失敗経験も影響しますが、過去の学習での成功に目を向けて自信を持ってもらい、新しい行動に取り組めるようにすることです。これもポジティブな面に着目することの大切さです。

　それから社会の受け入れです。高齢者にとって、社会にどう受け入れられるか、年を取ることを社会がどう思っているかが影響します。高齢者に対しては、年寄り扱いや邪魔扱いをしたり、とりあえずその場を乗り切ろうとしたり、ただ手助けさえすれば済むようにしたりなど、様々な対応があるでしょう。高齢者は実際は多様で、人間は年齢を重ねるほど個人差が大きくなります。見た目だけで認知機能が落ちているだろうと判断することは、ヘルスリテラシーは見た目で判断できないと述べたことと同じように考えてみましょう。自分が見た目や年齢で判断されずに、周囲に受け入れられているのかも、高齢者にはわかるでしょう。

　自分がネガティブな存在だと思われていると感じたらどうでしょう。受け入れられていないとなる

と、孤立感が生じて、ヘルスリテラシーの獲得意欲に影響を及ぼします。年を取ることは、それだけ積み上げた経験や、培っているものが多くあって、ポジティブなこととして受け入れられることが必要です。それは病気になったときのような危機への適応と関連します。現実に向き合えなければ、不安で学習できないため、病気に対して前向きに捉えていくことが必要です。必要とされていると感じ、自分の経験を生かせる状況の中で、ヘルスリテラシーを獲得することが期待されます。

そうなれば、高齢者が今は何をどう学びたいかを確認することが求められます。学習の意欲については、どれほど価値や意味があるのかが影響します。高齢者は自分の生活に関係があると思うと新しい情報を学ぼうとします。高齢者にとっては自立できていることが重要なので、それが自尊感情やプライドに結びついています。健康の自己管理をすることは自立に結びついていると捉えられることが必要です。また学習する意欲は、それまでの生活経験との関連で左右されます。人が生涯にわたって獲得してきた知識は、問題解決に役立つかどうかという点で評価されています。そうすると、新しい知識やスキルを、今さら身につけて何のよいことがあるのかがわからないと、今までうまくやってきたから大丈夫と思ってしまいます。そういう場合はむしろ、過去の人生経験と結びつけていくことです。問題解決をしてきた経験があったら、それに積み重ねていくことです。

❶ 自分と他者の経験を生かす

大人が学習するうえでは構成主義の考え方が役に立ちます。人にはそれぞれが経験してきた自分の世界があり、すべてその人の歴史の上に積み重なってきています。新しい知識やスキルは全く新たに身につくわけではなくて、今まで持っているものの上で成り立っていくので、人によって過去や歴史が違うので、学習するもの、構成されていくものは異なるという考え方です。そのため過去に経験が全くない場合にはうまく学習できないことがあります。特に大人を対象とした学習である成人学習（andragogy、アンドラゴジー）で強調される点です。

しかし、他者の経験から学ぶことはできるので、身近な人で同じ病気を経験した人の体験談を聞くことが1つの方法としてあります。患者会で人の話を

聞いたり、自分の経験を話したりすることが有効だというのも、人々はそれぞれの経験に基づいて、うまくいったことは自分もそうしてみようとなるわけです。その人が、「今までこうしてきてたんだけど、新しくこういうことを習ったら、本当うまくいったのよ」のような話があると、「そうなんだ、やはり年を取ってもさらにこういうことがあれば、いいことがあるんだ」と学ぶことができます。これは高齢者に限らないですが、特に過去の方法に自信やプライドがあって自分できちんとできていた場合は大事です。それらの自信を維持しながら、新しいものを身につけていくには、それを尊重することです。変わるというよりは、新たなものを積み重ねるという見方が大切です。

❷ 高齢者の学習アプローチとしてのジェロゴジー

加齢による変化がある高齢者を対象とした学習を援助する方法を、ジェロゴジー（gerogogy、同じ意味でgeragogyと書くこともあります）といいます。第5章（p.64）で紹介したように子どもの場合はペダゴジー、上に述べたように大人の場合はアンドラゴジーですが、対象によって名前が変わったものです。高齢者が学ぶとはどのようなことか、高齢者を配慮した形で学ぶ方法があるという話です。加齢による認知、身体的な影響を補うようデザインされたもので、高齢の学習者の潜在能力をフルに生かすことを促進しようとするものです。

表12.7では、このジェロゴジーとして、実践編のような形で、高齢者に学習してもらうためにはどういうことをしたらよいのか、どういうことに気をつけたらよいのかを一覧にしています[9]。すでに紹介した内容と重なる部分もありますが、アンドラゴジーのモデルを応用していて、具体的で丁寧なので、すべてを挙げています。高齢者に学習を促す機会があるときに活用してもらえればと思います。

大事なポイントをいくつかみてみましょう。高齢者にアプローチするときは、尊敬と受容とサポートの気持ちを表すということですが、これはすべての学ぶ人に対する態度でありたいです。しかし、高齢者は若い人よりも知っているという自負があるうえに、高齢者扱いされたくないこともあります。それからすでに第7章（p.85）で紹介したティーチバックが紹介されています。

これもすでに述べましたが過去の経験とリンクさ

表12.7　高齢者を対象とした学習としてのジェロゴジー[9]

高齢者にアプローチするときは、尊敬と受容とサポートの気持ちをはっきりと表すこと。それによって、本人が理解していることとしていないことがよくわかるような学習環境をつくる。

教える時間は午前中の元気なうちにすること。それぞれの日に短く教える時間をつくるほうが長い時間かけて疲れさせるよりは適切である。

新しい情報に入るときは、一つ一つの概念や短く情報を提供するたびに休んで時間をとること。先に進む前にティーチバックを使って理解を確認すること。

新しい知識やスキルは、はっきりと確認できる過去の経験とリンクさせること。思い出を語ることは、高齢者の体験と再びつながるため、学びを促すのに役に立つ。

高齢者の日常生活、社会構造（人間関係、役割、規範）、身体機能と実際に関係のある内容にすること。安全と自立の維持を強調すること。高齢者は、「問題がすぐに解決する方法だと思える内容」を学ぶ意欲がある。

高齢者と接している間は集中ができるように、気が散ることは最小限にして、伝えることをいくつかの（5つ以下）不可欠な要点に限定して、関係のない情報は避けること。

ゆっくり話すこと、ただし遅すぎて気が散ったり飽きたりしないようにすること。話すときは相手と対面して同じ高さで座ること。

はっきりと簡潔に話し、高齢者がよく知っている言葉を使うこと。高齢者世代の習慣、信念、価値観に敏感になり尊重すること。

教える要点を強化するために資料を提供すること。文章は読みやすく（5年生以下）、大きな活字（14〜16ポイントのフォント）で活字と紙の色のコントラストをはっきりさせること（白か明るいクリーム色の光沢のない紙に黒い活字が望ましい）。要点は箇条書きかリスト形式にすること。ウェブサイトについては、いくつものガイドへのリンクをつけること。

高齢者をポジティブに表すような視覚的な資料を使い、高齢者のライフスタイルの実践とは関連のないステレオタイプな漫画や場面は避けること。視覚的に学習するには、シンプルな線画、絵文字、フォトノベラ（写真を使った読み物）が、口頭での説明の補助として効果的である。

家の中でよく見る場所、例えば電話のそば、ベッドサイドテーブル、冷蔵庫に文字の情報で置いておいて、しょっちゅう触れることができるように勧めること。『Age Pages』という国立老化研究所が作成したものが、高齢者に教えるときの効果的な方法を知るのに役に立つ。

具体的な言葉で、明確な指示を与えること。「食事中のカルシウムを増やす」というよりは、カルシウムの多い食品を挙げて、それを1日何回食べればいいのかを示すこと。

高齢者に教えている間に参加を促すこと。説明するよりも、新しいスキルや方法をデモンストレーションして、一緒に実践してもらうこと。

新しい情報や学習目標は、思い出せるように家の中でのきっかけや日課と関連づけること。学んだ行動は定期的に、例えば、歯を磨いたり、好きなテレビを見たり、犬の散歩のあと、そのたびに実行するように勧めること。

要点を教えている間中、繰り返し新しい情報を自分の言葉で言い換えてもらうこと。高齢者が、精神的に情報を処理しやすく思い出しやすいように、教えている間、ずっと使う言葉を選ぶこと。

教えている間に、家族や信頼できる友人を同席させて、活発に参加してもらうよう勧めるべきであること。本人の許可があれば、教育に重要な他者を巻き込むことは、高齢者のヘルスリテラシーの向上に効果的な方法である。友人や家族は代理の読者にもなるし、臨床場面で提供された情報を強化し、誤解されていたかもしれない情報を家に帰ったときに明確にしてくれる。

せてそこに積み上げていくことです。「前に似たようなことしたことありませんか」「ちょっと違うけど前こういうことをやってたよ」「それ近いですね、それと同じ感じでいきましょう、それ本当に似てますから、それができればこれもできますよ」というような感じでしょう。

伝えることを不可欠な要点に限定したり、ゆっくり話すことから視覚的な資料を使うなどは、やはり

これまでにも紹介した内容です。しかし、家の中でよく見る場所、例えば電話だとか冷蔵庫とかで、しょっちゅう触れることができるようにする工夫も紹介されています。

「要点を教えている間中、繰り返し新しい情報を自分の言葉で言い換えてもらうこと」もティーチバックです。理解の確認だけではなく、本人が記憶に残るようにするということもポイントです。「教え

ている間に、家族や信頼できる友人を同席させる」のところでは、「重要な他者」が登場します。英語ではシグニフィカントアザーズ（significant others）とよくいいますが、そのような人を巻き込むことが推奨されています。

ここで挙げてあることをみると、高齢者中心、学習者中心であることがよくわかります。過去の歴史の上に成り立ってきている生活を中心に、そこにあるつながりなど築いてきた資源を活用することが求められています。

12.3　高齢者のヘルスリテラシーの今後の可能性

Ⓐ 高齢者のヘルスリテラシーへのインターネット利用の効果

高齢者のヘルスリテラシーは年齢とともに低下の方向にあるのは致し方ないことです。しかし、その低下の速度を抑えるような要因もあるはずです。英国の高齢化長期研究（ELSA）というもので、52歳以上の4500名を追跡した調査です[10]。2004年から2011年の間にインターネット利用と市民活動、余暇活動、文化活動について2年ごとに調査をしています。市民活動とは市民同士の社会的な活動を意味し、市民としての地域をもっとよくしたり、人間関係をつくるなどします。余暇活動とは趣味やスポーツなどで、文化活動とは芸術や音楽などに親しむ活動です。それぞれにどの程度参加していたかを聞いています。ヘルスリテラシーは、健康情報読解力テストなので機能的ヘルスリテラシーです。それを2004〜2005年と2010〜2011年の2回測りました。

その結果、インターネットを利用している人、文化活動に参加している人は、ヘルスリテラシーが低下しにくかったことがわかりました。さらにインターネット利用と市民活動、余暇活動、文化活動のすべてに満足することが、低下を防ぐのに最も効果的でした。認知機能が低下するとヘルスリテラシーは低下するので、加齢によって認知機能が落ちることを考慮して、その影響を取り除いても、それ以外の要因がヘルスリテラシーの低下を防いでいたという結果です。インターネットの活用を含めて様々な社会参加が高齢者のヘルスリテラシーと関係していたということです。

先述したジェロゴジーからみると、これらの活動は、やはり参加を促すような学習や、自立あるいはポジティブな自尊感情などと関連しているでしょう。それから過去の歴史や、自分の生きてきた人生との関わりなどを引き出してくれるような活動でもあります。これが超高齢社会においてヘルスリテラシーを考えていくうえで1つの示唆を与えてくれます。インターネットは、むしろ自立に役に立つ可能性や、過去の様々な人生経験の中でうまくいったコツのようなものを、インターネット上でも活用できる可能性です。

多くの高齢者は、大事なことは医師が決定するという文化で育っていますが、次第に情報を得て自分で決めたいという方向に移行してきていると思われます。第10章（p.137）でも紹介した日本医師会総合政策研究機構の調査[11]では、比較的重い病気の治療方針の決定に際して、医師と相談しながら自分で決めることを望む人は、20歳以上全体で5割を超え、70歳以上でも4割となっています。米国でも、特にベビーブーム世代は、自分の健康も自分でコントロールしたいと望んでいるといいます[12]。そのため、高齢者も健康情報を入手するためにインターネットを使うようになってきています。日本でも、総務省「通信利用動向調査」（2020年）[13]によると、インターネットの利用割合は60歳代で82.7％、70歳代で59.6％、80歳代で25.6％で、そのうちソーシャルネットワーキングサービス（SNS）の利用割合は、60歳代で60.6％、70歳代で47.5％、80歳代で46.7％と70歳以上でも5割近くになっています。

ただし、ヘルスリテラシーも測定方法によっては結果が異なる可能性があります。確かに健康関連用語の理解などで測定する機能的ヘルスリテラシーは、認知能力の低下と関連するためか、年齢とともに低下するという研究が多く報告されています。しかし、ヨーロッパ8か国で行われた、より包括的なヘルスリテラシーの尺度HLS-EU-Q47による測定では、オランダにおいて、年齢とともにそれが上昇する結果でした[14]。その尺度を翻訳して日本で行った調査でも同様で、20〜69歳の対象者の中では、60歳代が最も高い結果でしたし[15]、その尺度の短縮版を用いたドイツでも同様の結果でした[16]。

このヨーロッパで開発された尺度は、自己の健康

関連の幅広い能力を自己評価するものなので、高齢者が健康問題に直面して解決してきた自信などが含まれている可能性があります。また、日本の調査では、インターネットの利用者を対象としていて、高齢者のほうが効率的に健康に関する情報を調べられるからかもしれません。今後、高齢者のヘルスリテラシーの研究をさらに進めていく必要があります。

Ⓑ 地域包括ケアとヘルスリテラシー

ヨーロッパで開発されたHLS-EU-Q47も、包括的ではありますが、すべてのヘルスリテラシーを十分に測定できているわけではありません。すべての年代に当てはまるようにしてあるため、特に高齢者や介護の問題については、特化した内容は含まれていないのです。

そこでここでは、尺度化はされていませんが、地域包括ケアのために測定を検討するべきと思われるヘルスリテラシーについて考えてみます。現場の保健師などから耳にする話では、地域住民の中には介護はどうしたら受けられるのか、どうしたら介護予防はできるのかといった介護に関する情報を知らない人は多いようです。一例として、介護予防の問題を通して考えてみます。

生活機能低下の早期把握の方法として、「基本チェックリスト」という25項目からなるリストがあります[17]。基本的には、「基本チェックリスト」にある、IADL、運動、栄養、口腔、閉じこもり、認知症、うつなどの項目は、介護予防のための二次予防事業の対象者（旧：特定高齢者）の把握に用いるものです。現場での使われ方や反応は多様であると聞きますが、利用の目的や方法の明確さ、わかりやすさという点ではどうなのでしょう。それは専門家にとってだけではなくて、当事者にとってです。生活機能についての情報を理解し、評価し、活用できるヘルスリテラシーを評価し高めようという発想から、本人が考えられるようなしくみです。例えば、生活機能の低下がどのように表れるかを、多くの一般住民は把握しているでしょうか。また、その把握を推進するような方向性は十分でしょうか。

公益財団法人長寿科学振興財団のサイトでは、「介護予防のための生活機能チェック」というコーナー[17]で、自分でチェックができるようになっています。低下している状態に該当すると具体的なアドバイスが表示されたり市町村の介護予防窓口に相談できるようになっています。どれにも該当しない場合は、「あなたの生活機能は現在のところは特に心配はないようです。日頃の健康管理に敬意を表します。自立した日常生活を続けていくため、今後とも健康管理には十分注意してください」と表示されます。少しだけ該当項目がある場合は、「あなたの生活機能は現在のところは特に心配はないようですが低下傾向がみられる機能もあります。自立した日常生活を続けていくため、日頃から介護予防を十分に意識・工夫した生活を送られることをおすすめします」と表示されます。チェックしてみた人は、これで胸をなでおろしているだけでよいわけではないでしょう。「日頃の健康管理」「介護予防を十分に意識・工夫した生活」とはどのようなものか、これらは何を測っているのか、どこからが問題なのか、知識や情報はどこでどのように得るのか、その情報の入手先が明確になっているか、といったことがわかりやすく示されていると、すぐに行動に移せるでしょう。

これらをヘルスリテラシーの向上の視点で捉え直せば、それぞれの能力について簡単か難しいかを測定し、それぞれの意味を解説して知識としてもらうこと、難しい項目はどうすればよいのか、簡単という項目もどのようにすれば維持できるのかといった発想になります。簡易的であっても得点化されていれば、介入の効果も評価が可能です。もちろん、個人の能力だけでなく、周囲や環境の問題にも着目する必要があります。実際に何らかの問題や障害が発生している場合も、エンパワーメントあるいはストレングスモデル（医療モデルでは医療者が対象の問題を解決するのに対して、本人や周囲の持つ強みを活用して生活を支援するモデル）といった視点にもつながります。すべては、対象ができること、対象が選べることが中心の発想といってもよいでしょう。

文献

1) Joint Committee on National Health Education Standards. National Health Education Standards: Achieving Excellence. American Cancer Society; 2007.

2) 小浜明. 保健科の「学力」概念の中の「考える力」に関する実証的研究：フィンランドの保健科教育と大学入学資格試験からの評価論的接近. 学位論文（博士）東北大

学. Published online June 26, 2016.

3) 小浜明. 世界との比較で保健教育をどうみるか：フィンランドが指し示す日本の保健教育の未来. 学校保健研究. 2021；63（3）：181-189.

4) Paakkari L, Paakkari O. Health literacy as a learning outcome in schools. Simovska V, ed. Health Educ. 2012;112(2):133-152.

5) 公益財団法人日本学校保健会. 保健学習推進委員会報告書：第3回 全国調査の結果. 2017. Accessed May 20, 2022. https://www.gakkohoken.jp/book/ebook/ebook_H280040/index_h5.html#表紙

6) 文部科学省. 新しい学習指導要領等が目指す姿. Published November 2015. Accessed June 7, 2022. https://www.mext.go.jp/b_menu/shingi/chukyo/chukyo3/siryo/attach/1364316.htm

7) 渡邉正樹，友添秀則ら. 新高等保健体育. 大修館書店；2022. Accessed May 20, 2022. https://www.taishukan.co.jp/hotai/high/product/?type=textbook&id=60

8) 菱沼典子，松谷美和子，田代順子ら. 5歳児向けの「自分のからだを知ろう」プログラムの作製：市民主導の健康創りをめざした研究の過程. 聖路加看護大学紀要／聖路加看護大学紀要編集委員会 編. 2006；（32）：51-58.

9) Speros C. More than words: promoting health literacy in older adults. OJIN Online J Issues Nurs. 2009;14(3).

10) Kobayashi LC, Wardle J, von Wagner C. Internet use, social engagement and health literacy decline during ageing in a longitudinal cohort of older English adults. J Epidemiol Community Health.

2015;69(3):278-283.

11) 江口成美，出口真弓. 第6回 日本の医療に関する意識調査. 2017. Accessed May 19, 2022. https://www.jmari.med.or.jp/wp-content/uploads/2021/10/WP384.pdf

12) Centers for Disease Control and Prevention (U.S.) EP on IHL for OA, (U.S.) C for DC and P, National Center for Health Marketing (U.S.) D of HC and M, eds. Improving health literacy for older adults; expert panel report 2009. Published online 2009. https://stacks.cdc.gov/view/cdc/11971

13) 総務省. 令和2年通信利用動向調査報告書. 2020. Accessed May 20, 2022. https://www.soumu.go.jp/johotsusintokei/statistics/pdf/HR202000_001.pdf

14) Sørensen K, Van den Broucke S, Pelikan JM, et al. Measuring health literacy in populations: illuminating the design and development process of the European Health Literacy Survey Questionnaire (HLS-EU-Q). BMC Public Health. 2013;13(1):948.

15) Nakayama K, Osaka W, Togari T, et al. Comprehensive health literacy in Japan is lower than in Europe: a validated Japanese-language assessment of health literacy. BMC Public Health. 2015;15(1):505.

16) Tiller D, Herzog B, Kluttig A, Haerting J. Health literacy in an urban elderly East-German population – results from the population-based CARLA study. BMC Public Health. 2015;15(1).

17) 公益財団法人長寿科学振興財団. 健康長寿ネット 介護予防のための生活機能チェック. Accessed May 20, 2022. https://www.tyojyu.or.jp/net/check/index.html

健康をつくる力からみた健康

13.1　ストレスを糧にして学び成長しあう力

Ⓐ 病気をつくる要因だけでなく健康をつくる要因がある

　ヘルスリテラシーを身につけていく機会は、何らかの健康問題が生じて、それに向き合い解決していくプロセスで得られると考えられます。そのときに目の前にする問題や困難をストレスとして感じてしまうことがありますが、そのストレスは人を成長させるものでもあります。健康問題は、必ずしも個人の責任ではなくて、様々な症状が出たり、病気にかかったりすることがあり、多くの人が経験するものです。それに対処していく中で身についていく力として、ストレスへの対処力あるいは健康問題を解決しながら回復して健康をつくる力があるとされています。健康をつくるものがあるという見方は、健康生成論と呼ばれます[1]。

　その健康をつくる力に着目し、健康生成論を提唱した研究者がアントノフスキー（Antonovsky）です。誰もが健康になれるように支援する社会をつくるというヘルスプロモーションの考え方にも影響を与えました。健康をつくるものは何なのか、それを追究して理論化し、その力を測る方法も考えました。彼は、過去の様々な健康に関連する理論、特に心理社会的な視点からみた、人が持っている力について検討しました。そして疾病生成論と健康生成論という2つの見方を考えました。

　疾病生成論は従来の考え方、医学の見方ともいえるものです。なぜ人は疾病になるのか、それをつくり出しているものは何かと考えるのが疾病生成論（pathogenesis）です。patho は疾病で、genesis は起源です。

　疾病生成論について、過去にさかのぼって歴史的にみてみましょう。19世紀末には細菌学が登場し、20世紀前半頃までにそれまで主要な死因であった肺炎、胃腸炎、結核などの感染性の疾患を減少させ

ました。にもかかわらず、他方では、増加を続ける心臓病、がん、脳卒中といった慢性疾患に対して、治療だけでは死亡率や罹患率の減少には限界があり、医療費も増加するばかりでした。そうした折、1960年代から70年代にかけて、慢性疾患（日本ではいわゆる生活習慣病）は、喫煙、食事、運動などの行動がリスクファクターとなっていることが明確になってきました。第3章（p.35）で紹介したように、米国では、75歳未満での死亡に影響を与えている大きな要因の割合を考えると、個人の行動（ライフスタイル）が40％を占めます。これは米国に限った話ではなく、多くの先進国で近い状況が予想されます。そして、その対策としてリスクファクターを減らすために様々な規制や健康教育が行われてきました。あれをしたらダメ、これをしたらダメという方法ですが、確かにそれは一定程度の人には有効な方法で、伝統的に公衆衛生学として社会に貢献してきたことでもあります。

　そのような歴史を持つ疾病生成論を乗り越えるものとして、アントノフスキーは健康生成論（salutogenesis）を唱えました。saluto は健康のことです。病気をつくっている要因があるのであれば、健康をつくっている要因もあるのではないかとその存在に着眼しました。健康をつくっているものがわかれば、それを支援・強化すればよいわけです。

Ⓑ 健康か病気かと2つに分けない見方

　疾病生成論では、疾病（disease）か健康（health）かと2つに分ける見方になります。これに対して健康生成論によると、健康（health-ease）と健康でない（dis-ease）は連続していて、人はいつもその間のどこかの位置にいるという見方になります（**図13.1**）。disease という言葉は医学的に診断される疾病のことですが、元々は dis-ease すなわち ease（安らか、楽、快適など）ではないという意味で、現在でもその意味でハイフンをつけて使われることがあります。健康生成論では、dis-ease の反対側は health-ease としていて、医学的な疾病だけで健康

健康と病気の2つに分ける見方

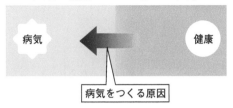

アントノフスキーの健康生成論では、「健康」と「健康でない」は連続していて、人はある位置にいる

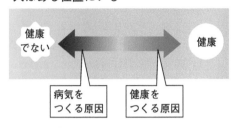

図13.1　健康生成論での健康をつくる要因

表13.1　イスラエルの更年期女性における強制収容所経験群と非経験群の比較：過酷な経験が心身の健康に及ぼす影響

	更年期における心身の健康 (%)		
	良好	不良	計
強制収容所からの生還群	30	70	100
そういう経験のない群	50	50	100

数値はわかりやすさのために10%単位に丸めています。

を考えるのではなく、疾病があっても健康はあるし、疾病と診断されていなくても健康でないこともある、とより幅広く健康を捉えています。これに関しては、あとで健康とは何かについて詳しく述べます。

　健康をつくる要因をサリュタリーファクター（salutary factor）と呼び、リスクファクターとのバランスで、人はある位置にいるわけです。リスクファクターにさらされると健康でない方向にいきますが、それを取り除いたらサリュタリーファクターがあることで健康の方向に行きます。ストレスとの関連からすると、疾病生成論ではストレスは病気の原因としかみませんが、健康生成論では、ストレッサー（ストレスを引き起こすもの）はリスクファクターにもサリュタリーファクターにもなるとしています。様々なリスクファクターの背景にもストレッサーがあり、健康に望ましくない行動をとる理由には、それをストレスと感じたときに、忘れてしまおうとか、さらには生きる意欲とか生きる目的を見失い、健康に生活する意欲も失ってしまうこともあります。それに対して、サリュタリーファクターになるのは、そういったストレスへの対処力を育む可能性があるからです。すべての生活の変化はストレッサーになり得ますから、ストレスだと感じてしまうのは仕方がないことです。しかし、それをうまく処

理して、それと付き合ったりうまく活用することで、人として成長できたり、むしろ強くなったりするという考え方です。

　そのような健康生成論を生み出すきっかけになった研究があります。アントノフスキーがユダヤ系のアメリカ人だということもあって、アウシュヴィッツなどの強制収容所に入れられたイスラエルの更年期の女性を対象としたものです。強制収容所に入れられた経験がある人とない人という2つのグループを比較しました。強制収容所では死と隣り合わせで、いつガス室へ送られたり、解剖をされたりするかわからない恐ろしい状況です。食べ物もパンのかけらと具がほとんど入っていないスープで、極寒の地で震えながら生きるという経験です。その過酷な経験が将来にわたって人の健康を蝕（むしば）むのではないかと考えたわけです。心身の健康を比較すると、かつて強制収容所に入った経験のある人たちでは、今もなお、不良の人が約7割いるのに対して、強制収容所に入っていなかった群では、不良の人が約半数であったという結果でした（**表13.1**）。このようなことは本当にあってはならないことです。それでも、彼が注目したのは、このような過酷なトラウマを経験したにもかかわらず、約3割の人がなぜ健康でいられるのかでした。一体どのような人たちなのだろうと、彼はそのような人たちに丁寧にインタビューをしていきました。

ⓒ 首尾一貫している3つの感覚が健康をつくる

　その結果、その人たちが共通して持っている3つの感覚を発見しました。それをセンスオブコヒアランス（sense of coherence、首尾一貫感覚）といいます。頭文字をとってSOCと呼ばれます。coherenceとは首尾一貫している、理路整然としているという意味です。その感覚は把握可能感、処理

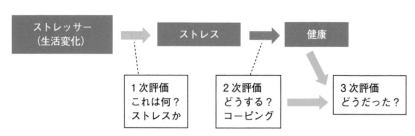

図13.2　ストレスの評価のプロセス

可能感、有意味感の3つからなるとされています。把握可能感は何が起こってもわかるという感覚で、自分の身に起こること、自分の周囲に起こることは理解できて、説明がつくというものです。処理可能感は何とかなるという感覚です。何らかの対処ができて乗り越えられるというものです。有意味感は、何事にも意味があるという感覚です。ストレッサーがあっても、自分の成長の糧になるチャレンジできるよいチャンスだと思えることです。

そしてこのSOCを測るツールをつくりました。29問の質問で測れます。測定すると、実際にSOCを持っている人が高いストレス対処能力を持っていて、SOCは健康に影響していることがわかりました。ライフスタイルがよい悪いという要因の影響を取り除いても、SOCが影響しているという研究もあります。SOCは自己と社会への信頼であり、逆境にあっても、それをしっかり受け止めて、嫌なことは忘れるのではなく、何らかの糧にするということです。実際に助けてくれる人がいたり、助けを求めたり、助けたり助けられたりする中で、学んでいったり、形成されたりしていくわけです。

アントノフスキーは、ラザルス（Lazarus）とフォルクマン（Folkman）のストレスとコーピングの理論を参考にしています[2]。コーピングとはうまく対処することです。ストレスは、いつどこからでも、たとえ嬉しい出来事であっても、変化があれば生まれる可能性があります。しかし、ストレスになるかどうかは、変化そのものではなく、それをどう受け止めるかにかかっています。ストレスとは、それを引き起こす原因のことではなく、本人がどう思うかそのものだということです。それは言い換えれば、人とその人が使える資源との相互作用によって決まるともいえます。例えば、辛いことがあったとき、相談できる人がいるかいないかで、ストレスに

なるかは違ってきます。

ストレスの評価のプロセス（**図13.2**）のうち、何かが起こったときに最初にストレスになりそうかの評価は、1次評価と呼ばれています。これには、把握可能感が対応しているともいえます。把握可能感は、何が起こっても理解できる感覚で、ストレスかどうかはすぐにわかってどうなるかは予測がつきそうで、動じないで安心していられる自信です。

ストレスだと思ったときにどうするか、ストレスへのコーピングを考えるのが2次評価です。どのように対処するかで、例えば、ストレス解消のためにお酒を飲んで寝ようとか、仲のよい友達に相談しようとか、考えないようにするなど、どの方法が使えそうかを考えることです。ストレスが長く続くと健康に影響してしまいますので、効果的なコーピングが必要です。これは、処理可能感に対応しているともいえて、どのようなストレスでもコーピングによって何とでもなると思えることです。実際にコーピングをしてきた中で、知識や情報を得たり、信頼できる友人や家族に巡り合ったりして何とかなる自信を得ているということです。

そして、実際に1次評価と2次評価によって、ストレスへのコーピングをしてどうだったかと振り返ることをします。3次評価あるいは再評価と呼ばれるもので、大変なストレスだったけど、うまくいったとか、うまくいかなかったとかの評価です。このような評価があることは、時間を経るにつれて、人間関係が豊かになったりしてコーピングの資源が増えたり、逆にうまくいかず人間関係が悪化したりして1次評価や2次評価が変化していくことを示しています。3次評価には、発展的に考えれば、有意味感が対応しているともいえて、成功や失敗を繰り返したものの何とかそれなりに対処してきたのであれば、結局自分にとってどんな意味があったのかと考

えられるかです。辛かったけど、勉強になったとか、むしろ経験してよかったと思えるかです。「ひどい人と出会ってめちゃくちゃになったけど、今となってはもうこんな経験できないから感謝しよう、私は強くなった」などです。

❹ 自分と社会への信頼

すでに述べたように、SOCは内外の環境すなわち自分と社会への信頼であるともいわれています。自分も何とかできるし、必要なときには誰かが助けてくれる資源があるという自信です。その健康のための資源は、「汎抵抗資源」と呼ばれる、個人や社会に備わっている様々な資源です。その人の能力だけでなく周囲の人のサポートなどが挙げられます。ストレスを忘れるのではなく、しっかり受け止めて、成長の糧にして、そこから学ぼうとするには、自分や周囲への信頼がないと難しいでしょう。実際に助けてくれる人がいたり、助けを求めたり、助けたり助けられたりする中で学び、SOCが形成されていくわけです。

妊婦のSOCを測定した研究で、出産の前後でSOCが上昇していたという結果を聞いたことがあります。それは資源に気がついたためだと考えられます。自分の持っている力と家族や友人という資源です。様々な不安の中で子どもを産めた経験、小さな赤ちゃんが生まれてきて、みんながおめでとうと言ってくれた経験です。周囲に支えられて生きてきたこと、自分や赤ちゃんのことを思ってくれる人、支えてくれる人たちがいることへの気づきです。それによってさらに信頼関係が育まれていきます。

したがってソーシャルキャピタルすなわち人と人との間の信頼関係を形成するということは、健康生成論的だといわれています。サリュタリーファクターとして、信頼関係をつくるとその人々は健康になれるというのは、健康をつくるという考え方です。信頼によって何事も何とかなり成長につながるという感覚が支えられています。

❺ ヘルスリテラシーと健康生成論（SOC）の共通点

ヘルスリテラシーと健康生成論（SOCを含む）の共通点を探してみると、まず、いずれもヘルスプロモーションにおける中心的な考え方であることです。ヘルスリテラシーと健康生成論におけるSOCという2つの力への注目は、WHOと連携した国際

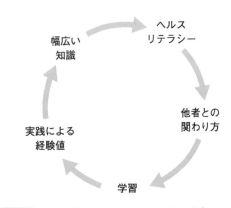

図13.3　認識論（知識）から見た健康生成論（3）より一部改変）

的機関、ヘルスプロモーション・健康教育国際連合（International Union for Health Promotion and Education, IUHPE）からもうかがえます。IUHPEの7つある作業部会には、SDOH（健康の社会的決定要因）のグループと並んで、ヘルスリテラシーのグループと健康生成論のグループがあります。

また、両者の背景に共通してあるエンパワーメントというキーワードが挙げられます。ヘルスプロモーションは、サポーティブな環境をつくることで、より健康的な選択をしやすくすることを目標としています。そのように環境を変えるためには人々のエンパワーメントが必要で、これができる力として批判的ヘルスリテラシーがあります。エンパワーメントでは、特に個人にとって重要なものに、心理的なエンパワーメントがあります。これは、自分の人生や生活をコントロールできるという感覚を持てることです。この感覚は、SOCと共通していて、健康生成論はエンパワーメントの考え方にも基づいています。

次の共通点は、ソーシャルサポートとソーシャルキャピタルです。人々のつながりと助け合いは、ヘルスリテラシーとSOCの向上のためにいずれも重要な要因になっています。これは、周囲や環境の資源への認知でもあり、信頼関係をもとに健康をつくっていくことに貢献します。

そして、そもそもSOCとヘルスリテラシーは連動しているという見方があります。エリクソン（Eriksson）は、健康生成論とは、ヘルスリテラシーの向上によって健康へと向かう持続的な学習のプロセスであるとしています[3]。**図13.3**のように、幅広

い知識を持つことでヘルスリテラシーの向上が促され、実際にヘルスリテラシーによって健康課題を解決していく中で、他者との関わり方が成長し、この学習によって新たな実践的な経験知が身につき知識が広がっていくというサイクルです。これは、成長と学習という視点から、SOCとヘルスリテラシーが切り離せないことを示しています。

確かに、SOCは、ヘルスリテラシー、つまり問題解決のための選択肢とその長所・短所を知り意思決定できる力とともに育まれると考えられます。もし幼少時から自分で意思決定せずに、誰かや周囲に任せきりなら、自信を得たり成長したりする機会に恵まれません。人生とはこういった岐路に立たされるものだ、そのときはこう意思決定すれば何とかなる、その意思決定は次につながるものだと気づく機会です。

また、ヘルスリテラシーは、健康情報を入手し、理解し、評価して意思決定する力ですが、情報を提供する側は、第7章で紹介したように対象のヘルスリテラシーに合わせるなど、わかりやすさに配慮することが大切です。理解ができなければ、健康について学習することはできないので、ディエッチャー（Dietscher）らは、このわかりやすく学習できるという部分が、ヘルスリテラシーと、SOCの何事もわかるという感覚である把握可能感で重なる部分であるとしています[4]。SOCの向上の視点からも、健康情報は誰にもわかりやすいものでなければならず、ヘルスリテラシーの向上と同じアプローチが求められます。

さらに、サボガ・ヌネス（Saboga-Nunes）らは、ヘルスリテラシーの理解する力が把握可能感に対応するだけでなく、評価する力は処理可能感、意思決定できる力は、その問題解決への意欲とともに有意味感に対応するとしています[5]。これらは特に、学校という場での成長と学習について当てはまるとしています。そして、ポルトガルの学校の生徒を対象とした、ヘルスリテラシー（HLS-EU-Q47）とSOCを測定した調査を行っていて、それらに関連がみられたと報告しています（相関係数は0.49）。学校の生徒に限定されているため、それぞれの形成過程での共通性という点で貴重な研究です。

こうして、2つの概念の共通点について整理してみましたが、いずれも多くの概念を包んだものだと

されている点でも共通しています。どちらもアンブレラターム（様々な概念を傘の下に入れた言葉）あるいはアンブレラコンセプトだといわれています。そして、ここで述べた言葉を含めて、その傘に入っている概念が多くあります。

13.2　そもそも健康とは何か

Ⓐ 健康の定義における身体的、精神的、社会的な側面

ここまで、ヘルスリテラシーという健康を決める力と、健康生成論という健康をつくる力から見た健康について紹介してきました。そもそも健康とは何かについて、ここで整理してみます。

人々は自分の健康状態をどう思っているでしょうか。厚生労働省が行った2019年の「国民生活基礎調査」では、「あなたの現在の健康状態はいかがですか」という質問に対して、「よい」21.1％、「まあよい」18.5％、「ふつう」46.5％、「あまりよくない」1.9％、「よくない」1.7％となっています。「よい」「まあよい」「ふつう」を合わせると86.1％の人が健康と思っています。この割合は年齢が上がるほど低くなりますが、65歳以上でも77％ほどで1割しか変わりません。傷病で通院している人の割合は、20～30歳代では2割前後なのに対して、65歳以上では約7割で5割ほど増えていてもです。通院していても健康であると思う人が多く、健康であるかどうかは傷病の有無だけでは判断されていないことがわかります。

健康の定義については、世界的に広く用いられているWHOの定義（1948年）があります。次のような訳がよく知られています。

　　健康とは、身体的、精神的、社会的に完全に良好な状態であり、単に疾病がないとか虚弱でないということではない。（Health is a state of complete physical, mental and social well-being and not merely the absence of disease or infirmity.）

「単に疾病がないとか虚弱でないということではない」としていることで、疾病や虚弱であったとし

ても「良好（well-being、ウェルビーイング）」という
ポジティブな状態があるとしていることが重要で
す。

ただし、この定義で問題になるのは、「完全に」
という言葉です。少しでも問題があれば健康でない
とするのは理想にすぎず、それを求めれば誰もが健
康ではなくなってしまうと批判を受けています。そ
れでも、「完全に」は「complete」の訳ですが、そ
れは身体的、精神的、社会的の３つの側面がすべて
そろっているという意味とも解釈できます。そのた
め訳によっては、「完全に」ではなく「十分に」と
する場合もあり、加えて「良好な状態」ではなく
「十分調和のとれた状態である」とする訳もありま
す。いずれにしても、どうしても身体的な健康に集
中しがちになるので、３つの側面を常に視野に入れ
ることは忘れないようにしたいものです。

実際のところ、身体と精神と社会は相互につなが
っていて、このような人間を構成する３つの要素を
１つのまとまりとして見る、いわばシステムとして
の見方は、エンゲル（Engel）による生物心理社会
（biopsychosocial）モデルとして知られています[6]。
例えば、人間関係などの心理社会的なストレスは疾
病をつくり出し、疾病は人間関係に影響を及ぼしま
す。身体に変化があれば、心理的な変化が生じ、こ
れもまた人間関係に影響するのです。

Ⓑ ホリスティック（全人的）な健康

WHOの健康の定義については、1998年に２つの
変更案が提案されました。１つは、「状態（state）」
の前に「動的（dynamic）」という言葉を付け加えて
「動的な状態」とするものです。健康は、静的で固
定した状態ではなく、動的に変化することを示すも
のです。もう１つは、身体的、精神的、社会的に
「スピリチュアル（spiritual）」を追加するものです。
それは、「霊的」「宗教的」などとも訳されますが、
当時の日本での議論では、すでに「mental」を
「精神的」と訳していて、「精神的」という言葉に
「スピリチュアル」の意味が含まれているとされま
した。「mental」は「こころ」「心理学的」という
意味でもありますが、日本では「精神的」とするこ
とが多くなっています。「スピリチュアル」には、
「神」や「霊」についての文化的な違いもあって、
国際的な定義として取り入れることには難しい面が
あるでしょう。結局、これら２つの提案について

は、現在の定義が機能しているし、緊急性が低いと
いう理由で、採択されずに見送られたままになって
います。

ここで改めて、健康の定義を再確認するために、
健康を表す英語「health」について考えてみます。
「health」の語源はアングロサクソン語の「hal」で
あり、英語では「whole」にあたり、「全体」や
「調和」を表しています。「癒す（heal）」「神聖
（holy）」とも語源は同じで、「全人的」「全体論的」
と訳される「ホリスティック（holistic）」も同様で
す。

ホリスティックヘルス（全人的健康）は、米国で
1970年頃からムーブメント（運動）となった概念で
す[7]。ホリスティックとは、全体論（ホーリズム）の
見方を背景に持っていて、それは、物事は細かな要
素に分けていけばわかるという見方である要素還元
主義の対極にあるものです。人間も臓器や細胞に分
けてみていくことで確かに理解が進んだのですが、
人をまるごと理解するにはその方法では難しいた
め、ホリスティックな見方に注目が集まりました。
全体とは部分の総和ではなく、全体は全体としての
特徴を持ちます。これは、近代医学が人の臓器を中
心とした医療に集中したことで、まるごとの人とし
て扱われなくなったことに対するアンチテーゼ（反
対の意見）でもありました。語源的にはホリスティ
ックもヘルスも同じなので、トートロジー（同語反
復）であるともいえますが、そのような表現が求め
られるほど、医療における健康の位置が偏ってきた
ということだったのでしょう。

ホリスティックヘルスでは、人間はからだだけで
はなく、こころもあり、スピリットもあり、これら
３つが、全体として統合されているとみます。これ
ら３つの全体的な調和は、WHOの健康の定義の３
つの側面である、身体的、精神的、社会的の中の社
会的の代わりにスピリチュアルにしたもの、ともい
えますが、社会に関心がないわけではなく、一人の
人間を全体としてみるという視点だからです。こう
して強調されるようになったスピリットやスピリチ
ュアルが意味するものは、神や霊という意味合いは
ともかくとして、生きる意味や生きがいがある状態
と解釈されることが多くなっています。

現在の保健医療では、わざわざ全人的だ、ホリス
ティックだ、といわなくても、その視点が重要であ

ることが定着しているようにみえます。特に終末期医療においては、スピリチュアルケアとして、生きる意味や目的を見失っている意味のスピリチュアルペイン（スピリチュアルな痛み）に対するケアが必要とされています。とはいえ、それも特殊なものではなく、終末期に限らずどのようなケアにも共通するものだともいえるようです。

ⓒ 生きる意味としてのウェルビーイング

では、生きる意味や生きがいについて、心理学ではどのように位置づけられているのでしょう。それは、WHOの健康の定義でも登場する「良好な状態」の「良好」の元の英語である「well-being」です。この言葉は英語では「health and well-being」として、healthとセットでよく使われます。ヘルスリテラシーの測定尺度HLS-EU-Q47[8]の英語版の質問項目でも、3つの項目で使われています。日本で挨拶のときなどに使われる「ご健康とご多幸」に似ていますが、well-beingは幸福と訳されることが多いとはいえ、幸福よりはその意味の範囲は広いようです。

心理学では、ウェルビーイングには、ヘドニック（hedonic）なものとユーダイモニック（eudaimonic）なものがあるとされています。ヘドニックなものとは、幸福感や生活満足度に注目したもので、快楽が得られ、苦痛がない状態で、主観的ウェルビーイングとも呼ばれます。他方、ユーダイモニックなものとは、生きる意味、生きがい、自己実現に注目したもので、人間の潜在能力が十分に発揮されている程度で、心理学的ウェルビーイングとも呼ばれます。近年、ポジティブ心理学といわれる人間のポジティブな感情に焦点を当てた領域でも、ウェルビーイングは中心的な位置を占めています。

心理学者のリフ（Ryff）は、心理学的ウェルビーイングとして表13.2の6つがあると整理しています[9]。

また同様に、セリグマン（Seligman）は、P（Positive emotion、ポジティブ感情）、E（Engagement、エンゲージメント、没頭）、R（Relationship、関係性）、M（Meaning、意味や意義）、およびA（Accomplishment、達成）の5つとして心理学的ウェルビーイングを整理しています（PERMAモデルと呼ばれます）[10]。これらのウェルビーイングでは人生の目的や意味など共通点が多く、それは個人内部だけに留まるものではなく、自己と他者、個人と社会、個人と環境の間の相互関係の良好さをも含んでいます。

WHOの健康の定義における精神的なウェルビーイングの中に、これらのウェルビーイングを含めれば、生きる意味や生きがいを表すスピリチュアルを新たに追加する必要はなくなるともいえます。これらは、一人ひとりの生命、人生、生活の質（QOL）が重視されるようになったことと共通しています。ウェルビーイングやQOLに共通するのは、健康を考えるときに、客観的で医学的なものだけでなく、主観的な側面、特に日々の生活の視点が重視されていることです。

こうして現在では、個人の生活、経験、価値観などがより重視されるようになってきています。健康リスクや慢性疾患を抱える人も多く、グローバルな環境リスクや予期せぬ災害による被害もあります。このような中で、一人ひとりの多様な困難や逆境の中でも生き抜く力が求められ、ポジティブ心理学への期待もそこにあります。人は決して生まれながらに強いわけではなく、誰しもがつらく悲しいことを経験します。そのとき、必ずしもすべて忘れてしまえばよい、というわけではないのです。そこに意味を見いだして、助け合う人間関係をより強いものに

表13.2　6つの心理学的ウェルビーイング[9]

自己受容	自分に対してポジティブな態度を持つこと
他者とのポジティブな関係	他者とあたたかく満足できる信頼できる関係を持つこと
自律性	自己決定ができて自立していること
環境制御力	自分の周囲や環境に対応する能力と達成感があること
人生における目的	人生の目標と方向性が持てている感覚があること
人格的成長	成長し続けている感覚があること

していくこともできます。ストレスを成長の糧にできるという、人間が潜在的に持っている力、人間の強さへの期待です。

Ⓓ ポジティブ感情とネガティブ感情の持つ力

ストレスに向き合いうまく対処するには、それに気づきよく理解する必要がありますが、どのようにすればよいのでしょうか。例えば、女性は失恋しても立ち直りが早いといわれます。その理由の1つは女性から別れを切り出すことが多いことがあります。もう1つは、女性のほうが自己開示をするからだといわれています。自己開示とは、「ありのまま」の自分を他者に伝えるものです。自分に起こった出来事、それに対する感情、意味づけや価値観などです。自己開示には、自分を他者に理解してもらうだけでなく、信頼や親密さをつくり出すことができるという働きもあります。さらに、自分自身にとっても自分を明確化する、自分自身を理解するという働きもあるのです。

ペネベイカー（Pennebaker）[11]によれば、ストレスの原因となっているストレッサーについて書き出した人のほうが健康でした。さらに大切なことは、そのときにネガティブな感情とポジティブな感情の両方を書いたほうが健康でした。そして、ネガティブな感情とポジティブな感情は対立していて、どちらかの側にしかないものではなくて、同時に存在できることがわかってきています。ネガティブな感情を減らすことでしかポジティブになれないわけではないということです。例えば、ナチス・ドイツの強制収容所でのユダヤ系イタリア人父子を描いた、笑いと涙を同時に経験するという感動的な映画『ライフ・イズ・ビューティフル』が例に挙げられます。この映画を見ると忘れられないのは、2つの感情の相互作用やバランスに意味があり、つらい出来事の記憶のされかたに影響しているからだといわれます。両方の感情の存在が大切だということです。

がん患者の研究でも、自分の感情を表に出したほうが、それを抑圧するよりも健康であると報告されています[12,13]。健康と関連しているのは、嫌な感情を取り除くとか、つらい経験を忘れてしまうということではないようです。

ストレスにうまく対処するためのコーピングには、主に2つあります。直面している問題に焦点を当てて対処しようとするものと、それによって生じた自分の感情を処理しようとするものです。例えば、女性が男性と別れても、嫌な男と別れてよかった、あんな男はもうダメだな、と前向きに考えることによって、問題と思っていたことも解決し、気分的にも早く立ち直れるというものです。すなわち、同じ過ちを繰り返さないために、忘れてはならない出来事とするわけです。確かに思い出すとつらいけれど、だからこそ今の自分があるのだという人生の物語の1ページにするということでしょう。

こうしたときにストレスを抱え込んだまま常に悪い方向に考え、支援も得られず孤立してしまう癖がつくとどうでしょう。そんな自分に自信が持てず、悪循環が起こってうつ状態になる可能性があります。そのようなときは、癖を指摘してもらって修正したり（認知行動療法など）、あるいは、それに気づいて、そのような自分をあるがままに受け止めること（マインドフルネス療法など）も必要かもしれません。

ストレスに気づき、それを生かす考え方には、SOC以外にも、ストレス関連成長（stress related growth）やポストトラウマティックグロウス（posttraumatic growth, PTG、心的外傷後成長）という見方があります[14]。ストレスやトラウマ（心的外傷）を負うようなつらい体験によって、人として成長することを指します。同様につらいことがあってもバネのように回復する力としてレジリエンス（resilience）という見方もあります。ストレスに対してどのように対処する力があるのかを解明する努力がされているのです。

Ⓔ 医療の対象でなかった状態の医療化

私たちは常に新たなストレスに向かい合い、ときには立ち直れないかと思うつらさを経験し、人の助けなしには生きられない存在であるともいえます。にもかかわらず、WHOがいうように、健康は「完全に良好な状態」であるというような理想的な姿を掲げてしまうと、医療への過度の依存を助長してしまうと批判されています。理想的な健康とは、感染症のような治癒が望める急性疾患が主だった時代の話であり、慢性疾患の予防とともにそれらと長く付き合っていくことが必要な時代には合わなくなっています。

また、慢性疾患への変化とともに医療が発展するに伴い、かつては医療の対象ではなかった状態がま

すます医療の対象となってきています。身の回りの問題で、医療の対象でなかったものが、診断・治療されるようになることを医療化と呼びます。歴史的にその範囲は広がり、人の誕生から死までが対象になり、行動や言動、態度や振る舞いもそうなりました。職場や学校に行けなくなったり、人付き合いがうまくいかなくなったりした場合、病気となれば休んだり治療の対象になったりします。これは社会生活が医療の対象になったともいえます。

　新型コロナウイルスによる自粛生活の影響で「コロナうつ」という言葉が生まれました。もちろん医学的にうつと診断されれば、本当に助けが必要な人に手が差し伸べられます。しかし、必ずしもそうなるとは限りません。人は問題に直面して解決できなくなると、落ち込んで人付き合いがしにくくなり、孤立しがちです。そうなるとますます助けを呼べなくなり、そんな自分が嫌になり生きる希望さえ持てないという負のスパイラルに陥ります。そうして狭められた選択肢から抜け出せないのが病気だとわかれば、それを巻き戻していくための支援が必要であると気づけます。

　他方、世界的にうつ病の患者数は、若年層の自殺増とも関係しながら増加していて、それが一般的になるほど「自分はうつ病ではないか」と思う人が増えます。正しい理解がなければ、ネット上にあふれるチェックリストの結果を鵜呑みにしたり、偏見を持ったりする人もいるでしょう。偏見が広がれば、診断によって特別扱いされて周囲から孤立することを恐れ、受診の必要な人が躊躇してしまうかもしれません。むしろ逆に、特別扱いされて休みたい、解放されたいという人には診断書は立派な証明書です。

　診断を受ければ、周囲の人もどう接したらよいか考える必要が出てきます。自分より医療者とのつながりのほうが優先だから「専門家に任せるべき」となり、腫れ物に触るようになるかもしれません。医療に任せてしまうと、周囲で解決すべき問題が見逃されるリスクがあります。

　結局改善しないと不安やストレスが募るうえに、本人に原因があるとされたらどうでしょう。医療化は一人ひとりに求められる判断や意思決定をよく考えて行われるべきで、ヘルスリテラシーとセットにすることが求められるでしょう。

F　オランダでの新しい健康の概念の提案

　医療化では、それによって救われる人がいる一方で、人々が本来持っている、自分たちで問題に対処して解決していく力やその自信が失われていく心配もあります。そこで必要なのは、より自分で健康を維持したり回復したり、動的に変化させられる力への注目です。2011年に、オランダの元家庭医であるヒューバー（Huber）らは、健康を「適応してセルフマネジメントをする力（ability to adapt and self manage）」として見ることを提案しました[15]。これは、健康を「状態」とするのではなく、それが個人や社会で変化させられるものであり、健康を「力（ability）」としたものです。セルフマネジメントとは、もし困難に直面しても自分でコーピングができることを意味するとしています。セルフマネジメントという言葉は英語ですが、オランダ語の元の言葉を日本語に直訳すると「自己指揮」を意味していて、「オーケストラの指揮者のように、家族や専門職にも自分が決める方向に向いてもらおうという、周囲も巻き込みながらの自己決定的な意味合いが強い」[16]とされています。

　そして、健康をそのようにみることで、身体的、精神的、社会的という3つの面でどのようになるかについて、**表13.3**のように提示しています。健康をつくる力というアントノフスキーのSOCが取り上げられているのも特徴的です。

　さらに、ヒューバーらは2016年に、これらの力を具体的に測定できるようにと、医療関係者や慢性疾患患者、政策立案者など多くの対象者に調査を行いました[17]。その結果、6つの次元からなる健康の幅広い認識による「ポジティヴヘルス（positive health）」という概念を提案しています[16]。6つの次元とは、身体的機能、メンタルウェルビーイング、生きがい、生活の質、社会参加、日常機能です。6つの次元は、"クモの巣"と呼ばれるレーダーチャートに記入することでポジティブな面や強みに気づき、見える化するようにできていて、教育や現場などで患者などとの対話のツールとして活用されています。ヒューバーは、この6つの見方はシェアードディシジョンメイキング（SDM）にも使えるし、医療と社会のギャップを埋めるもので、社会問題の医療化から脱する可能性を指摘しています[17]。確かに上述したように、「自己指揮」が「対話を重視した

表13.3　適応してセルフマネジメントをする力

身体的健康	環境が変わっても身体的な恒常性あるいはホメオスタシスを維持できる力である、「アロスタシス」と呼ばれるものを挙げています。例を挙げると、オリンピックのマラソン選手の脈拍数です。一般の人が、1分間に60〜70回なのに対して、マラソン選手はトレーニングにより、30回ほどと、少ない回数で血液を循環させられるようになっています。一般の人でも階段をよく使うようにすると、段々と息が切れないようになりますが、これも「アロスタシス」です。これらと同じように、ストレスに直面しても、それに強くなることで、すぐにバランスを取り戻すことができるといいます。
精神的健康	強い心理的ストレスに、うまく対処して回復し、心的外傷後ストレス障害、言い換えればPTSDを防ぐ力をもたらす要因として、先述したアントノフスキーによって提唱された「首尾一貫感覚」（SOC）が挙げられています。SOCは、困難に直面したときにそれを理解し、対処して、意味を見いだせるという力です。「適応してセルフマネジメントをする力」が強化されると、主観的なウェルビーイング、すなわち、幸福感が向上し、こころとからだのポジティブな相互作用が生まれる可能性があるとしています。
社会的健康	人々が自身の潜在能力を発揮し義務を果たす力、医学的な状態にかかわらず、ある程度自立して、生活をマネジメントする力、仕事を含めて社会活動に参加できる力などが挙げられています。それらは、チャンスと限界の間での動的なバランスで、生涯を通じて変化し、社会や環境からの困難や課題といった、外部の状況に影響を受けるとされています。すなわち、自立したり、社会に参加できるチャンスを生かせるかどうかは、社会や環境次第であるというわけです。

自己決定」を意味するとすれば、SDMと重なります。また「自己指揮」をする「力」は、健康を決める力としてのヘルスリテラシー、特に相互作用的ヘルスリテラシー、批判的ヘルスリテラシーと共通しているともいえます。オランダといえば、欧州8か国の調査では最もヘルスリテラシーの高い国[18]で、よく知られている在宅ケア組織ビュートゾルフには、自分で判断して決められれば幸せという信念がありました。ビュートゾルフはポジティヴヘルスの登場の前からありましたが、共通した考え方があり活動としても協力関係にあるようです。

Ｇ　病気にもある3つの側面

　このように古くはWHOの健康の定義が先駆的でしたが、慢性疾患の時代には、病気があったとしても健康はあるという考え方が主流になってきています。そうなると、そもそも病気とは何なのでしょうか。現代では、医学の影響が強く、医師による診断がつくかどうかが支配的です。それで思い出すのは、高校生の頃のある日、前腕を動かすと皮膚の表面あたりが痛くなった経験です。体育の柔道の時間にも何もできず、もちろん走ると痛いので、仕方なく病院を受診しました。すると、医師は「その部分には解剖学的に痛くなる原因となるものが何もないので診断はできない」と言いました。「でも痛いんですが」と言うと、「医師は、目の前で患者がのたうち回って苦しんでいても、どこが問題か診断ができなければ何もできないんだよ」と言われました。医学とはそういうものなのかと思ったのを覚えてい

ますし、この経験は自分の研究につながっていったように思います。

　みなさんは、病気のことを表す言葉をいくつ思いつくでしょうか。病気の他には、疾患、病いなどがあります。英語でも、sickness、disease、illnessがあります。学術的にはこの3つの単語を用いて、それぞれ意味内容が異なるものとして、使い分ける方法が知られています。それぞれ近い意味の日本語と対応させて紹介したいと思います。

　まず、「疾患（disease）」とは、医学的な診断のように生物学的に説明できるもので、より客観的な見方によるものです。必要な検査をして、偽陽性や偽陰性の可能性を含めて、症状などから総合的に診断して明らかになるものです。

　これに対して、「病い（illness）」とは、本人が感じる主観的なもので、個人の経験に基づくものです。私が経験した例のように、たとえ医学的に問題はなくても、症状があってつらいなど、本人の捉え方からの見方です。逆に、たとえ診断されても、自覚症状はなく、生活上は何の影響もないという場合もありますから、本人がそれをどう捉えるかが中心となります。したがって、患者の体験や語り（ナラティブ）とそれへの関心が重要なカギになります。

　「病気（sickness）」は、社会や地域などで、どのような見方をするかです。医学的な診断がなくても、本人が何も手につかないとなれば「それは気の毒だ、休んだほうがいいよ。何かできることはないかい」と手を差し伸べられることもあります。恐れ

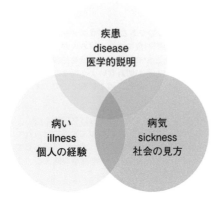

図13.4　病気の3つの側面

や不安などから、差別や偏見が生じる場合もそうです。今や、メディアの影響が大きいですから、感情に訴えかけるような映像、音楽、図表などの表現や、ある個人の体験談やある専門家の意見がクローズアップされることでつくられている部分もあるでしょう。そして、それらは個人が受け止める「病い」に影響を与え、受診を増やしたり控えたりすれば「疾患」にも影響を及ぼすことになります。また、「いくらつらくても診断書がなければ休めない」といった、外部から見れば病的だとみなされるような社会があるように、何が問題かはその社会や文化によって異なります。

　このように、病気を3つの側面からみると、それぞれで問題があるかないかの組み合わせだけでも2の3乗＝8通りの状況があることになります（**図13.4**）。必ずしも3つが一致し、3つが重なっているわけではなく、どれが1番正しいと決まっているわけでもありません。それぞれの見方ができて、それぞれの問題への対処をどうするかが重要です。

　「疾患」は適切に見つかれば専門家が支援してくれますが、本人が感じている「病い」、特に社会で問題となっている「病気」の場合、私たちがみんなで対処する必要があります。いずれにしても本人が何らかの問題を抱えていて、自力で解決できないとなれば、必要なのはサポートです。

　社会における人間関係の選択肢は、大きく分ければこれまた3つです。サポートするか、対立・争いをするか、規制や強制をするかです。自分が当事者になれば、どれを望むでしょう。人の立場になって考えることを「他人の靴を履いてみる」という英語

表現があるそうです。病気の3つの見方でも、そうしてみることを心がけたいと思います。

　これら3つの見方は、健康とは身体的、精神的、社会的の3つからなるというものにも対応しています。3つの病気はどれも予防したいですが、もし「疾患」があっても「病い」と「病気」の面から十分なサポートを受けて充実した生活を送っている場合や、そのようにサポートしあう社会づくりに参加できることを健康と呼びたいものです。

文　献

1] 山崎喜比古, 戸ヶ里泰典, 坂野純子. 編. ストレス対処力SOC：健康を生成し健康に生きる力とその応用. 有信堂高文社；2019.

2] リチャード・S・ラザルス, スーザン・フォルクマン. 著. 本明寛, 春木豊, 織田正美. 訳. ストレスの心理学：認知的評価と対処の研究. 実務教育出版；1991.

3] Eriksson M. The sense of coherence in the salutogenic model of health. In: Mittelmark MB, Sagy S, Eriksson M, et al., eds. The Handbook of Salutogenesis. Springer; 2017:91-96.

4] Dietscher C, Winter U, Pelikan JM. The application of salutogenesis in hospitals. In: Mittelmark MB, Sagy S, Eriksson M, et al., eds. The Handbook of Salutogenesis. Springer; 2017:277-298.

5] Saboga-Nunes L. Perspectives on salutogenesis of scholars writing in Portuguese. In: Mittelmark MB, Sagy S, Eriksson M, et al., eds. The Handbook of Salutogenesis. Springer; 2017:415-421.

6] Engel GL. The clinical application of the biopsychosocial model. Am J Psychiatry. 1980;137(5):535-544.

7] 中山和弘. ホリスティック・ヘルスの概念と問題点. In：園田恭一, 川田智子. 編. 健康観の転換. 東京大学出版会；1995：51-70.

8] Sørensen K, Van den Broucke S, Pelikan JM, et al. Measuring health literacy in populations: illuminating the design and development process of the European Health Literacy Survey Questionnaire (HLS-EU-Q). BMC Public Health. 2013;13(1):948.

9] Ryff CD. Happiness is everything, or is it? Explorations on the meaning of psychological well-being. J Pers Soc Psychol. 1989;57(6):1069-1081.

10） マーティン・セリグマン. 著. 宇野カオリ. 監訳. ポジティブ心理学の挑戦："幸福"から"持続的幸福"へ. ディスカヴァー・トゥエンティワン；2014.

11） Pennebaker JW, Mayne TJ, Francis ME. Linguistic predictors of adaptive bereavement. J Pers Soc Psychol. 1997;72(4):863-871.

12） La Marca L, Maniscalco E, Fabbiano F, Verderame F, Schimmenti A. Efficacy of Pennebaker's expressive writing intervention in reducing psychiatric symptoms among patients with first-time cancer diagnosis: a randomized clinical trial. Support Care Cancer. 2019;27(5):1801-1809.

13） Zhou C, Wu Y, An S, Li X. Effect of expressive writing intervention on health outcomes in breast cancer patients: a systematic review and meta-analysis of randomized controlled trials. Ozakinci G, ed. PLoS One. 2015;10(7):e0131802.

14） 戸ヶ里泰典, 中山和弘. 編著. 健康への力の探究. 放送大学教育振興会；2019.

15） Huber M, Knottnerus JA, Green L, et al. How should we define health? BMJ. 2011;343:d4163.

16） シャボットあかね. オランダ発ポジティヴヘルス：地域包括ケアの未来を拓く. 日本評論社；2018.

17） Huber M, van Vliet M, Giezenberg M, et al. Towards a 'patient-centred' operationalisation of the new dynamic concept of health: a mixed methods study. BMJ Open. 2016;6(1):e010091.

18） HLS-EU Consortium. Comparative Report on Health Literacy in Eight EU Member States (Second Extended and Revised Version, Date July 22th, 2014). 2012. Accessed May 19, 2022. https://cdn1.sph.harvard.edu/wp-content/uploads/sites/135/2015/09/neu_rev_hls-eu_report_2015_05_13_lit.pdf

第 **14** 章

誰もが参加できる
ソーシャルメディアとヘルスリテラシー

14.1　誰もが参加できて助け合う方法

A　東日本大震災で生かされたソーシャルメディア

　ヘルスリテラシーの向上のために、人々がつながる場が可能性を持ち、ソーシャルメディアもその1つであると述べました（第11章p.156）。また、専門家が情報提供する場合は、対象が日常的に用いているアクセスしやすい方法で行う必要性にも触れてきました（第5章p.65〜、第7章p.82〜）。

　つながりあっていればいつでもどこでも情報が得られるのがソーシャルメディアの特徴です。それが普及し始めた2010年には、イギリスの看護師が、Facebookに投稿された友人の2歳半の娘の写真を見て、眼のがん（網膜芽細胞腫）を発見し、転移を防いだというニュース[1]が流れました。普段の生活をシェアするソーシャルメディアが、そのつながり

の力を見せつけました。そのような役割もあるのかと思っていた矢先の2011年に、東日本大震災が起こりました。ビルの上に取り残されている人が、Twitterで救助を求めたツイートによって救助されるなど、ソーシャルメディアは大きな役割を果たしました。

　筆者の3月11日のTwitter（@nakayamakazhiro）を振り返ると（「Twilog」[1]、**図14.1**）、「大きな地震」（14:48）、「高台か3階以上のコンクリートの建物へ避難を」（16:02）とツイートしています。そして、「阪神淡路大震災のとき、在宅酸素療法を実施している方が避難先を明記した紙を玄関に張り出したところ、盗難の被害にあったそうです。留守ということがわかるような行為は危険です！」というツイートを見て、このような情報は役に立つと考え、リツイート（他の人のツイートを、そのまま自分でツイートして紹介）しました。同じ思いの人が多ければ拡散

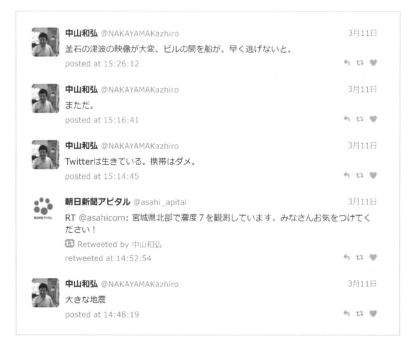

図14.1　2011年3月11日のTwitter

していくわけで、そうなれば助け合いの輪が広がります。

翌朝も、Twitterを見ると、「放射線科医より」「保健師より」などと、医療者ならではの情報提供が見られました。そこで、すぐ思い出したのが、兵庫県立大学の災害看護のサイトで、「阪神淡路大震災のときの経験を生かした災害時のケアなどの情報があります。災害看護 命を守る知識と技術の情報館（兵庫県立大学大学院看護学研究科）」とツイートしました（現在は残念ながら閉鎖されています）。これは41人にリツイートされました。同サイトのケータイ版を発見して紹介したら、60リツイートになりました。この数は、貴重な情報と思って広めようとした人たちの数でもあります。

それ以降、被災地の支援になるネット上の健康・医療情報を提供するために、ネット検索を始めました[2]。阪神淡路大震災のときに生まれた「情報ボランティア」をしようと考えたのでした。驚いたことに、災害と健康や医療に、特化してまとめられたサイトは1つも発見できなかったからです。したがって、役に立ちそうなサイトが見つかったら内容を見て、リンクとともにツイートすることにしました。

中でも多くアクセスされたのは、子どものケアについて紹介したときでした。「災害被害者　子どもの心のケア　地震ごっこや、火事ごっこをして遊ぶ子ども達がいます。子どもなりに心を癒すための活動を本能的に行っているのです。しかりつけて、無理に止めさせてはいけません。」というツイートは、100以上リツイートされて、リンク先には400ほどのアクセスがありました（bit.lyというURLを短縮してくれるサービスを使ってツイートすると、リンク先へのアクセス数がわかります）。災害時における家族支援の手引き『乳幼児をもつ家族をささえるために』、新潟県中越地震などの災害体験談などを参考にして作成された、東京都福祉保健局『妊産婦・乳幼児を守る災害対策ガイドライン』についてのツイートでは、600〜800のアクセスがありました。

そこで、13日の午前には、それまでツイートやリツイートしたものを集めたサイト「東日本大震災：被災者のケア情報[2]」を作成し、公開しました。

公開してまもなくは、毎日400〜500ほどのアクセスがありました。同様のサイトは、朝日新聞のアピタル[3]でも、「震災医療情報リンク集」（現在は残念ながらなくなっています）としてできて、相互にツイートしあって、より多くの人に情報が届くように協力しあえたとも思えました。最終的には、およそ230のサイトにリンクしていますが、短い紹介とともに整理しました。現在は「被災者のケア情報」としてまだ利用可能で、東日本大震災関連情報も残してあります。

しかし、このようなサイトの情報が、はたして被災地で役立つのか、どこからアクセスがあるのかも気になりました。調べてみると、確認できた範囲で最もアクセスが多かったのは、東北大病院と東大病院でした。また、15日の早朝には、宮城県に住む保健師の方から被災者の健康維持また災害看護のサイトがあれば教えてほしいというメッセージが届き、サイトを紹介しました。その方からは、4月1日に、サイトが参考になったこと、知識や情報は大事だとあらためて思ったというメッセージをもらいました。

3月中の情報ボランティアとしての活動は、そのサイトや「Twilog」から、いつでも振り返ることができます。それまでにネット上の保健医療や看護に関する情報の検索や収集に慣れ親しんでいたことは確かですが、それでも、ハッシュタグ「#311care」をつけて、ツイートできたのは90件でした。リツイートを含めるとツイート数は10倍以上になっているかもしれません。このハッシュタグがついた全体でのツイートを調べると7万件を超えています。実にたくさんの人が、関連した情報を提供・共有しようと動いたのでした。11日から1〜2週間くらいは、被災地の支援に関連した情報以外は、ツイートしにくい空気が圧倒的でした。同じように動いた人たちの記録が、今もネット上に残されています。人々のコミュニケーションと助け合いの記録が残されて蓄積ができる、言い換えれば、アーカイブができるのもソーシャルメディアのよいところです。それらを分析、整理することも、今後に役立つものになるでしょう。

1　https://twilog.org/nakayamakazhiro/
2　http://www.nursessoul.info/nurse/saigai.htm
3　https://www.asahi.com/apital/

Ⓑ ソーシャルメディアの健康・医療の公的機関での活用

ソーシャルメディアというと、趣味や友達同士のメディアというイメージが強いかもしれないですが、国際的にみても公的機関の利用が盛んです。海外では政府や行政機関のみならず、特に米国の大きな病院では必ずといっていいほど使われています。また、海外の学会や学術雑誌のホームページでも多くはソーシャルメディアのFacebook、Twitter、Instagram、YouTubeなどのロゴがあります。注目度の点では、世界で人気のユーチューバーや有名政治家、タレント、ミュージシャンなどにはかないませんが、ソーシャルメディアはエンターテインメントのためだけではないものです。

例えば、WHOのフォロワー数はTwitter（**図14.2**）もInstagramも1000万以上で、Facebookではフォロワー数が3000万以上、YouTubeは80万以上です。ソーシャルメディアが生まれた米国の保健福祉省（HHS）のフォロワー数は、Twitterでは100万以上、Facebookは45万以上、Instagramは15万以上、YouTubeは10万以上です。その付属機関も多くがソーシャルメディアを利用していてフォ

ロワー数も多くあります。以下、代表的なものとしてTwitterのフォロワー数だけでみれば、国立衛生研究所NIH（National Institutes of Health）は150万以上、がんであれば国立がんセンターNCI（National Cancer Institute）で、20万ほどです。メンタルヘルスは国立精神衛生研究所NIMH（National Institute of Mental Health）で100万以上、新型コロナウイルスの情報で活躍した疾病管理予防センターCDC（Centers for Disease Control and Prevention）であれば500万ほどあります。英国ではNHS（National Health Service）が60万です。

海外の学会では、American Public Health Association（米国公衆衛生学会）で50万、医学系の学術雑誌をみると、New England Journal of Medicineは90万ほど、Lancetは70万、BMJ（British Medical Journal）は50万などとなっています。

日本では、厚生労働省は100万ほどのフォロワーがいます。新型コロナウイルスの情報提供以降急激に伸びたと思われます。厚生労働省は10以上のアカウントを持っていて、国立健康・栄養研究所は約1万で「NOハラスメント！あかるい職場応援団」

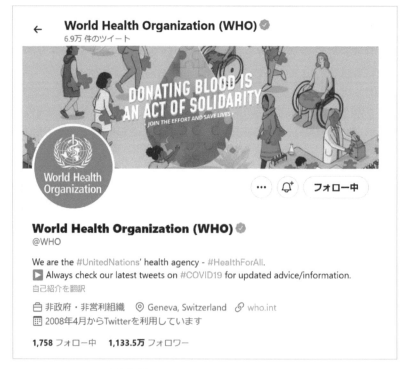

図14.2　WHOのTwitter（許可を得て掲載）

「STOP the 薬物！」「イクメンプロジェクト」「依存症なび」などを見ると1万未満になっています。国立がん研究センター研究所は1000ほどで、国立精神・神経研究センターは4000ほど、国立循環器病研究センターは2022年2月にできたばかりで1000ほどです。新型コロナウイルス関連で重要な国立感染症研究所は、ホームページはあるもののソーシャルメディアは利用されていません。日本の学会では、残念ながらソーシャルメディアはあまり使われていませんが、利用方法が知られていないことも背景にあるようで、今後に期待です。

　ソーシャルメディアは、欲しい情報を提供すれば、厚生労働省のようにフォローされるはずです。日本ではLINEの利用が最も多く、若い人では95％以上、60代でも8割近くで、その活用も期待されます。YouTubeの利用率もほぼ同様です（60代は6割ほど）[3]。そして、Twitterは米国に次ぐほどの利用者がいて、10代で8割、20代で7割、50代でも3割の利用があります。Instagramは10代、20代で7割で、TikTokも10代で6割、20代で3割です。Facebookは30代で5割、40代で4割と、これらの年代で最も多く利用されています。若い人は、家族の健康のために情報を得ることもできますから、親や祖父母が病気にならないように、病気になったらよい病院や治療法はないかと、わかりやすく信頼できる情報があれば見るはずです。高齢者が使わないからと提供しなければ、届くはずの情報のルートの1つを遮断してしまうだけです。

　海外の病院で目を引くのは、すでに紹介した国際的に著名で評価の高いメイヨークリニックで、常にソーシャルメディアで健康医療情報を発信しています。フォロワー数は200万以上です。メイヨークリニックは2010年には専門職の研修プログラムやソーシャルメディアの活用のためのセンターをつくって、さらにグローバルなネットワークもつくりました。それは、世界中の患者や介護者とともにすべての医療関係者が協力して学ぶコミュニティをつくるためです。そこにある考えは、「メイヨーでは、一人ひとりは自分の健康をまもる権利と責任を持っていると信じている、そのため我々の責任として、ソーシャルメディアを利用して、ベストな情報を得て医療者やお互いのつながりをつくる手助けをする」というものです。ソーシャルメディアでより多くの人が健康になれるチャンスをつくることができるので、専門職として利用する責任があるということです。現在ではすでにソーシャルメディアが深く浸透したためか、その普及のためにつくられたセンターはなくなっているようです。今はさらに、誰でも登録・参加できてオープンな、症状や病気についてのオンラインコミュニティも設置されています。つながる場、コミュニケーションの場の大切さがわかります。

Ｃ　ソーシャルメディアの利用法

　こうしたソーシャルメディアの利用法ですが、まず関心のあるアカウントをフォローして、興味のあるニュースや記事などをリツイートしたり、ニュースのサイトの記事をツイートあるいは投稿しておくと、備忘録やメモ代わりになります[4]。あとで読みたいものも、検索できます。さらに、これらを自分だけではなくて、自分をフォローしている人に紹介していることになります。ニュースや記事でなくても何でも、メモあるいは日記になります。学会や会議などに参加したときも、来られなかった人や同じ時間で見られない他の会場の人のために、発表内容や質疑応答などを実況する方法があります。これは海外の学会に行くと多くの研究者がしていることです。

　ソーシャルメディアの専用ツール（Hootsuite、Buffer、TweetDeckなど）もあって、複数のソーシャルメディアの複数のアカウントを一覧できます。さらにTwitterで検索キーワードを設定すれば、「ヘルスリテラシー」「health literacy」が含まれているツイートをリアルタイムで順次表示してくれます。全部はとても見られなくても、リツイートが多いものは画面にズラリと並ぶので、何が話題になったのかを知ることができます。

　様々な集まりに参加して、名刺など連絡先を交換して、またよろしくお願いしますと言いますが、その後実際に連絡を取り合うことはどれだけあるのでしょうか。本当に必要があれば連絡しますが、つながりをつくるという場合は、その後ゆるくでもつながるためにソーシャルメディアを使うのが1つの方法になります。フォローしあえば、その後会うことはなくても互いの様子を知ることができます。例えば、備忘録やメモ、出かけた場所、食べ物、趣味などを普段から書き込んでおけば、挨拶をしたあとで

も、何らかのつながりができます。せっかく同じ興味や関心を持って集まって出会った機会があったのですから。

海外の学会などでは会場に必ずWi-Fiがあります。そしてアクセスIDやパスワードなどが紹介されています。参加者はPCを持ち歩いて、発表を聞きながらキーボードを操作している人がとても多いです。そして、#で始まるハッシュタグがつくられていて

（例えば、International Conference on Communication in Healthcare 2022では、#ICCH2022）、ツイートなどではそれをつけています。参加者用のアプリが使えることも多くなっているので、抄録も全部アプリで読めたり、ツイートもしやすくなっています。しかし、日本では書き込んでいる人が少ないので、もっと活用できるための方法や意義などの情報提供が必要です。

コラム ━━━━━━━━━━━━━━━━━━━━━━━━ COLUMN

健康に関する悩みや心配事でのQ&Aサイトの活用方法

市民や患者にとって、健康に関する悩みや心配事については、特に「Yahoo!知恵袋」や「教えて!goo」などのQ&Aサイトでの質問と回答が豊富で、検索もできます。悩みや心配事がすでに言葉になっていて、参考になります。孤独感や悲観的な思いは自分だけのものではなく、他の人も同じように悩んだり、乗り越えたりしたことがわかります。他の人はどうしているのかを知ることで、自分だけではない、自分もこうすればよいかもという安心感が得られます。また、そこで質問やアドバイスを求めれば、すぐにテーラーメード（注文仕立てのように自分にぴったり）な答えが返ってくる可能性があります。他方で、不正確な情報、信頼性の低い情報に触れることで、かえって逆効果になる場合もあります。情報が多すぎて混乱する場合も考えられますし、特に自分が欲しい情報、自分の考え方ややり方が間違っていないか確認したくても、なかなか見つからないということもあります。また、プライバシーや個人情報を公開してしまうと、ネット上に残るので要注意です。いいことや楽しいことばかりを書いている人の書き込みばかり見ると落ち込むのも確かです。

ここでも「か・ち・も・な・い」がそのまま当てはまります。特に、Q&Aサイトでは、回答者の信頼性については、過去の回答や様々な評価（ベストアンサーなど）を見ることができるので、過去の貢献度や人物像を想像して考えることができます。また、商品やサービス（薬、健康食品、サプリ、医療機関などを含む）では、口コミがステマ（ステルスマーケティング、欧米ではアンダーカバー・マーケティング）、すなわち、やらせ・サクラ・おとりの可能性があることにも要注意です。

Q&Aサイトでの医療関係の質問では、症状があるが受診すべきか、どこに受診したらよいか、診断や治療、処置は正しかったか、医師の言うこととネットの情報が違う、など多様なのですが、ベストアンサーは、心配なら受診したほうがよい、結局は主治医に聞いたほうがよいというものが多くなっています。受診する場合は背中を押してもらいたいし、医者に聞きづらいけどやはり医者に聞くしかないのかを確認したいというものが多いわけです。受診すればいろいろ教えてもらえるし、ちゃんと質問すれば答えてくれるはずですが、はたしてそうか心配な人が多いことがわかります。過去の質問を検索すれば、大抵は自分の質問と同じものが見つかるので、自分で質問をするのは本当にまれなケースの場合になります。検索ワードは、自分と同じ立場の人が使いそうな言葉をあれこれ想像して入力してみれば、ぴったりなものが見つかるでしょう。

Ⓓ ソーシャルメディアの健康や医療への活用

ソーシャルメディアの健康や医療への活用がもたらす長所について、その可能性を含めて**表14.1**に挙げてみます。ソーシャルメディア利用のシステマティックレビュー[5]や後述するガイドラインを参考

にしています。

まず、1は専門的な健康情報をいつでもどこでも提供できることで、2は患者同士や患者と医療者の対話やネットワークづくりです。誰もが参加できてつながるのがソーシャルメディアの特徴です。3

表14.1　ソーシャルメディアを健康と医療に利用する長所

1	専門的な健康情報の提供
2	患者同士や患者と医療者の対話やネットワークづくりを促進
3	市民や患者が健康や病気についてよく知ることで、健康になる方法を広める
4	病気や障害への悪いイメージ（スティグマ）を減らす
5	他者との交流が増加することで、自分に合った健康情報を見つけて、サポートしあえる
6	人々の投稿をもとに、新たな健康問題の発生や重大な病気の流行がないか調べる
7	インフォデミックで偽情報を発見し否定や反論や正しい情報へ導く
8	健康に関する政策について知り、意見交換したり議論したりして、政策に影響を与える
9	投稿ややりとりを研究データとして使う

は、市民や患者が健康や病気についてよく知ることで、健康になる方法を広めるというもので、これはヘルスリテラシーの向上方法をさらに広める可能性です。

4は病気や障害への悪いイメージを減らすという働きです。世間では人に知られたくないと思われるような偏見や差別がつきまとう病気や障害があります。よくある誤解に対しては、「このように言われているかもしれないけれど、実はそれは違っていて、こうなのです」といった客観的な説明です。特に、精神障害については、それへの理解や支援の求め方を含めたメンタルヘルスリテラシーの向上においてソーシャルメディアによる介入研究もあり、特に若者を対象としたもので効果がみられています[6]。

5は交流が増加することで、自分に合った健康情報を見つけることができるかもしれないということです。医療者の中には、患者が困っている状況に対して、ソーシャルメディアをうまく活用してエビデンスに基づいた的確な情報を提供している人がいます。どのように見つけるかというと、Twitterでは誰が誰をフォローしていたりされていたりしているかがわかります。多くの医療者にフォローされていて、さらに多くリツイートされている信頼できる医療関係者を探してみるのも方法です。Twitterではリストが作成できて、筆者の場合、原則として医師はmedicine、看護師はnurse、その他の健康関連の人はhealthというリストをつくって公開しています。リストに入っていれば信頼できるというわけではありませんが、取っ掛かりとして使えるとは思います。他にも健康関連ニュースを提供しているアカウントはhealthnewsというリストに入れています。

6は人々の投稿をもとに、新たな健康問題の発生のモニタリングができるというものです。本章の最初で紹介した、Facebookでの子どもの目の病気の早期発見がそうです。つながっている人のTwitterで、症状をつぶやいている人がいたら、何らかのアドバイスができるかもしれません。また、ツイートに病気の名前があったり、かぜの症状などがあったりする場合に、これを位置情報などとともに解析すれば、病気の流行が予測できるのではないかという研究もあります。例えば、かぜの流行をモニタリングするための調査のアプリに「かぜレコ」というものがあります。これで、かぜの症状や外出後の手洗いやマスクなどを登録すると、位置情報などとともにデータが分析されます。かぜの流行や発生条件を見つけることができれば、予防などの対策が取れます。新型コロナウイルス感染症（COVID-19）も、ほとんどの人にかぜと同じ症状が現れるので、COVID-19の流行防止や流行予測にも役立つ可能性があります。ただ、このアプリにはソーシャルな機能、すなわち症状などをシェアする機能がまだないようなので、つながりをつくったり、支えあったりするチャンスを生かせないのが残念です。

これは、第11章（p.156）で紹介したように、サイトやアプリなどでのライフログや健康ログでつながりができる可能性です。自分の健康データをなぜシェアするのかですが、プライバシーを考えると自分だけ見られればよいと思うかもしれません。しかし、自分の写真の場合はそれでよいでしょうか。家

族や友人に見せて、何か言ってもらいたいものです。写真をコレクションしたアルバムもずっと自分だけが見るなら滅多に見る機会はないですが、家族や友人と集まる機会やスマートフォンでやりとりしているときに見せたいと思うものです。いわば自分の記録やデータは会話やつながりのチャンスなので、健康のデータも同じです。日本はまだですが欧米の先進国によっては、健康や医療のデータがすべて電子化されていつでも自分で見られるようになっていますが、シェアできるかどうかの機能に違いがあり、シェアできない国のほうが見られる回数が少ないという記事を読んだことがあります。私たちが社会的な生き物であることがわかります。

7はインフォデミックへの対応です。新型コロナウイルスでも起こった偽情報が氾濫する状況ですが、専門家はそれを監視する意識を持って、早期に発見して、否定したり反論したり、どこに正しい情報があるかを伝えたりできます。日本でも、新型コロナウイルスに関連した誤った情報に対して、Twitter上などで厚生労働省や医師らが指摘して訂正の情報を出したりしていました。健康や医療に関する誤解やデマはソーシャルメディアではいつもあることなので、この役割は期待されるものです。専門家は自分が詳しい分野については、先述したように検索キーワードを設定しておけば、誤ったツイートや書き込みがあれば発見が可能で、実際にそれに対処している専門家もみられます。新型コロナウイルスでのインフォデミックに関しては、第15章（p.206〜）で詳しく触れます。

8は健康に関する政策について知り、意見交換したり議論したりして影響を与えるというものです。このようにソーシャルメディアによって適切な情報を提供したり、人と人との対話やつながりを促進したりするという貴重な利用価値を持つことを認識する必要があります。そしてそのような利用が広がることが期待されます。

9はソーシャルメディア上のデータを集めて研究に使うもので、p.203のコラム「ソーシャルメディアによるアドボカシー」で紹介するTwitterの投稿を分析した研究がその例の1つです。また、同じくp.190のコラム「健康に関する悩みや心配事でのQ&Aサイトの活用方法」で紹介したように、Q&Aサイトは、必ずしも専門家が把握できない最新の多様な相談のニーズを発見できる可能性があって、筆者の研究室では、卒業論文のためのデータとして使うことを勧めることも多くあります。

Ｅ　ソーシャルメディアによるつながりと健康

これらのソーシャルメディアの特徴は、インターネット上でも、人々が信頼しあい、つながりを持てることが健康に関連していることを表しています。このようなインターネット上のコミュニティのことをオンラインコミュニティなどと呼びますが、人がしていることでもあり、実際のコミュニティと同じような特徴を備えていて、信頼関係であるソーシャルキャピタルを形成しているといわれます。

特に、仕事や家庭のことで忙しい人が、必要なときにいつでも会えるかというと、そううまくはいきません。しかし、ソーシャルメディアでは、いつでもやりとりができて、さらに、自分と共通する関心や経験を持つ人を探せるのも大きな特徴です。このようなインターネット上のつながりの健康への影響についての研究があり、そこでの関係の密度が濃い場合ほど、人々は健康に関連した行動を新しく取り入れやすいといいます。

ヨーロッパでの大規模な研究では、インターネットを使っている人のほうがより自分は健康だと思っていると報告されています[7]。また、インターネットをよく利用している人のほうが、より多くの友人、家族、同僚と会ったり、何でも相談できたり、他の人より多くコミュニケーションしていました。そこではソーシャルサポートが得られるネットワークづくりが行われ、それがまた健康につながっていると考えられます。ソーシャルメディアは、人とのつながりを増やすことが目的です。

また、ストレスの対処の資源としてソーシャルメディアは活用可能です。人々が、ソーシャルメディア上でストレスに感じることについて語るナラティブ（物語）は、自分の直面している問題を明確にする作業ともなります。また、語りを見た人から問題の正体を教えてもらえることもあるでしょう。そして、相談にのってもらったり、問題についての情報や解決方法を提案してもらったりすることもあります。「情報通信白書（平成23年版）」[8]によれば、ソーシャルメディアを利用して実現したこととして「自分や家族・親戚の健康上の不安・問題が解消した」という人が17.7％いて、その他の不安・問題が解

消したり、人間関係が良好になったりした人が1割以上いることからも、そのことがうかがえます。

　特に病気を持った人の場合には、患者会やサポートグループが効果的であることが知られていますが、これはオンラインコミュニティでも同様です。例えば、乳がん患者は、治療法の選択肢も幅広く意思決定が難しかったり、長く生活への影響が続いたりして継続的なサポートが求められるため、患者数が多いこともあって、患者会の活動が盛んです。対面の患者会とオンラインの会を比較した研究では、どちらも同じような種類のサポートを受けていて、自分の感情を表したり、アドバイスをもらったりするのはオンラインのほうが多いという研究[9]もあります。

　こうした患者のナラティブは、数多くの闘病記としてブログなどで手に入れることができます。闘病ブログを6万以上集めて病名で探せるサイト「TOBYO[4]」や健康と病いの語りデータベース「ディペックス・ジャパン[5]」が参考になります。

　また、米国のネット上のコミュニティである「PatientsLikeMe（ペイシェントライクミー）[6]」は、様々な患者同士がサポートしあうために自分たちの健康データをシェアする世界最大規模のサイトです。「私のような患者」というタイトルが、自分と同じような人がいることを示しています。2022年10月現在、85万人以上の会員がいて、2800以上の種類の病気の経験をシェアしています。会員は自分の健康状態や症状、受けている治療についての体験談をシェアし、その治療を受けた実際の経験から得られた知識によって、患者の生活を向上させることを目的としています。患者が提供するデータは、症状や薬の副作用など身体的、精神的な状況についてのリアルタイムのデータで、これは数値化されて研究に用いられて、論文として多くの研究成果を生み出しています。患者は診断を受けると、独りぼっちに感じることも多いですが、このようなコミュニティに参加することで、自分のような病気の人がたくさんいることがわかり、一人ではないという安心につながります。そこでは、仲間とつながることで、自分と同じような人たちと一緒に、アドバイスなど

4　https://www.tobyo.jp/
5　https://www.dipex-j.org/
6　https://www.patientslikeme.com/

でサポートしあって、前に進むことができます。さらに、自分の治療の副作用や効果について把握しながら、仲間の同様の体験談をもとに、治療法を比較することもできます。

❻ ソーシャルメディアにおける対等性と多様性による学び

　インターネットの持つ特徴でもありますが、特にソーシャルメディアでは、そのつながりを促進する特徴として、対等性と多様性が挙げられます。対等性では、互いの地位や立場にかかわらず対等な関係でやりとりができることで、どんな人とも気軽にコミュニケーションがとれます。例えば、対面の場合、医師、教員、政治家といった「先生」などといわれるような人を前にして、どんなことでも対等な立場で話せるかというと、なかなか難しいものです。

　また、多様性では、いろいろな人の様々な経験、多様な考え方や価値観に触れることができます。それは、先ほど見た、「情報通信白書（平成23年版）」でも、ソーシャルメディアを利用して実現したこととして、「同じ趣味・嗜好を持つ人と交流できた」が73.7％であるだけでなく、「不特定多数とコミュニケーションをとることができた」が59.9％、「自分の周囲にいないタイプの人と知り合えた」が58.3％、「新たな絆（ビジネスパートナーや趣味友達等）が生まれた」が34.5％であったことからもうかがえます。意思決定の場面では、自分の価値観が見いだせないと選択肢を選びにくいですが、他者の多様な価値観やそれに基づいた経験の語りは参考となります。また、いろいろ問題を抱えているのは自分だけではないと知ることができると同時に、自分と似たような経験をしている人を探すことも可能です。またさらに、このようなコミュニティは対面の患者会同様、自分の経験や知識を、他の人のために役立ててもらえる場でもあり、そこにやりがいを感じるという効果もあります。

　ソーシャルメディアの場合は、誰もが書き込めるメディアですが、実際には、すべての人が書き込んでいるわけではありません。確かに自分で書き込んだほうが多くの様々な種類のサポートが得られます。しかし、他の人の書き込みを見ているだけでも、そこにある助言が参考になったり、自分の状況を見つめ直したりできるという報告があります[10]。

これは、ソーシャルメディアという基本的にはオープンになっている場の特徴ですが、対面の日常生活の中でも、他者同士の話から学ぶことは数多いことからも納得がいく結果です。

　ソーシャルメディアは、ときに議論したり、知識を共有したり、学びあう場になります。自分で体験するのも大事ですが、観察学習をするには格好の場です。インターネットは、基本的に信頼関係に基づいた助け合いのコミュニティです。それをソーシャルキャピタルとして注目するとともに、それは現実の社会と同様に、あるいはそれ以上に、参加者が自分たちでつくり上げていくものであると考えたほうがよいでしょう。そこでのつながりがもたらす情報交換やコミュニケーションによって、お互いにヘルスリテラシーを高めることも可能であると考えられます。また、ヘルスリテラシーの高い人と結びついていけば、第11章（p.154）でも紹介したクリスタキスら[11]が指摘したように、行動や感情と同様に、ヘルスリテラシーもまた伝染する可能性があります。WHOも、古くから、健康な社会をつくるには、市民の「参加」こそが、必要であると訴えてきました。ソーシャルメディアの発展と普及によって、参加のためのチャンネルはどんどんと増えています。どこからでも参加が可能なので、参加してつながっていきましょう。

　しかし、もちろん限界もあります。情報の信頼性や質に問題があると、健康によくない行動をとって、むしろ逆効果になってしまう場合もあります。専門家でも不正確な情報を発信したり、情報を漏らしたりプライバシーを侵してしまうリスクもあります。長所だけでなく短所や限界を含めてソーシャルメディアを活用できるリテラシーすなわちソーシャルメディアリテラシーとも呼ばれる力が求められます。次に説明していきましょう。

14.2　情報のいかし方、まもり方、つくり方、ひろめ方、つなぎ方

Ⓐ　情報との5つの関わり方

　そもそも私たちは情報とコミュニケーションなしでは生きていけません。最近ではインターネットの発展でICT（information and communication technology）と呼ばれますが、そこに至るまでもコミュニケー

ションの技術が発展して相互理解と協力をしあったからこそ、人間は地球に適応してきたともいえるでしょう。インターネットを利用することで発生した問題が指摘されても、インターネットそのものが問題なのではなく、それをうまく使いこなす力があるかどうかです。上手に情報共有＝コミュニケーションができる力です。その力がないと被害やトラブルに遭う可能性もあるので、リテラシーが問われるといわれるわけです。

　情報との関わり方では、従来は「入手」から「活用」までの「いかし方」が中心でしたが、それは情報の受け手に限定された場合です。情報がオープンになって、ソーシャルメディアの時代になると、自分が簡単に情報の発信源になるので、すべきことが増えます。入手した情報をミスして漏らさないような「まもり方」、どのように情報をつくるかの「つくり方」、どのように広めるかの「ひろめ方」、誰とつながるかの「つなぎ方」が問われるようになっています[12]（**図14.3**）。

　従来からあった情報の「いかし方」は情報リテラシーとも呼ばれるものですが、情報の入手・理解・評価・活用するという4つです（**図14.4**）。第1章のヘルスリテラシーのところでも紹介したように、活用の具体的な内容を意思決定としましたが、ここでの活用には手に入れた情報を誰かにシェアすることも含まれます。ただ、ここではシェアすることを「いかし方」から独立させて「ひろめ方」としています。シェアするべきでない情報については他者に入手されないようにする「まもり方」になります。

　その情報の「まもり方」ですが、すでに今ではeメールは当たり前になりましたが、これが普及する時点ではハガキと同じで誰に見られるかわからない

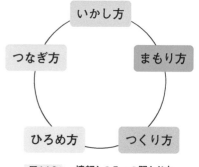

図14.3　情報との5つの関わり方

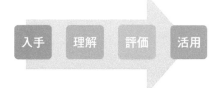

図14.4　情報の「いかし方」4つのプロセス

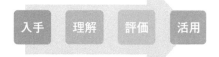

自分がつくった情報が、誰に「入手され」、どのように「理解され」、それが看護職・看護学生による行為としてどのように「評価され」、それを誰もが見られる場所に広めようと「活用される」ことが想像できるか

図14.5　情報のひろめ方も4つのプロセス

と注意されていました。例えば、メールのサーバーの管理者であれば見ることができますし、画面に表示されれば、後ろや横などから見られることもあります。また、受け取った人は誰にでも簡単に転送できます。情報によって得られる利益を考えるときは、同時に誰にも「不利益」や「不愉快」が生じないようにと考える必要があります。人には他者に知られたくない情報がありますので、人の立場になって考える、すなわち第13章（p.184）でも紹介した「他人の靴を履いてみる」気持ちが大切です。個人情報やプライバシー、著作権などを守る姿勢です。

　それから新しい情報の「つくり方」です。研究者やその卵であれば、市民や患者の健康に役立つエビデンスをつくっていくには、不断の研究活動が必要です。第3章（p.29）で紹介したようにエビデンスにもレベルがありますので、それに配慮する必要があります。選択肢を増やし、選択肢の長所と短所を明らかにしていく作業です。また、自分だけでなく誰かがつくったエビデンスを人に伝えたい場合は、わかりやすい情報にかみ砕く作業も必要です。このとき、第7章で紹介したように、対象のヘルスリテラシーに合わせて情報をつくれるかどうかが大切になります。

Ｂ　情報のひろめ方でも4つのプロセスを考える

　わかりやすいエビデンスの情報は、より多くの人に役立てられるように広く知らせる必要があります。それには「ひろめ方」がポイントで、そこでは情報のプロセスを考えなければいけません（**図14.5**）。

　まず、エビデンスなどの情報について、自分でツイートしたり書き込んだりする場合、誰に「入手される」のか、どの範囲の人が見るのかを想像することが大事です。そしてどのように「理解される」のかも同様です。短い文字数でわかりやすく、誤解されないように書くには工夫が必要です。俳句や短歌の文化があるとはいえ、実際に書いてみれば、とて

も勉強になります。そして、それがどのように「評価される」のかを想像します。内容や書き方、誰が書いているのかというフィルターもありますし、批判的にみられる中でも客観的に誤解されないように伝えられるような努力です。そして、それを誰もが見られる場所に広めようと「リツイート」や「シェア」されるなどして「活用される」かを考えます。部分的に切り取られたりすることも含めて、どのように利用される選択肢があり、どのような意思決定がされるかを配慮する必要があります。このような一連のプロセスを、相手の立場になって想像できるかどうかが問われます。

　また、自分で書き込んだものでなくても、フォローしている人や友達から流れてきたツイートや書き込み、あるいは「リツイート」「いいね」「シェア」などされたものをさらに「リツイート」「いいね」「シェア」などするかです。自分がしなくても誰かがして拡散していく可能性がありますが、自分が相手に「いいね」と気持ちを伝えたり、それを誰かに紹介したいと思ったときに実際にそうするかどうかです。もちろん特に健康や生命に関わる情報では、「か・ち・も・な・い」を確認してから広める必要があります。また、「リツイート」や「シェア」は必ずしも同意したり賛同したりしている意味を持たないのですが、そう思う人もいるので、注意が必要です。自分のリツイートは賛同を意味しないことをプロフィールで書いている人もいます。さらに、個人の意見であり、所属する組織の意見を代表するものではないと書いてある場合もあります。

　人と人とのコミュニケーションを促進するソーシャルメディアですが、第5章（p.51）で紹介したよ

うにコミュニケーションの元々の意味はシェアするという意味なので、いかにシェアするかが問われます。今や商品やサービスを売る場合でも、消費者に直接広告を届けるだけでなく、ソーシャルメディアでいかにシェアされるかが重要で、フォロワーの多いインフルエンサーと呼ばれる人にシェアされることの影響が大きくなっています。フォローとシェアの流れやその繰り返しなので、そのしくみや自分の行動が人にどう影響するかを常に考える必要があります。

　さらに、情報は広めるだけで終わりではなく、情報を利用してもらったあとは、その情報に対するフィードバックをもらったりしながら、つながりをつくっていくうえでは「つなぎ方」も大事です。「フォロー」することや「友達になる」ことはソーシャルメディアにおける重要な機能です。ところがその使い方に注意が必要です。例えば友達でも投稿の見られる範囲を細かく設定できたり、人によって異なる設定にできる機能があったりします。しかし、どこかでつながっている以上、どのようにシェアされていくかはわかりませんので、それを過信しないほうがよいでしょう。そして、ブロックして見られなくしたり、様々な方法でつながりを切るあるいは弱めることも可能ですし、不適切な書き込みを報告することができたりしますので、それらの機能もよく理解して使う必要があります。人間関係はうまくつながれば大きなサポート源になりますが、同時にストレスの最大の要因になることもある、両面性を持つものです。職場や学校のストレスの調査では、ストレスの原因として人間関係が1位になることもよくあります。ストレスも成長の糧にできるかですから、学んでいくという姿勢で取り組むことです。

コラム ════════════════════════════════ COLUMN

人が誤った健康情報をシェアしてしまうのはなぜ?

　米国でも新型コロナウイルスに関する誤った情報が多くシェアされたことで、その対策のために米国公衆衛生局長（Surgeon General）が2021年に出した文書があります。健康に関する誤った情報に対処するためのコミュニティツールキット（A Community Toolkit for Addressing Health Misinformation）[13] と呼ばれるものです。そこでの誤った情報（misinformation）とは、その時点で得られるベストなエビデンスによれば、虚偽、不正確または誤解を招くような情報と定義されています。そのツールキットでは、人々が知らず知らずのうちに誤った健康情報をシェアしてしまう4つの理由について、**表**のように説明されて

表　誤った健康情報をシェアしてしまう4つの理由 [13]

1) 他の人が知らない新しい情報を持っていると感じたい	確かに、自分だけが知っていると思う情報を手に入れると、教えてあげたいと思うものです。新しい薬や美の秘訣を知ればシェアしたくなるということです。
2) 大切な人を守りたい	ネットでシェアをする習慣がある人は、目についたものを確認せずにシェアしてしまうことがありますが、「転ばぬ先の杖」という考え方があるようです。
3) ある出来事を理解するために、説明を求めたり、情報をシェアしたいと思う	例えば、COVID-19について多くの誤った情報が流されました。そのように不安や恐怖を感じたときには、きちんと説明がつくような情報を求めて、シェアすることが多くなるわけですが、そのようなときは、情報がどこの誰から来たのかを確認しないままになりがちだということです。
4) 人とのつながりを感じたい	一人暮らしの人が増えて、地域コミュニティから切り離されたように感じることがあっても、オンラインコミュニティは盛り上がっています。残念なことに、最も活発なオンラインコミュニティの中には、誤った情報に基づいたものもあります。私たちは、自分と同じことを信じている人たちに引き寄せられ、次第につながりを感じるようになることがあります。最初はダイエットのためのグループでも、時間が経つにつれて、一度も会ったことがなくても、他のユーザと友達のように感じるようになるのです。このようなつながりの感覚は非常にパワフルであり、陰謀論的なコミュニティが成長できる理由の1つでもあります。自分の経験についてインタビューされた人々は、そのコミュニティの他のメンバーとのつながりについて、頻繁に口にします。

います。

14.3　医療者や医療系学生の炎上から学ぶこと

Ⓐ　医療者が患者との会話から伝えたいこと

ソーシャルメディアでは炎上すると怖いという側面があると思います。炎上とは、ある書き込みやそれを書いた人物に対して批判が殺到して、燃え上がるようになることを意味します。医療者や医療系の学生でも炎上は起こっています。

Twitterで炎上した例には、産婦人科医と思われる人のものがあります。産婦人科医が「陣痛っぽい」という妊婦に来院を促したところ、「旦那が仕事」「車がない」「タクシーは断られる」との返答があり、それに対して「知らんがな」と発言し、さらに妊婦の「救急車呼ぼうと思う」との返答に対して「なんでやねん」と、陣痛妊婦の救急車不正利用は問題だと書き込んだものです。これ以外のツイートでは、産婦人科医になった理由を聞かれ「女の人好きやし好かれるし、天職やと思う」と回答していたこともあり、それらを「恐怖」だと思った女性がツイートしたことで炎上しています。救急車の利用は問題だと警告するつもりかもしれませんが、感情のはけ口としても使われていると思われます。読んだ人がどう思うかの想像力が問われます。

この事例に限らず、病院内部などで、医療者同士で対応に困った患者さんのことを話題に話をすることはあるかもしれません。しかし、そこでの会話をそのまま公開してよいわけではありません。そこから学んだことがあれば、それを誰と共有するのか、患者に伝えたいことがあれば、改めて患者さんに向けて情報提供をするにはどうすればよいだろうかと考える必要があるでしょう。

Ⓑ　個人と専門職の境界を明確にすること

また、病院で投稿された写真での炎上もありました。手術台の患者に向かって手術中の医師とその脇でカメラ目線の医師やピースサインをする看護師が写っている写真を公開したものです。これは、担当する医師が最後の手術ということで、記念に撮影してほしいと本人が指示したものだったそうです。これも、手術を受ける側の立場から見れば、大事な手術に集中して仕事をしてもらいたいと思うでしょう。

ソーシャルメディアにおける倫理的な問題として、必ず患者のプライバシーと守秘義務の問題が挙げられます。それに関する問題を起こすことは論外ですが、必ずしも明確に違反していなくても、自分という個人あるいは病院という身内のことと、医師という専門職の境界が問題となります。ネット上の人格（特に匿名の場合）としての自分と、専門職という立場を切り分ける必要があります。個人や身内のこととして発信したつもりであっても、医療を受ける側の立場から、専門職が発信したことと受け取られます。患者としてそのような医療者と関わりたいかどうかの判断材料になります。

Ⓒ　学生が学んだことをシェアしたいとき

米国の看護大生が、トレーに入った胎盤から出たへその緒をつまみあげ、満面の笑みで撮った写真をFacebookに投稿し退学になったというニュースが話題になりました[14]。それでも学生は、写真の投稿は教員に許可を得ていた、匿名のドナーから提供された胎盤を用いた授業でのことで匿名性を侵害してはいない、復学させてほしいと裁判所に訴状を出しました。そして、「私たちは胎盤を観察したあの日は、看護師として重要な瞬間だと思ったのです。なぜなら、この驚くべき臓器は子どもに、必要なすべての栄養を9か月間も提供してきたからです」と述べました。退学処分は無効となり、学生は戻れることになりましたが、賛否両論を巻き起こしました。

日本でも、似たようなことがあり、看護学生が、講義中に教員が見せた、透明な袋に入れられたがんの臓器の標本の写真を撮り「グロ注意」（グロテスクな画像などに対して注意を喚起する言葉）とTwitterにアップしたことがマスコミに広がり、退学になったと報道されました[15]。大手全国紙の中には「看護学生、患者の臓器さらす」といったタイトルで報じたところもありました。これに対し、「匿名性がある標本のために退学になる理由がわからない」という意見もネット上ではありました。

ソーシャルメディアでは、看護や医療の学校では人間のすばらしさを学べるという宣伝の場にするこ

とも可能です。しかし、学生の笑顔を「ふざけている」と見る教員の発想はあってもおかしくないでしょう。「シェアしてみんなに知ってもらおう」という文化を理解したり共感したりできるかも関係します。「ソーシャルメディアを医療や教育にもっと生かしたほうがいいのではないか」と発言しても、重鎮の先生方に理解してもらえなかった経験があります。「対面はもちろん大事で、そのコミュニケーションをさらに生かすために、それにプラスしてソーシャルメディアの活用を考えたほうがよいのでは」とあくまで代替手段でないことを繰り返し説明したのですが、「あなたはわかってない。人との触れあいとは直接のコミュニケーションです」などと繰り返し言われました。

　また、炎上する背景には「看護や医療に関わろうとする人がそんなことをしていいのか」という、プロフェッショナリズムすなわち医療者に期待される役割に反していることが挙げられます。それらの書き込みのデータは、胎盤の写真の例のように、検索すれば発見できる形でネット上にずっと残る可能性があります。いくらアカウントに鍵をかけていたりブロックをしていても、読める人がコピーしたり引用したりしてしまうとどうにもなりません。あとで消せば何とかなると思っているとすれば大きな誤解です。

　医療者を目指して大切なことを学んだとシェアしたい気持ちにあふれているとみられるか、何の配慮もなしにアップしているとみられるのかを考えることです。みる人の立場によってどのように違ってみえるかへの配慮が求められます。学んだ喜びやその努力を表現したり、最新の教育ではどのようなことを学べているのかを紹介したりすることは、市民や患者から信頼や尊敬を得られることにつながります。そのような活用方法をぜひ身につけてほしいものです。

Ⓓ　してはいけないことを学びあう場

　炎上は、基本的には、人としてしてはいけないこと、一般常識が欠けていることなどがもとになっています。そのためTwitterは「バカ発見器」ともいわれます。看護学生が無免許の飲酒運転だったと思われる書き込みをし、ときに炎上しました[12]。過去のツイートには、ホームから人が落ちて助けられている様子を見て、電車が遅れていることに対して不満を書き込んだものもありました。このような過去の投稿や会話が分析され、学校名、顔写真、出身校、家族の名前や職場まで調べて公表されたりとひどい状況でした。他の炎上の例では、カンニング、万引き、患者・高齢者・障害者などを弱者扱いしたりおもしろがったりする暴言、患者のプライバシーの公開、電子カルテで有名人の個人情報を見たという報告などがあります。インターネット上も社会の一部で、今やコミュニケーションの多くを占めます。一般社会でしてはいけないことは、当然インターネットでも同じです。

　対面であっても、学校や職場、飲食店などで、会話から医療関係者とわかる人が、人前で言えないような話をしている状況に出くわすことがあります。その話の内容を聞いて誰かがソーシャルメディアに投稿すれば同じです。偏見や差別、虐待、ハラスメント、犠牲者非難なども、インターネットに限った話ではありません。その人の責任ではないこと、簡単には変えられない属性や特徴（性別、年齢、人種、出生地、社会階層、職業、学歴、外国人、外見、肥満、性自認、性的指向、病気や障害、宗教、いじめ・犯罪・災害などの被害者など）をもとにした言動には敏感でなければいけません。大人がいくら最近の子どもや若者がどうだこうだと言っても、子どもは社会を映す鏡です。

　ただ、炎上を恐れて使わないでいては、一般社会でしてはいけないことをどこで学ぶのかです。それを学んでいないからこそ炎上が起こるわけです。学ぶ機会がなければ炎上が起こりますし、炎上が起こるからと学ぶ機会を得るチャンスから遠ざかれば、結局学ばないままになり、インターネットでは炎上しなくても、学んでいない人たちが増えるだけです。

　他者の投稿を見ていれば、よい面でも悪い面でも大変参考になります。炎上したときなど、どのような投稿がどのように問題とされるのかがわかります。ソーシャルメディアでは、よくも悪くも、普段は会えないような多様な価値観を持つ、様々な立場にいる人々に出会えます。自分と違うから間違っていると責めて自分の考えを押しつける人、人に勝手にラベルを貼って批判する人、一人ひとりの違いを尊重して自分の思い込みに気づけたことに感謝する人など様々です。悪いニュースや他者の失敗からも

学ぶことができます。つながりから学びあうことができる場、そのようなメディアです。

14.4　医療者のためのソーシャルメディアのガイドライン

Ⓐ　医師のプロフェッショナリズムとガイドライン

ⅰ）米国医師会のソーシャルメディア利用における
　　プロフェッショナリズム

医療者はソーシャルメディアをどのように使うべきか、その道しるべになるように、世界の医師や看護師の団体が様々なガイドラインをつくっています[16]。

米国の場合、医師会の医療倫理原則の中に、ソーシャルメディア利用におけるプロフェッショナリズム（専門職意識）というものがあります[17]。それは、**表14.2**のようなもので、まず先にソーシャルメディアの長所が述べられています。

ネット上で、医師による個人の表現、専門的な存在感を持つこと、同僚意識や仲間意識を育むこと、広くみんなの健康すなわち社会全体の健康に関する

メッセージを普及させることなどが挙げられています。そのうえで、それは患者—医師関係に新しいチャレンジを生み出したとして、医師は、利用する場合に多くのことを考慮する倫理的責任を持つとしています。

倫理的な問題として、まずは患者のプライバシーと守秘義務を挙げています。プライバシーについては、いくらその設定をしても結局は限界があり、ネット上に出してしまえば永久にそこに残ると釘を刺しています。そのため、日常的に自分のインターネット上の状況を監視することや患者や同僚の間での評判のことが指摘されています。常に、自分がどのように他者からみられているのかをGoogleなどで自分の名前を検索してチェックするとよいでしょう。日本では、「エゴサーチ」と呼ばれるものです。Google以外では、Twitterの投稿を検索してくれるYahoo!JAPANのリアルタイム検索も使えます。また、Hootsuiteのようなソーシャルメディア管理ツールで、複数のキーワード（自分の名前など）を設定して検索結果の一覧表示をすることも可能です。

患者—医師関係においては、専門職としての境界

表14.2　米国医師会のソーシャルメディア利用におけるプロフェッショナリズム[17]

　インターネットは、医学生と医師がすぐにコミュニケーションをとったり情報を共有したり、何百万もの人々に簡単につながることを可能にした。ネットワークづくり（social networking）への参加や同様のインターネット上での機会は、医師による個人の表現をサポートできて、オンライン上で個人個人の医師が専門的な存在感を持つことを可能とし、職業における同僚意識や仲間意識を育み、みんなの健康（public health）に関するメッセージや他の健康に関するコミュニケーション（health communication）を広く普及させる機会を提供する。また、ソーシャルネットワーク、ブログなどのオンライン上のコミュニケーションは、患者—医師関係に新しいチャレンジを生み出した。

　医師は、オンライン上で存在を維持する場合は、多くのことを考慮する倫理的責任を持つ。

(a)　あらゆる状況において守らなければならないのは患者のプライバシーと守秘義務の基準を認識するとともに、それはオンラインを含んでいて、特定可能な患者情報を投稿することはやめなければならない。
(b)　教育目的や他の医師との情報交換のためにソーシャルメディアを利用する場合は、守秘義務、プライバシー、インフォームドコンセントに関する倫理の指針に従う。
(c)　ネットワークづくり（social networking）のためにインターネットを使うときは、個人的な情報や内容を守るために可能な限りプライバシー設定を使うべきであるが、プライバシー設定は絶対ではなく、いったんインターネット上に出れば、永久にそこにありえることを認識すべきである。したがって、医師は日常的に自分のインターネット上の状況を監視し、自分のサイト上の個人的および専門的な情報、そして可能な限り、他の人が自分について投稿したコンテンツが正確かつ適切であることを確認する必要がある。
(d)　インターネット上で患者とやりとりをするなら、いかなる事情があろうとも同じように、専門職の倫理ガイドラインに従って患者—医師関係における適切な境界を維持しなければならない。
(e)　適切な専門職としての境界を維持するには、オンライン上では個人的な内容と専門的な内容を分けることを考慮すべきである。
(f)　医師は、同僚が投稿した専門職らしくない内容を見た場合、その内容を本人に知らせ、本人が削除および／またはその他の適切な行動を取れるようにする責任がある。その行為が職業上の規範に著しく違反し、本人が事態を解決するための適切な行動をとらない場合、医師はその問題をしかるべき当局に報告しなければならない。
(g)　オンラインでの行動や投稿した内容は、患者や同僚の間での評判にネガティブに影響したり、医学的なキャリア（特に研修医や医学生）に影響を及ぼしたり、医療専門職への社会的な信頼を傷付ける可能性を認識しておかなければならない。

の維持が強調され、そのためには個人的な内容と専門的な内容を分けることを提案しています。さらに、患者との関係以外には、同僚との関係において、職業倫理上問題のある投稿に対しては、注意を促すなど、互いに監視することを勧めています。

ⅱ）英国医事審議会のソーシャルメディア利用のガイドライン

英国では、医師の登録を司るGMC（General Medical Council、医事審議会）が医師のソーシャルメディアの利用のガイドラインを作成しています[18]。基本的なところは米国と同様で、すべては紹介しませんが、触れられていない点についてのみ指摘します。

・ソーシャルメディアのベネフィット

医師がソーシャルメディアを使うことで、患者ケアにベネフィットがあるとして、次の3点を挙げています。

　a）みんなの健康（public health）や政策の議論へ
　　人々を参加させる
　b）国内外の専門職のネットワークをつくる
　c）患者の健康とサービスに関する情報へのアク
　　セスを促進する

人々を健康に関する政策に巻き込むことを挙げているのが特徴的です。イギリスは、健康の社会的決定要因の研究をリードし、それへの対策を進めてきていることが背景にあるかもしれません。

・プライバシーと守秘義務

プライバシーにおいては、写真や他のコンテンツに位置情報が埋め込まれている可能性を指摘しています。また、守秘義務の維持においては、多くの医師が、一般の人がアクセスできない専門的なソーシャルメディアサイトを利用していることで、診療についてのアドバイスをもらうのに役に立っているが、ここでも患者が特定できる情報をシェアすることに注意が必要だとしています。さらに、個々の断片的な情報では守秘義務違反でなくても、公開された情報を集めると患者や近い誰かを特定できる可能性があると指摘しています。

・同僚へのリスペクト

同僚については、リスペクトすることを強調しています。いじめやハラスメント、個人について根拠のないコメントをするべきではありません。また、オンラインでの投稿においても、著作物や口頭での

コミュニケーションと同様に、著作権と名誉棄損の法律が適用されることが示されています。

・匿名性

匿名性について触れられています。誰もがアクセスできるソーシャルメディアにおいて、医師であることを明らかにしているならば、名前も明確にするべきとしています。医師を名乗った著者が書いたものは鵜呑みにされやすく、専門家の見解として広く受け入れられる可能性があると示されています。また、たとえ匿名でアップロードしたコンテンツでも、多くの場合、その出所をたどることができると知っているべきだとしています。

・利益相反

オンライン投稿した場合においても、利益相反は開示するべきで、医療機関や製薬会社、バイオメディカル企業との金銭的・商業的利害関係を申告する必要があると示されています。

ⅲ）ウェブ上の医師の活動におけるベネフィット、
　　ピットフォール（落とし穴）および安全策

米国内科学会（ACP）と米国医事審議会連合（FSMB）は、ウェブでの医師の職業意識に関する声明を発表しています[19]。そこでは、ウェブ上の医師の活動におけるベネフィット、ピットフォール（落とし穴）および安全策という一覧表を作成しています。ベネフィットをしっかり意識しながら見られるつくりになっているので紹介します（**表14.3**）。ネット上での活動内容別に整理されているので理解しやすいです。

以下、これまで触れられていない点を中心として、活動内容別にみてみましょう。

・eメールを含めたテキストによる患者とのコミュニケーション

テキストによるコミュニケーションは、対面（face-to-face）でのやりとりにとって代わるものではなくて、両方を継続的に用いることを推奨しています。

・患者の情報を集めるためにソーシャルメディアを利用

患者の情報を集めることを目的にしたソーシャルメディアの活用が示されています。患者を見守り、緊急時には介入するベネフィットが挙げられ、ピットフォール（落とし穴）としては、患者の投稿が正確なのかどうかわからないことと、患者が医療者へ

表14.3　ネットでの医師のベネフィット、ピットフォール、安全策[19]

活動内容	起こりえるベネフィット	起こりえるピットフォール（落とし穴）	推奨される安全策
eメール、テキスト、インスタントメッセージによる患者とのコミュニケーション	・アクセシビリティの向上 ・緊急性が低い問題に対する即時の回答	・守秘義務の問題 ・face-to-faceや電話でのやりとりの代替になること ・デジタルによるやりとりの曖昧さや誤解	・デジタルによるコミュニケーションに適した話題についてのガイドラインの作成 ・デジタルによるコミュニケーションはface-to-faceでフォローアップを続けられる患者だけにしておく
患者の情報を集めるためにソーシャルメディアを利用	・リスクがある、または不健康な行動をしている患者の観察やカウンセリング ・緊急の場合に介入する	・情報源の感度の高さ（本当に問題なのか） ・医療者—患者関係における信頼を脅かす	・探す目的や見つけたものの使い方をよく考える ・現在行っているケアへの影響をよく考える
ネット上の教材や関連した情報を患者と一緒に利用	・自己学習を通して患者のエンパワーメントを促進する ・情報が不足している場合に補足する	・ピアレビューされていない情報によって不正確な情報が提供される ・治療と結果を誤って伝える偽物の患者サイトの存在	・コンテンツの正確性を確保するため情報を厳しく吟味する ・信頼できるサイトや情報源だけを患者に提供する
医師によるブログやマイクロブログの開設と他者によるブログなどへの医師のコメント投稿	・アドボカシー（患者の権利擁護や政策提言）とパブリックヘルス（社会の健康）の向上 ・上記活動における医師の「声」を紹介する	・感情のはけ口や暴言を含むネガティブなコンテンツで、患者や同僚の名誉を傷つける	・投稿する前に一呼吸置く ・医師について投稿するような内容は、個人としてのものか医師という専門職を代表してのものかよく考える
一般のソーシャルメディアに医師が自分の個人的な情報を投稿	・ネットワークづくりとコミュニケーション	・専門職と個人の境界が曖昧になる ・個人のことや専門職であることを公開することの影響	・ネットで社会的な活動をするときは、ネット上の人格と個人と専門職者を区別する ・公開可能なものか精査する
患者のケアについて同僚とコミュニケーションを取る手段にネットを利用	・同僚とのコミュニケーションが容易になる	・守秘義務の問題 ・セキュリティの低いネットワークで保護された健康情報にアクセスされる	・メッセージ送信や情報共有の安全性を確保できる健康情報技術を活用する ・保護された健康情報へのリモートアクセスやモバイル端末によるアクセスに関する各施設の方針に従う

の信頼を失う可能性が指摘されています。推奨される安全策としては、見つけた患者の情報の利用方法とその影響をよく考えることとされています。

　確かに、患者の日々の状況を知るには、ソーシャルメディアはとても貴重です。しかし、それを行わないと効果的なケアに結びつかない場合のみに限定して、患者の同意を取っておくべきでしょう。

・**ネット上の教材や関連した情報を患者と一緒に利用**

　患者が学習できるためにネットの情報をシェアするというのは、ソーシャルメディアでの活用方法としてはよい方法だと思います。ただし、情報の信頼性には注意が必要で、しっかりと吟味したものをシェアする必要性が挙げられています。

　しかし、ソーシャルメディアでは、たくさんの情報がやりとりされ、リンクなどからどんな情報にでも接触可能です。すべて吟味したものを提供しても、患者はいつでも検索して別の情報を手に入れることができます。そのため、患者にヘルスリテラシーが求められるところで、医療者はその向上のための支援を行うことも重要です。そこでは、継続的にやりとりできるソーシャルメディアの活用に期待がされます。

・ブログやマイクロブログへの投稿

　ブログやマイクロブログ（Twitterなど）への投稿ですが、ソーシャルメディア全体への投稿と捉えてよいでしょう。ベネフィットとして、アドボカシー（患者の権利擁護や政策提言）とみんなの健康（public health）の向上、医師の「声」を紹介することが挙げられています。投稿では、感情的なもの、ネガティブな発言も可能なので、投稿する前に一呼吸置くという実践的な方法が紹介されています。さらに言えば、翌日まで寝かせておくという方法もあります。

　安定的に投稿するには一定の訓練が必要になります。文字が中心の情報なので、どのように受け取られるかわかりません。知らない誰かを傷つけるかもしれないし、変人だと思われるかもしれません。筆者は主にTwitterとFacebookを活用していますが、最初の頃はとても気を使いました。特にTwitterは文字数が短く苦労するので、議論するには向かないという意見もあります。しかし、海外での研究者の利用例を見ると、チャットの時間を設けている場合もあり、利用者次第です。どう投稿したらよいのかわからない場合は、他者の投稿はよい面でも悪い面でも大変参考になります。

・患者のケアについて同僚とコミュニケーションを取る手段にネットを利用

　同僚と患者のことでコミュニケーションをとるというものでは、守秘義務の問題とセキュリティの問題となっています。ソーシャルメディアや情報システムのセキュリティの問題もありますが、端末の管理、すなわちID・パスワードの管理やアクセス権の管理などが重要となってきます。

B　看護職・看護学生のガイドライン

　ソーシャルメディアの普及に伴い、世界の看護職の団体は、その利用に関するガイドラインを作成しています。国際看護師協会（ICN）はソーシャルメディアについての所信声明[20]を出しています。そこでは、以下のように信頼できる情報の共有と看護のアピールについて述べています。

　　ICNは、健康増進や疾病予防のため、及び、保健医療プログラムやサービスの促進のためにソーシャルメディアを活用する恩恵を認識する。ソーシャルメディアは適切に利用すれば、

表14.4　資格停止の警告

機密性の高い情報を不適切にシェアする
患者やケアを受ける人々の写真を同意なしに投稿する
患者について不適切なコメントを投稿する
人々をいじめたり脅したり不当に利用する
患者やサービスの利用者と関係を築いたり追い求めたりする
個人情報を盗んだり誰かになりすましたりする
暴力や自傷を促す
憎悪や差別をあおる

　　時宜を得た信頼できる保健医療情報へのアクセスを増加することができ、また、この情報をより幅広い人々と共有するためのツールを、保健医療の提供者及び消費者に対して提供することもできる。さらには、看護の貢献を一般市民に知らせ、世界的に看護のイメージを強化するための仕組みとしても活用することができる。

　そのうえで、利用に伴うリスクについても認識と理解が必要であるとし、看護師に必要な行動のリストを挙げています。

　英国のNMC（Nursing and Midwifery Council、看護・助産審議会）では、看護師と助産師の行動規範（code）で"いつ何時でも自分の（が選んだ）職業に対する市民の信頼を守ること"をインターネットの利用に応用したものがあります。ガイドラインでは、責任を持って適切に用いれば、看護師・助産師・看護学生にとって有益であるとしています[21]。しかし、**表14.4**に挙げることをすれば、資格停止、学生なら資格が取れなくなると警告しています。

　同じように、米国では、NCSBN（看護連盟全国協議会）がガイドラインを出しています[22]。ソーシャルメディアの長所として、専門家同士のつながりを育むこと、患者や家族とのタイムリーなコミュニケーションを促進すること、保健医療の消費者や専門家に教育や情報提供をすることが挙げられています。さらに、その利用によって、看護師が自分たちの感情を表現したり反省したりできること、友人・同僚・仲間やネット上の誰かからのサポートを探すことができるとしています。日々記録をすること

表14.5　　ソーシャルメディアの迷信と誤解

投稿ややりとりは、プライベートなもので、対象とする受信者しかアクセスできない	→一度投稿されたものは他人に広めることができることをわかっていない可能性がある
サイトから消したコンテンツはもうアクセスできない	→投稿された瞬間からサーバーに残っていて、常に裁判で発見される可能性がある
対象とする受信者にしかアクセスできないやりとりであれば、患者の個人情報を明らかにしても罪はない	→これは、やはり守秘義務違反である

（journaling）や反省的実践（reflective practice）は、看護の実践には効果的なので、ネットでそれができる点にも触れられています。

しかし、そのような長所があっても、注意しないと問題が生じると指摘されています。そこで示され

ている迷信と誤解のいくつかを紹介します（**表14.5**）。投稿ややりとりは、コピーされれば誰にでも広がり、消してもサーバーに残ることを理解し、いかなる場合も個人情報をやりとりしないことが大切です。

▶ コラム ─────────────────────────────────── COLUMN

ソーシャルメディアによるアドボカシー

インターネットは、すでに第5章（p.57）で巨大な平等化するツールとも呼ばれると述べましたが、これまで沈黙していた人々をエンパワー（力を与える）できます。これまで、対面でコミュニケーションをとる場合は、見た目などで性別や年齢を判断されて、話を聞いてもらえなかったり、偏った見方で発言されたりすることがありました。しかし、インターネットでは、お互いの属性や特徴を意識しないで対等に発言したり議論したりできる場がありますし、それを乗り越えるための練習にもなるという見方もあります。

米国内科学会と米国医事審議会連合のガイドラインでは、ソーシャルメディアへの投稿のベネフィットとして、アドボカシー（患者の権利擁護や政策提言）と、医師の「声」を紹介できることが挙げられていました。アドボカシーは早くからヘルスプロモーション活動において重要だと叫ばれ、第11章（p.152）で紹介した批判的ヘルスリテラシーを教育する内容でも大きな柱です。患者や市民だけでなく、声を上げられない同僚や仲間もいるでしょう。アドボカシーは看護職でも重要な職務で、米国看護師協会の看護の定義の中にはアドボカシーが出てきます。

ソーシャルメディア上で、医療職は沈黙しないで、アドボケイト（アドボカシーを行う人）として発言しているでしょうか。10年以上前になりますが、

ある大学病院での院内感染事件について、新聞報道とTwitter上のツイートを比較した研究[23]がありました。Twitterでは、新聞やテレビのニュースを含んでいるうえに、さらに多くの内容が含まれていました。それらは、マスコミや警察の捜査への批判もありましたが、何よりも患者や近隣の住民の声、そして多くの医療者の声でした。患者や市民が専門家の解説を求めている場面も多く、Twitter上ではたくさんの医師が発言していました。ところが、感染管理に大きく関わっている看護師らしき人の発言はごくわずかでした。

患者や市民のニーズを把握する場は病院だけではなく、患者や市民は様々なチャンネルで情報を求めています。メディアでは、発言をしないと、存在しないことと同然になります。メディアにおける議題設定効果がありますから、人々は多く話題に上ったことほど重要なことと捉える傾向があります。患者のために多くの発言をすると、患者中心の視点があることをメディアにアピールすることになります。沈黙していると、現在の医療は今のままでよいと思っていると捉えられるかもしれません。まさに本のタイトルにもある『沈黙から発言へ』（ブレッシュ＆ゴードン、2002）[24]です。その本では「健康と医療に関する報道ではナース以外のどの職種もナースより多く扱われていた。（中略）ナースはリストの最下位で、（中略）健康・医療に関する重要な報道に、

看護の影すらも映らないようなら、誰が看護に資金を提供すると言うのだろう。また、誰が看護の価値を認め理解すると言うのだろう」とされています。

その本の著者のゴードン氏が来日して、看護系の学会で講演があり、「もっと発言しなきゃダメです。深夜も何事もなく無事だった、それが当たり前になってるかもしれないけど、そのための努力をしてるんじゃないですか。何もなかったから何も言わない

のではなく、その一晩の夜を守ったことを言わなければ。一所懸命に頑張っていることには、こんなこともある、こんなこともしているでしょう」という内容で、感動して涙が出てしまいました。恥ずかしくて周りを見ると、日常の業務と旅の疲れに加えて、英語で逐次翻訳だったこともあるのでしょうか、お休みの方もちらほらと。

文献

1) Facebook saves girl's life after family friend spots eye cancer on mother's photo. Daily Mail Online. Published October 14, 2010. Accessed May 21, 2022. https://www.dailymail.co.uk/health/article-1320423/Facebook-saves-girls-life-family-friend-spots-eye-cancer-mothers-photo.html

2) 中山和弘. 発災直後のネットを介した情報ボランティア. インターナショナルナーシングレビュー. 2011；34(5)：18-19.

3) 総務省. 令和2年通信利用動向調査報告書. 2020. Accessed May 20, 2022. https://www.soumu.go.jp/johotsusintokei/statistics/pdf/HR202000_001.pdf

4) 中山和弘. ソーシャルメディアと研究 ソーシャルメディアがつなぐ／変える研究と健康：Twitterを例に考える. 看護研究. 2011；44(1)：86-93.

5) Chen J, Wang Y. Social media use for health purposes: systematic review. J Med Internet Res. 2021;23(5):e17917.

6) Ridout B, Campbell A. The use of social networking sites in mental health interventions for young people: systematic review. J Med Internet Res. 2018;20(12):e12244.

7) Wangberg SC, Andreassen HK, Prokosch HU, Santana SMV, Sørensen T, Chronaki CE. Relations between Internet use, socio-economic status (SES), social support and subjective health. Health Promot Int. 2008;23(1):70-77.

8) 総務省. 平成23年版情報通信白書. Published online 2011. https://www.soumu.go.jp/johotsusintokei/whitepaper/ja/h23/

9) Setoyama Y, Nakayama K, Yamazaki Y. Peer support from online community on the internet among patients with breast cancer in Japan. In: Studies in Health Technology and Informatics. Vol 146. 2009.

10) Setoyama Y, Yamazaki Y, Namayama K. Benefits of peer support in online Japanese breast cancer communities: differences between lurkers and posters. J Med Internet Res. 2011;13(4):e122-e122.

11) ニコラス・A・クリスタキス，ジェイムズ・H・ファウラー. 著. 鬼澤忍. 訳. つながり：社会的ネットワークの驚くべき力. 講談社；2010.

12) 中山和弘. 基礎教育で教えなければならない情報リテラシー. 看護教育. 2013；54(7)：550-559.

13) Office of the U.S. Surgeon General. A Community Toolkit for Addressing Health Misinformation. 2021. Accessed May 21, 2022. https://www.hhs.gov/sites/default/files/health-misinformation-toolkit-english.pdf

14) 福元ゆみ. @wnursing せかいのつぶやき #04「看護学生による胎盤写真投稿事件」. 日本看護協会出版会. Published October 17, 2011. Accessed May 21, 2022. http://jnapcdc.com/archives/2829

15) 中山和弘. ソーシャルメディア時代の情報リテラシー. 週刊医学界新聞. Published October 20, 2014. https://www.igaku-shoin.co.jp/paper/archive/y2014/PA03097_03

16) 中山和弘. 精神科医が注意すべきソーシャルメディアリテラシー. 臨床精神医学. 2016；45(10)：1259-1267.

17) American Medical Association. Professionalism in the Use of Social Media. Accessed May 22, 2022. https://www.ama-assn.org/delivering-care/ethics/professionalism-use-social-media

18) General Medical Council. Doctors' use of social

media - ethical guidance. Accessed May 22, 2022. https://www.gmc-uk.org/ethical-guidance/ethical-guidance-for-doctors/doctors-use-of-social-media/doctors-use-of-social-media

19) Farnan JM, Snyder Sulmasy L, Worster BK, et al. Online medical professionalism: patient and public relationships: policy statement from the American College of Physicians and the Federation of State Medical Boards. Ann Intern Med. 2013;158(8):620-627.

20) ICN所信声明. 看護師とソーシャルメディア. 2015. Accessed May 22, 2022. https://www.nurse.or.jp/nursing/international/icn/document/policy/pdf/shakai-10-1.pdf

21) Nursing and Midwifery Council. Guidance on using social media responsibly.

22) National Council of State Boards of Nursing. A Nurse's Guide to the Use of Social Media. 2018. Accessed May 22, 2022. https://www.ncsbn.org/public-files/NCSBN_SocialMedia.pdf

23) 佐藤繭子, 中山和弘. 市民が医療関連報道に対する専門職の反応や意見を知るための新たなメディアの可能性. 第70回日本公衆衛生学会総会抄録集. Published online 2011：150.

24) バーニス・ブレッシュ, スザンヌ・ゴードン. 著. 早野真佐子. 訳. 沈黙から発言へ：ナースが知っていること、公衆に伝えるべきこと. 日本看護協会出版会；2002.

新型コロナウイルスで問われたヘルスリテラシー

15.1 COVID-19によるインフォデミック

Ⓐ ヘルスリテラシーが必要との世界的な指摘

2020年2月、WHO（世界保健機関）の事務局長テドロス（Tedros）は、COVID-19（新型コロナウイルス感染症）について次のように述べています[1]。

私たちは単なる伝染病と戦っているのではなく、インフォデミックと戦っているのです。フェイクニュースは、このウイルスよりも速く、簡単に拡散し、同じくらい危険です。そのため、Facebook、Google、Pinterest、Tencent、Twitter、TikTok、YouTubeなどの検索・メディア企業とも連携し、噂や誤報の拡散に対抗しています。私たちは、すべての政府、企業、報道機関に対し、ヒステリーの炎をあおることなく、適切なレベルの警鐘を鳴らすために、私たちと協力するよう呼びかけています。

インフォデミックとは、WHOによればインフォメーションとエピデミック（epidemic、流行病）の混成語で、虚偽や誤解を招くような情報を含めた情報が氾濫することです[2]。こうした状況では、人々が事実とフィクションを区別できず、COVID-19への恐怖や不安を高めたり、信頼できない情報によって健康に望ましくない行動がもたらされたりする可能性があります。

同年の7月、マッケルヒニー（McElhinney）（@evmcelhinney）は、BMJのEvidence-Based Nursingというブログで、このインフォデミックは「ヘルスリテラシーの問題の津波を引き起こしている」と指摘しました[3]。彼女は、看護師で大学教員であり、英国のヘルスリテラシーUK（@LiteracyHealth）という組織の会長で、「専門家としても個人としても、看護師やその他の医療従事者は、信頼できる情報を地域でもオンライン空間／ソーシャルメディアでもシェアすることを目指すべきである」としています。そして、ヘルスリテラシーは介入によって変えることのできる健康の社会的決定要因であると指摘しながら、正しい情報に基づく意思決定のために、英国政府は、毎日のブリーフィング（簡単な報告）、アップデートされた情報、ソーシャルメディアとメディアキャンペーンを通じて、誤報を緩和しようとしてきたと指摘しています。国際レベルではWHOがレポートを出し国際会議も行っています。また、ソーシャルメディア関連の企業も、誤報をブロックしたり、削除したりしますが、ソーシャルメディアの投稿は、削除されたり論破されたりする前に急速に拡散されてしまうため、その難しさがあります。

そこで、看護師を含む医療従事者、研究者、学者は、このインフォデミックに対して、情報発信すべきとしているわけです。そして、公的機関からのメッセージでさえ混乱を引き起こしている場合には、医療従事者はそれらの意味を理解するのを助けることで、人々のヘルスリテラシーを向上させたり、信頼できる情報に案内したりできるとしています。これには、個人的なソーシャルメディアで拡散された誤った情報について指摘したり、拡散する前に情報の出所を探したり確認したりするように人々に注意を促したり、支援したりすることです。それ以外にももちろん、研究をしたり、論文を書いたり、ヘルスリテラシーの考え方について医療機関に助言した

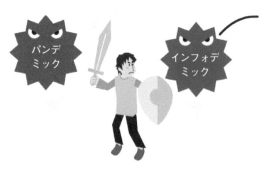

サイト「健康を決める力」より

りすることも、これまで以上に重要になっていると述べています。

他にも、ヘルスリテラシーの研究者らは、ヘルスリテラシーを高めることは、COVID-19の曲線（感染者数）を平坦にすることができること[4]、非感染性疾患と同様に、感染性疾患の予防にも重要であること[5]を指摘しています。また、最も弱い立場にある人々は、ヘルスリテラシーが低く、多くのリスクに直面しているため、ヘルスリテラシーに関する知見は、わかりやすい健康情報の普及を促進し、健康格差の是正に貢献できるとしています[6]。

このように、ヘルスリテラシーの研究者らがインフォデミックにおいて果たすべき役割を訴えると同時に、医療系の学生たちも立ち上がりました。わかりやすい情報提供をする活動として、すでに同年3月には、ハーバード大学のメディカルスクールの1年生の医学生たちが始めたCOVID-19 Health Literacy Projectが立ち上がりました。新型コロナウイルスに関する情報（ファクトシート）を世界中の人々にわかりやすく提供するプロジェクトです。すぐに35言語以上のバージョンができ、日本語版もできました。内容は、新型コロナウイルスの予防、知るべき情報、感染したかもしれないときの対処法の他に、妊娠関連、3〜6歳向け、6〜12歳向け、13〜18歳向けと対象に合ったものもできています。教員たちが監修していて、信頼できてわかりやすいものになっています。何よりもそのスピードと実行力に驚かされました。現在は、ワクチンの情報を含めてThe Community Health Literacy Projectという名前になっています[7]。

Ⓑ 日本でもヘルスリテラシーが注目された

日本でも「マスクが品薄になり、同じ原料のトイレットペーパーも品薄になる」「納豆がコロナウイルスに効く」「新型コロナウイルスはとても熱に弱いのでお湯を飲めば治る」などの科学的根拠のない情報が流れました。ニュースや記事では、「オーバーシュート」「クラスター」「ロックダウン」「三密」「飛沫」「抗原・抗体」「集団免疫」「ソーシャルディスタンス」などの聞き慣れない言葉が次々と登場しました。「不要不急」もよく使われましたが、何がそれに当てはまるのかについて一人ひとりの判断が求められました。また、毎日のように新型コロナウイルスへの新規感染者数と死者数が報告され、飲食店等への休業要請による倒産や自殺の増加の指摘、健康と経済のどちらを優先するのかという二者択一の考え方、東京オリンピック・パラリンピック開催への賛否、ワクチン開発や接種の遅れの原因、政府や行政の対応の不十分さなどについての情報が提供されました。

こうした多様なニュースやデマなどが流れたことで、Twitter上では、「ヘルスリテラシーが大事（問われる）」「ヘルスリテラシーが低い」「子どもの頃からヘルスリテラシーの向上を」などというツイートが目立つようになりました。日本では、ヘルスリテラシーは、医療リテラシーとも健康リテラシーとも訳して呼ばれ、その定義が明確でないまま用いられている場合も多くあります。健康や医療の知識と同義に使われたり、メディアリテラシー、情報リテラシーと同じ意味で用いられていたりする場合もあります。

そこで、実際に様々な人がその言葉を用いて、何を語っているのかを調べてみることにしました。Twitterのツイートを検索して集めて一覧させられるTogetter（**図15.1**）[1]というサイトを利用して、2021年の2月末から7月まで、「ヘルスリテラシー」「医療リテラシー」「健康リテラシー」というキーワードで検索して、そのうちCOVID-19に関連したツイートを集めて公開しました。「新型コロナウイルスへの対応で注目されるヘルスリテラシー（医療リテラシー、健康リテラシーを含む）」というタイトルで、2022年10月現在で、アクセス数は15000ほどです。よろしかったら、ぜひご覧ください。

また、これらのツイートを集めて公開することで伝えたいこともありました。そこでは、次のように紹介しています。

　　国際的にヘルスリテラシーが注目される理由は、様々な属性に寄らずそれが低い人が多いため、みんなでそれに気づき、支援や向上のための方法を考えましょうということです。誰もが情報を得て適切な意思決定ができるための支援を考えましょう。ヘルスリテラシーの詳しい情報はこちら→http://www.healthliteracy.jp/

1　https://togetter.com/li/1473449

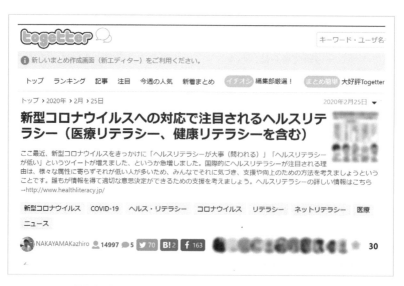

図15.1　ヘルスリテラシーのツイートを集めた Togetter

なぜなら、そこでは、フェイクニュースを信じて拡散してしまうような、ヘルスリテラシーが低い人々を嘆くようなツイートが多く、それは、その人を非難しているようにみえました。しかしそれは、必ずしも本人の責任ではなく、誰もが持つべき力であるはずなのに、それを身につけにくい環境にあるためであり、犠牲者非難にもなります[8]。国際的には、いかに多くの人がヘルスリテラシーを身につけていないかを明らかにし、伝わっているはずの情報が実は伝わっていないことに気づくことが貴重なわけです。伝える側にこそ求められる、対象に合わせたコミュニケーションのあり方が今問われています。

繰り返しになりますが、国際的に強調されていることは、いかに多くの人がヘルスリテラシーを習得していないか[9-11]を認識したうえで、情報は理解しやすい方法で、透明性を持って説明し、非難することは避け、ハイリスクの人々と連帯を示しながら、情報に基づいて行動できるように支援することです[12]。

ⓒ ワイドショーは見ないほうがいい?

COVID-19をきっかけとして、新聞や雑誌などのメディアもヘルスリテラシーに注目するようになり、いくつもの取材を受けました[13]。中でも、その情報について広く混乱を招く要因になったと思われるワイドショーや情報番組について取材を受けたこ

とがありました[14]。それらとどう付き合えばよいのかについてです。すでに行われていた医師らへの取材でも、問題だという人が多く、「見ないほうがいい」と言う人もいたそうです。筆者もそれに賛同して意見を述べました。

なぜなら、第2章でも述べたように、情報とは意思決定のためにあるからです。すなわち2つ以上の選択肢を知り、そこから1つを選ぶために必要なものです。逆に言えば、問題解決のための選択肢を提示して、それぞれの長所と短所を紹介するという情報でなければ、意思決定につながりません。リスクを伝えて恐怖をあおるだけであれば、ワイドショーは見なくてもよいことになります。

私たちの健康や命を守るためにメディアに求められるのは、リスクを減らすための意思決定に使えるメッセージを流すことです。例えば、COVID-19の感染予防に必要なのは、エビデンスに基づく予防行動です。それら以外に、科学的根拠を伴って選択できる選択肢がない場合は、それがないことを示し、もしフェイクニュースと思われるものが登場したらそれを否定して修正することです。

厚生労働省（**図15.2**）が比較的早い段階で、こまめに手洗いをすることが効果的など、日常で実践できる情報をTwitterで発信しました。他方、メディアでは増え続ける感染者、死亡者の数字が中心の報道がされてきました。NHKであっても、ウイルス

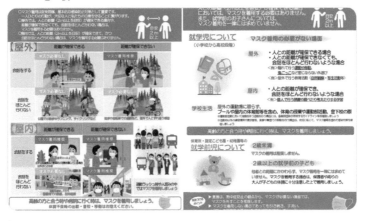

図15.2　厚生労働省のTwitter（@MHLWitter）

の写真とともにおどろおどろしいBGMでリスクだけ伝えている場合は同じです。しかし、リスク情報は対処できるならリスクを減らせますが、対処できないなら単なるストレスになるため、それを考えないようになってしまいます。第5章（p.65）で紹介した拡張平行プロセスモデルが示すように、リスクを伝えるだけではダメで、それを減らすための、わかりやすくすぐに行動に移せる方法の説明がセットでなければなりません。

　特にワイドショーは、そもそもエンターテインメント性の高いもので、世間で起きている様々な問題をおもしろおかしく取り上げてきたものです。視聴者はそれを他人事として楽しみながら、話題にしてきたわけです。そうではなくなって、ストレスだけを感じるようであれば、見ないほうがよいと伝えました。

　そして、ワイドショーや情報番組で流される情報は「2次情報」であるという点も注意が必要です。これは、オリジナルのデータ（1次情報）を使用した情報であり、都合よく編集されている可能性があることも注意する点です。

15.2　ヘルスリテラシーとCOVID-19関連の行動や心理との関連をみた研究

Ⓐ 世界での研究の動向

　では、ヘルスリテラシーは実際のところ、COVID-19に適切に対応できる力を持つのでしょうか。世界中で、多様な対象者に調査をして、様々な方法で測定されたヘルスリテラシーは、COVID-19に関する行動や心理などと関連していたと報告されています。

まず、オーストラリアでは、機能的ヘルスリテラシーを1つの質問で測定するツール（SILS）が用いられ、それが低い人のほうが、COVID-19の症状や感染予防行動、政府からの情報を理解するのが難しいなど、知識や態度と行動で差があったと報告されています[15]。やはり機能的ヘルスリテラシーが低い人々に対しては、できる限りわかりやすい情報を届ける大切さがわかります。

次に、COVID-19に関連したヘルスリテラシーを測定して、COVID-19の情報に関する行動との関係を明らかにした研究があります。例えば、ドイツでは、COVID-19に関連した包括的なヘルスリテラシーの尺度（HLS-COVID-Q22）が開発されています。この尺度は、新型コロナウイルスの感染リスクや感染予防行動に関する情報を入手、理解、評価、活用する力を測定する内容になっています。それが低い人では、新型コロナウイルスに関連した情報において混乱が多いと報告されています[16]。対象者の5割弱の人が、COVID-19に関するメディア情報を信頼できるかどうか判断するのが難しいと回答しました。このため、ターゲットを絞った広報キャンペーンと住民のヘルスリテラシーの向上によって、よりよい情報にアクセスし、偽の情報を判別して、信頼性の高い情報に基づく意思決定ができるようにする必要があるとしています。

同様に、ポルトガルでは、COVID-19に関連したオンラインの健康情報に着目したデジタルヘルスリテラシーを測定した研究があります。入手した情報の信頼性を評価したり自分に適切であるかを判断したりできるような、ヘルスリテラシーが高い大学生ほど、サーチエンジン（Googleなど）やソーシャルメディアを利用するよりは、信頼できる公的サイトを利用していたとしています[17]。

COVID-19に伴うインフォデミックにおいては、特に最新の信頼できる情報が求められます。誰もがここさえ行けばとアクセスできる、公的サイトが必要なことがわかります。そうでないと、自分でメディアの情報を活用できるヘルスリテラシーが問われてしまうことになります。特に未知の新しい病気の場合、情報を活用できる個人の力によって健康に差ができることは望ましくありません。

また、COVID-19に関連したヘルスリテラシーと感染予防行動や不安の関連を示した研究もありま

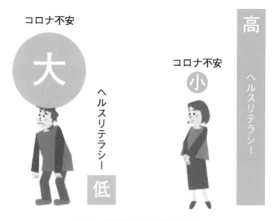

コロナ不安　大　ヘルスリテラシー　低

コロナ不安　小

高　ヘルスリテラシー

サイト「健康を決める力」より

す。ノルウェーでは、その時期のパンデミック（世界的大流行）の状況を踏まえて回答してもらったヘルスリテラシーが高い子どもほど、手洗いの知識があり行動もできていて、友人との付き合いを減らす傾向があり、健康関連QOLも高かったと報告されています[18]。香港では、COVID-19に関する知識を中心としたヘルスリテラシーが高いほど、さらに家族とその情報を共有しているほど、COVID-19の予防行動をとっていました[19]。また、中国、フィリピン、シンガポールの3か国の研究では、COVID-19に関連したデジタルヘルスリテラシーが高いほどCOVID-19に対する不安が低く、さらにそれは、首尾一貫感覚SOC（第13章p.175）を経由（媒介）してCOVID-19の不安を低めていたと報告されています[20]。また、マカオでは、COVID-19に限らず感染症に特化したヘルスリテラシーであっても、COVID-19の予防行動と関連していました[21]。

これらの国々の研究では、COVID-19または感染症に対応したヘルスリテラシーを身につけた人々がいて、予防行動などの適切な対応ができたことを示しています。これに対して、COVID-19や感染症には特化したものではなく、欧州で開発された包括的なヘルスリテラシーを測定して、COVID-19に関連した行動やメンタルヘルス、QOLとの関連についてみた研究があります。インドでは、ヘルスリテラシー（HLS-EU-Q47）が高い慢性疾患患者ほど、COVID-19の予防行動をとっていて[22]、ベトナムでは、短縮版の尺度（HLS-SF12）によるヘルスリテラシーが高いほど、COVID-19の症状が疑

われている外来患者であっても、抑うつ度は低く健康関連QOLは高くなっていて[23]、医学部生ではCOVID-19への恐怖感は低くなっていました[24]。また、同じくベトナムで医療者を対象とした研究では、ヘルスリテラシー（HLS-SF12）が高い人のほうが、より適切な感染予防管理を実施したり、より健康なライフスタイルがとれていて[25]、メンタルヘルスやQOLがより良好であることが報告されています[26]。

COVID-19についてのヘルスリテラシー、あるいは感染症に特化したヘルスリテラシーをすぐに身につけられるのは、包括的なヘルスリテラシーが土台としてあったことも予想されます。パンデミックにおいては、政府や市民がすぐに行動を起こさなければなりません。急にヘルスリテラシーの向上に時間をかけることは難しいので、緊急の対応と封じ込めが求められる事態に個人や社会が備えるために、ヘルスリテラシーを育成しておくことが重要です[5,27]。

❸ 日本人のCOVID-19の予防行動とヘルスリテラシー

日本においても、ヘルスリテラシーはCOVID-19への対応に必要でしょう。しかし、すでに日本人のヘルスリテラシーは、健康情報を入手、理解まではできても、情報を評価し意思決定するのが難しい[9]と指摘しました（第10章）。また、先述したように、ネット上では、COVID-19のパンデミックにより、日本人のヘルスリテラシーの低さを指摘する人々がいました。中には、ヘルスリテラシー以前の問題であって、インターネットリテラシー、情報リテラシーが不足しているという声もありました。

特にCOVID-19のような新しい病気で、インフォデミックに対して適切に対処できるには、従来の日常的な健康に関する情報を活用できるヘルスリテラシーだけで十分でしょうか。政治や社会的経済的な側面を含めて、次々と登場し頻繁に変化する不確実な情報が多く流れる中では、そもそも健康情報に限らず、幅広い情報の信頼性を適切に評価して意思決定できるスキルが問われると推測されます。

そこで筆者らは、COVID-19の予防行動（マスク、手洗い、換気など8項目）の実施頻度と包括的なヘルスリテラシー（HLS-EU-Q47）が関連している

のか、健康情報に限らない情報の評価のスキル（「か・ち・も・な・い」の5項目）と意思決定のスキル（胸に「お・ち・た・か」の選択肢、長所、短所、価値観の4項目）が関連しているのかについて分析しました[28]。第10章（p.134）で紹介した、2021年1月に全国20～69歳の男女3914人を対象として行ったインターネットの調査でCOVID-19の予防行動を測定しました。予防行動の内容については、WHO[29]と厚生労働省[30]のサイトを参考としました。調査時期は、47都道府県のうち首都圏を含む11都道府県で2回目の緊急事態宣言が出ていた時期でした。

予防行動をどの程度実施しているかについては、「あなたは、次のようなことをしていますか。それぞれ「いつもしている」から「まったくしていない」までで、最もあてはまるものを選択してください。（それぞれ1つずつ）」に対して、**表15.1**の通りでした。平均値とは「いつもしている＝5」～「まったくしていない＝1」で計算したものです。

「いつもしている」と回答した割合が最も高かった項目は「咳エチケット（咳・くしゃみをするときは、マスクやティッシュ・ハンカチ、袖を使って、口や鼻をおさえる）」、次いで「人と接するときはマスクをする」、「手洗い」でした。最も実施頻度が低かったのは、「体温を測る」でした。予防行動の合計得点の平均値は30.1点（標準偏差6.4）でした。

予防行動を得点化したものとヘルスリテラシー、情報の評価のスキル、意思決定のスキルはいずれとも関連がみられました（相関係数はそれぞれ0.23、0.24、0.30。いずれも有意確率は0.001未満）。3つのうち最も強く関連していたのは意思決定のスキルで、次が情報の評価のスキルで、ヘルスリテラシーが最も弱い関連でした。

この研究で用いた包括的ヘルスリテラシーの尺度の内容は、誰もが経験するような日常的な健康情報に着目しています。このため、身近な感染症を含めて一般的な病気の予防に対応できる力はカバーしていますが、新型のウイルスやインフォデミックへの対応を評価するには不十分な可能性があります。エビデンスがまだ確立していなかったり、すぐにわかりやすく伝えられない状況では、必ずしも健康情報に限らず情報評価や意思決定プロセスのスキルが重要になる可能性があります。

表15.1　COVID-19予防行動（%）[28]

	いつもしている	よくしている	ときどきしている	たまにしている	まったくしていない	平均値（標準偏差）
咳・くしゃみをするときは、マスクやティッシュ・ハンカチ、袖を使って、口や鼻をおさえる	61.5	22.7	9.4	4.0	2.3	4.4 (1.0)
人と人との間が2m（メートル）未満になりそうな時はマスクをする	57.1	25.3	10.7	4.1	2.8	4.3 (1.0)
外出先からの帰宅後、食事前などにせっけん・アルコール消毒液で手を洗う	51.9	23.8	12.5	6.8	5.0	4.1 (1.2)
人と人との間は、できる限り2m（メートル）空ける	21.6	37.8	25.2	11.2	4.2	3.6 (1.1)
体調が悪いときは休む	31.1	27.1	20.6	12.7	8.6	3.6 (1.3)
部屋の換気をする	26.5	28.9	25.2	12.9	6.4	3.6 (1.2)
ドアノブや手すり、机、スイッチなどに触れた後、目や口や鼻を触らない	26.4	28.4	21.9	12.6	10.6	3.5 (1.3)
体温を測る	21.8	18.3	23.8	20.4	15.7	3.1 (1.4)

　意思決定のスキルは、予防行動と最も強い関連性を示しました。この結果は、COVID-19の予防行動への取り組みが、合理的な意思決定スキルと関連していることを示しています。目的があって明確な理由がある意思決定を行うためには、選択肢を用意して、それらの選択肢の長所と短所を比較し、自分の価値観に最も合った選択肢を選ぶというプロセスを経る必要があります。COVID-19の予防行動を実施するためには、まず、選択肢が何であるか、どの行動がリスクを下げるか上げるかを知る必要があります。そして、感染予防行動と仕事、家族や友人とのつながり、ストレス、メンタルヘルスとのバランスとトレードオフ（あちらを立てればこちらが立たずの関係）を評価できることが求められます。さらに、一人ひとりの価値観に合った意思決定を行うためには、日頃から自分の価値観を明確にする意思決定に慣れている必要があり、咄嗟に個人の価値観を明確にすることは難しいでしょう。

　この研究で明らかになった、予防行動と情報評価や意思決定スキルとの関連は、これらのスキルの欠如が感染リスクの上昇につながることを示している可能性があります。このような差は、新たな健康問題の発生に個人差をもたらし、感染症については周囲の人に感染させるため、より拡大する可能性があります。重要な意思決定を行う際には、各選択肢の

長所と短所を判断し、どの長所と短所が重要かを明らかにするために、意思決定の根拠となる情報が十分に信頼できるものであることが必要です。しかし、第10章で紹介したように、そのような情報の評価と意思決定のスキルでは、いずれも「いつもしている」あるいは「よくしている」と答えた人は約3割から5割にとどまっていました。さらに、このようなスキルを学ぶ機会がなかったと回答した人が4割以上いました。そのため、誰もがこれらのスキルを身につけられるような環境づくりが必要です。

　また、情報評価や意思決定のスキルが不足している人は、意思決定に必要な信頼性の高い情報を十分に得られていない可能性があります。パンデミックをコントロールするためには、透明で誠実なコミュニケーションが重要です。信頼性が高く、わかりやすい最新の情報を入手し、意思決定ができるようなウェブサイトやソーシャルメディアの開発が望まれます。日本では、米国のCDC（疾病管理予防センター）に相当する組織がなく、感染症やパンデミックが発生した際にここに行けばという情報源が明確でないため、この問題も考える必要があるでしょう。わかりやすい情報やサービスの提供に加え、特に意思決定スキルが不足している人に対しては、意思決定を支援するしくみが求められます。

ただし、予防行動と情報評価や意思決定のスキルは関連があるとはいえ、相関係数は、0.24と0.30であり、必ずしも強い関連ではありませんでした。これは、これらのスキルが低くても、予防行動をしている人がいることが推察されます。COVID-19の流行時においてマスクをすることは、自分や他の人の感染を防ぐという理由だけでなく、他の人がしているからという理由で説明できると報告されています[31]。周囲に同調するという場合、何となく周りに合わせるのが習慣であったり、他者の目を考えると他に選択肢がないと感じてしまったりするという可能性があります。このような場合には、自分で情報に基づいて合理的に意思決定しているとは限りません。さらに、合理的ではない行動の中には、リスクを恐れるあまり、健康上の理由があるかもしれないのにマスクなどをしていない人を非難する行動もあります。やはりより多くの人が意思決定のスキルをもとに行動できたほうが、信頼関係に基づくソーシャルキャピタルの醸成のためにも望ましいでしょう。

先述したように、ヘルスリテラシーは測定して変えられる健康の社会的決定要因だといわれます[32,33]。そもそも教育は健康の社会的決定要因の代表的なものですが、情報評価と意思決定のスキルを学べていないことが健康格差やリスクへの過剰な反応につながるとすれば大きな問題です。子どもの頃からそれらは教えられるべきですし、大人になっても学べる環境をつくることが望まれます[8]。

15.3 COVID-19によるヘルスリテラシーの第4の波

Ⓐ ヘルスリテラシーの第3の波

COVID-19への対応では、経済を回すことの是非やマスク装着をめぐる対立、病院や保健所のあり方など、健康の社会的決定要因との関係が切り離せません。ヘルスリテラシーについての見方では、健康の社会的決定要因に注目するのは、第3の波であるという指摘があります[34]。第3の波という言葉は、米国の未来学者アルビン・トフラーが名著『第三の波（The Third Wave）』（1980年）で、現在のような情報化社会の到来を予測して以来、新たな時代の登場を示すときなどに用いられます。本書で紹介

してきたヘルスリテラシーの概念全体を改めて整理する作業にもなるので紹介してみます。

第1の波では、医療者が、いくら適切に情報を提供したつもりでも適切な行動が起こりにくいのは、対象の立場に立った方法でできていないからで、そのことをリスクとするものです[35]。第2の波では、WHOのヘルスプロモーションで強調されている、健康の公平性、平等性、エンパワーメントの観点から、個人、グループ、コミュニティが、健康の決定要因をコントロールするために必要なものとして、ヘルスリテラシーを資産（asset）として捉えるものです[35]。元々リスクと資産という2つの見方を示したのはナットビームで、それを2つの波に当てはめています。第3の波では、健康の社会的政治的決定要因に関する情報を、理解し、行動できるために必要な力に注目しています。ヘルスプロモーションにおける健康の決定要因として、個人のライフスタイルの選択の背景にある"原因の原因"への新たな認識を必要とするものです。これはWHOの健康の社会的決定要因委員会[36]の提言と共通するものです。誰もが健康の専門家であり、健康の民主化すなわちすべての人々の意思決定で社会の健康がつくられることへの着目だとされています[34]。

Ⓑ ヘルスリテラシーの第4の波

この第3の波を踏まえた形で、キックブッシュ[37]はCOVID-19のパンデミックによって、さらに第4の波を考える必要があると提案しました。そして、今求められるヘルスプロモーションのための対策は4つあるとしています。それは、1）科学リテラシーの向上、2）インフォデミックへの対応、3）健康データ抽出への対応、4）ヘルスリテラシーの政治的側面への対応です（図15.3）。

ⅰ）科学リテラシーの向上

1つ目は、このパンデミックによって、ヘルスリテラシーはいかにその基礎となる数的能力（ニュメラシー）や科学リテラシーを必要としているかが明らかになったとしています。連日、COVID-19に関して、発生率、死亡率、指数関数的な増加などの様々な数値が報道されました。ワクチン接種率などの対応のスピードや優先順位などを表す数値は、政治家を判断する材料になると述べています。また、普段からの備えや予防が重要であるという、公衆衛生すなわちみんなの健康の基本的な知識がいかに大

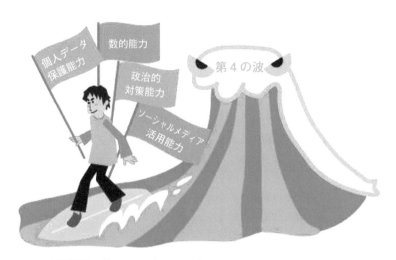

図15.3　第4の波で求められる能力（サイト「健康を決める力」より）

事かを示しました。特に重要な意思決定者におい
て、予防的な介入に関するヘルスリテラシーが欠如
していたことが、COVID-19の拡大要因の1つであ
るとしています。

　日本でも、都道府県によって知事の対応が異な
り、メディアでは知事の発言とともに様々な数値が
比較できる形で提供されました。国内だけでなく、
国によっての数値の違いも大きくありました。しか
し、検査が増えれば陽性者が増えるなどの検査体制
の違いなど、分母の違うものを比較していないかな
ど、病気の予防の考え方が必要な場面は多くありま
した。

ⅱ）インフォデミックへの対応

　インフォデミックは、不適切な行動を引き起こし
たり、行政や専門家への不信感を与えて、社会全体
に影響する可能性があります。政治的な意思決定に
不信感を抱かせるような、悪意のある偽情報が世界
中に拡散されています。例えば、国際的な反ワクチ
ン団体が活用するのはエコーチェンバー現象（自分
に似通った考えの人々とのコミュニケーションに閉じこ
もった状況）で、これによって偽情報に引き込まれ
てしまうことについて触れています。それは、ヘイ
トスピーチにつながったりして、民主的に会話する
のが難しくなり、背景に市民リテラシー（p.8コラム
参照）の低下もあって、民主主義が世界的に脅かさ
れている中では危険な展開だとしています。

　日本でも、メディア、専門家、政治家、テレビの
ワイドショーなどで流れた情報の信頼性を確認でき

るか、それによって適切な行動を選択するような意
思決定ができるかが問われます。発言する人や組織
によって異なる内容も見られた中では、従来のヘル
スリテラシーだけでなく、ソーシャルメディアの活
用スキルも求められました。エビデンスに基づかな
い情報や、エビデンスがあるように装った情報が散
見されたため、複数の情報源を見比べたり引用のチ
ェックをしたりなど、より一層の判断力や意思決定
能力が問われるでしょう。第14章のコラム「人が
誤った健康情報をシェアしてしまうのはなぜ？」
（p.196）の内容をしっかりと意識化したいものです。

ⅲ）健康データ抽出への対応

　3つ目の健康データ抽出への対応については、デ
ジタルヘルスリテラシーには新しい側面が登場して
いるので、それを批判的ヘルスリテラシーに追加す
べきだとしています。ネット上で健康情報を得た
り、健康についてやりとりしたり、健康をモニタリ
ングするアプリは便利ですが、それによってつくら
れたデータは、プライバシーの規則もなく、ソーシ
ャルメディアの会社によって営利目的で抽出されて
いると指摘しています。実際、各国は健康データに
関連して民間企業と取引をしていて、例えば、イス
ラエルはCOVID-19のワクチンを早く手に入れる
ために、ファイザーへ集団免疫を研究するためのデ
ータを提供しました。健康データとともに、クレジ
ットカードの記録、スマートフォンの位置情報、検
索履歴、アプリのアクティビティ、ソーシャルメデ
ィアの投稿なども抽出されているため、いかに自分

を守るために法的な対策が必要かを知る必要がある
としています。

iv）ヘルスリテラシーの政治的側面への対応

　4つ目のヘルスリテラシーの政治的側面への対応
については、まずヘルスリテラシーは常に政治的側
面を持っているとしています。COVID-19のパン
デミックでも、デジタルソリューションを推進し、
デジタル診察の増加といった有益なものをもたらし
た反面、それに公平なアクセスができるかは問題で
すし、デジタルトラッキング、予防接種や陰性証明
を示すデジタル証明書は、人権やプライバシーへの
懸念などから、その使用は激しい政治的議論の対象
であるとしています。情報やデータは、制限や規制
なしに国境を越えていて、グローバルな側面を持っ
ています。特に国境を越えた反ワクチン接種キャン
ペーンは本当に危険だとして、ヘルスリテラシーが
いかに政治的なものになっているかと指摘していま
す。

　ヘルスプロモーションにとって、ヘルスリテラシ
ーをこれらの新しい政治的側面とともに再検討する
ことは、「Health in All Policies（すべての政策に健
康の視点を）」を新しい次元に拡大して、それに伴う
政治的課題を引き受けることだと締めくくっています。

　これら4つについて共通しているのは、この10
年の世界的なソーシャルメディアの普及を伴う、デ
ジタル化による情報とコミュニケーションの変化の
影響です。その便益とともにリスクを抱えている状
況に対処するためには、グローバルな視点から、保
健医療のみならず、家庭や地域、学校、企業、政治
が、ともにヘルスリテラシーのために行動する必要
があるといえるでしょう。

◉ 社会的ワクチンとしての批判的ヘルスリテラシー

　先述したWHOのテドロスの発言[1]の締めくくり
は「今は恐怖ではなく、事実が必要なときです。噂
ではなく、合理性が求められるときです。今こそ、
スティグマではなく、連帯のときなのです。」とな
っています。このため、パーカリとオカン（Okan）[5]
は、COVID-19においては、連帯責任や社会的責
任をヘルスリテラシーに含める必要があるとしてい
ます。それは、情報やサービスを利用する人々だけ
でなく、それらを提供しアクセスできるようにする

人々の両方だとしています。そして、アブデル-ラ
ティフ（Abdel-Latif）[27]は、こうした連帯・社会的責
任と疾病予防の理由を理解できるヘルスリテラシー
を国民が身につけるためには、国がその向上に投資
し、評価して、社会の健康に関する環境と政策を強
化する必要があると指摘しています。

　オカンら[12]は、COVID-19をヘルスプロモーシ
ョンの視点でみれば、そこで提唱されていた社会的
ワクチン（social vaccine）と呼ばれる概念が、政治
や社会を変化させる力である批判的ヘルスリテラシ
ーに当てはまっているとしています。社会的ワクチ
ンとは、それを2009年に提案したバウム（Baum）
ら[38]の定義をかみ砕いて言い換えれば、政府など
が、病気を引き起こすような社会のありかたを変え
るために人々に働きかける手段です。ワクチンとは
病気にかからないように予防するものなので、社会
的ワクチンは、社会すなわち人々誰もが病気になら
ないように行動するという意味です。わかりやすい
例としては、有害な製品に対する広告の規制が挙げ
られています。健康のことは、どうしても医学中心
になりやすく、ヘルスプロモーションの社会的な見
方を強調するための比喩として役に立つとしていま
す。社会的なものをワクチンという医学的なものに
例えることで、医学が持つ力を借りることができま
すし、健康の社会的決定要因が政治的なものであ
り、あまり科学的なものと見られないため、政策に
もワクチンと同様にエビデンスが大事なことを知っ
てもらうためだとしています。

　この言葉は、当時を含めてそれ以降あまり普及し
てこなかったと思いますが、バウムらは、
COVID-19のパンデミックが起こったことで2022
年の今こそ社会的ワクチンが必要だとしていま
す[39]。COVID-19は、国内および国家間の深い社
会的断層を明らかにし、貧困、不安定な雇用、借
金、障害、ホームレス、ソーシャルキャピタル（信
頼できるつながり）の不足が、破壊的な影響をもた
らしたとしています。ホームレス、移民、難民は、
社会的距離を置いたり、十分な手洗いをすることが
できない状況で生活していて、米国では、アフリカ
系アメリカ人が白人よりも高い割合で死亡している
と述べています。多くの豊かな国々では、政府は職
を失った人々や失う恐れのある人々への所得支援を
行っていますが、低・中所得国ではそのような支援

表15.2　社会的ワクチンの4つの構成要素

1) 安心できる生活	すべての人にヘルスサービス、所得、雇用、住宅、エネルギーを保証
2) 公平な機会	すべての人に健康的な生活の選択肢を提供するなど
3) 住みやすく、生物多様性を維持する地球	炭素排出ゼロへの迅速な移行など
4) 公正なガバナンス	すべての政治プロセスにおける透明性と説明責任など

は受けられないと指摘しています。

　こうした中、医学的なワクチンは病気に対する免疫の働きを助けますが、社会的ワクチンは、健康に悪い影響を与える社会的・経済的構造や、プロセスに抵抗し変化させるコミュニティの力を高めるための、政府の介入や規制であるとしています。オカンら[12]も、COVID-19に対処して克服するために、社会的ワクチンとして政府や非政府組織によるヘルスコミュニケーション、教育、マスメディアキャンペーン、健康の決定要因に基づくプログラムなどの介入を活用することが必要だとしています。

　社会的ワクチンは、個人ではなく集団に適用され、教育、雇用、福祉、住宅など、健康に影響を与える複数の部門に適用されなければならないといいます。そのターゲットは、世界的な健康と公平性のための4つの構成要素（表15.2）があるとされています。

　社会的という言葉を医学的なものと結びつけるのは、社会的処方（social prescribing）とも共通しています。それは健康の社会的決定要因の視点から、英国を中心として、家庭医などの医療者が、患者を地域における多様なグループや組織などの地域資源に橋渡しして、患者の自立を支援するしくみです。日本においても、社会的処方については、COVID-19への対応において高齢者を孤立させないためにも重要だと指摘されています[40]。

　また、バウムら[39]は、社会的ワクチンの核となる公共政策ができるためには、市民社会による多大なアドボカシー（権利擁護、主張）が必要だとしています。例えば、米国における奴隷制の廃止、女性の権利、公民権などのような社会運動を参考にすべきだといいます。そして、COVID-19のパンデミックはいつ終息するとしても、社会的ワクチンが開発され適用されない限り、それによって浮き彫りになった不公平は残るとしています。それは、健康的で公正かつ楽しくて持続可能な新しい生活様式を

可能にして、ますます不健康で持続可能性がなく平等でなくなる世界に逆戻りすることから未来の社会を守る、予防接種になると述べています。

　日本においても、COVID-19による直接的な健康被害のみならず、社会的経済的影響もあり、所得や資産の格差拡大、感染者や医療者などに対する偏見や差別、非正規雇用の多い女性や子どもの自殺の増加なども指摘されました。自殺の背景には、著名人の自殺および自殺報道の影響も指摘されています[41]。社会的ワクチンという言葉が根付くかはわかりませんが、様々な社会的側面に対して働きかけられる批判的なヘルスリテラシー、健康の社会的決定要因としてのヘルスリテラシーが求められているのは間違いないでしょう[8]。

15.4　COVID-19に関する意思決定ガイド

　COVID-19のような新たな事態においては、意思決定スキルが不足している人に対して、どれを選んだらよいか難しい意思決定を支援するためのガイドが効果的です。国際的な動きは早く、すでに意思決定ガイドが開発されてきています。オタワ病院研究所はCOVID-19パンデミックの間に、老人ホームや介護付き住宅から家族（または友人）の家に移るかどうかのガイドを開発しています[42]。また、コロラド大学医学部は、COVID-19において資源が不足しているときに生命維持装置を利用するかのガイド[43]、米国老年医学会は、パンデミック時に、人と交流したり家の外での活動に参加したりするかのガイドを開発しています[44]。

　ここでは、米国老年医学会のガイド（図15.4）について詳しく見てみます。COVID-19では高齢者や基礎疾患のある人など、重症化のリスクが高いと指摘されている人は、これまで通り気軽に人と会うわけにはいかないでしょう。地域によって感染状況

2 | **Identify what is important to you**

Before you make a choice about whether or not to participate in the activity you are considering, please take a moment to think carefully about what is important to you. Take a few minutes to think about how important each of the listed options are to you, and rate them on a scale of 1 (does not matter) to 10 (matters a lot).

▶ **What matters to me in making this decision**

	Does Not Matter									Matters a Lot
	1	2	3	4	5	6	7	8	9	10
Reducing my risk of becoming ill with COVID-19	1	2	3	4	5	6	7	8	9	10
Not making other people ill with COVID-19	1	2	3	4	5	6	7	8	9	10
Taking part in activities that give my life meaning	1	2	3	4	5	6	7	8	9	10
Spending time with people who are important to me	1	2	3	4	5	6	7	8	9	10

図15.4　人との交流や家の外での活動に参加のガイド　何が大事か（Matter）のコーナー[44]（許可を得て掲載）

が変化したり、新しい研究で発見があって推奨される行動が変わったりすることもあります。時間の経過によって情報に変化があると、友人や家族を訪問するか、公共の場での活動に参加するかを考えるうえでは、混乱や不安を感じても無理はありません。

開発された意思決定ガイドは、インターネット上でPDFファイルの形で提供されていて、質問に順に回答していけば、どう行動するか考えられるようになっています。ただし、この意思決定ガイドを使う前には、マスクをつけず、距離を保っていないと、ウイルスに感染したり、他の人に感染させたりするリスクが高くなると理解しておくことが重要だと書かれています。まず、選択肢を明らかにするために、参加しようとする活動の内容を書いたあとに、その機会は今後どの程度あるかについて「絶対ない（今だけかもしれない）」「たまに」「ときどき」「しばしば」の4つから選びます。

そして次は、自分の価値観を明らかにするコーナーがあります。それは「新型コロナウイルスによる病気になるリスクを減らす」「他の人を新型コロナウイルスによる病気にしない」「自分の人生に意味を与える活動に参加する」「自分にとって大切な人と時間を過ごす」の4つです。それぞれについて、「全く重要でない」が1点、「とても重要である」が10点として、1〜10点の当てはまる数字に丸をつけます。前半2つは病気になるリスクで、後半2つは「生きがい」ともいえる内容になっています。す

でに第9章で述べたように、どれも大事だからと、すべて10点にしてしまっては決められません。大事さの程度を表す価値観が重要であることがわかります。

そのあとに、リスクを高めるものを知り、それを減らす方法を明らかにするコーナーがあります。米国のCDC（疾病管理予防センター）やWHOが報告している、ぜんそく、肺疾患（COPD）、糖尿病など重症化するリスクの高い疾患や、喫煙といった状況など、18項目から当てはまるものにチェックをつけます。

次に、外出する手段にチェックをつけます。徒歩、自転車や自家用車なら低いリスク、知人の車やタクシー、ライドシェア（相乗り）などは中程度のリスク、公共交通機関は高いリスクとなっています。

さらに、YesまたはNoで答える質問で、リスクを高める状況や行動が並んでいます。例えば、「そこにはたくさんの人（例えば10人以上）がいそう」「全部または一部の時間を室内で過ごす」「手洗いや消毒が難しそう」「人が歌ったり、叫んだりする（スポーツイベント、宗教的な礼拝など）」「人が運動をする」「人が食事をしたり、食べ物や飲み物をシェアしたりする」「行く予定の地域では、COVID-19の報告件数が多い」などです。Yesの数を数えて、それが多いほどリスクが高いと知らせています。

最後は、この意思決定を支援してくれる人は誰

か、自分で決められると思うか、もっとサポートや情報が欲しいか、などの確認があります。注意書きとして、このガイドは、医療者のアドバイスにとって代わるものではなく、あくまで意思決定を進めるにあたって必要な情報を提供するものであると明記されています。

文献

1) Ghebreyesus TA. Munich security conference. World Heal Organ Genebra. 2020;15.

2) World Health Organization. Infodemic. Accessed January 25, 2021. https://www.who.int/health-topics/infodemic

3) McElhinney E. COVID19 Infodemic: A Tsunami of Health Literacy Issues. Evidence-Based Nursing blog. Published 2020. Accessed January 17, 2021. https://blogs.bmj.com/ebn/2020/07/19/covid19-infodemic-a-tsunami-of-health-literacy-issues/?utm_campaign=shareaholic&utm_medium=twitter&utm_source=socialnetwork

4) Košir U, Sørensen K. COVID-19: the key to flattening the curve is health literacy. Perspect Public Health. Published online July 10, 2020: 175791392093671.

5) Paakkari L, Okan O. COVID-19: health literacy is an underestimated problem. Lancet Public Heal. 2020;5(5):e249-e250.

6) Rudd R, Baur C. Health literacy and early insights during a pandemic. J Commun Healthc. 2020;13(1): 13-16.

7) The Community Health Literacy Project. Accessed June 6, 2022. https://communityhealthliteracyproject.org/

8) 中山和弘. 健康の社会的決定要因としてのヘルスリテラシー. 日本健康教育学会誌. 2022；30(2)：172-180.

9) Nakayama K, Osaka W, Togari T, et al. Comprehensive health literacy in Japan is lower than in Europe: a validated Japanese-language assessment of health literacy. BMC Public Health. 2015;15(1):505.

10) Sørensen K, Van den Broucke S, Pelikan JM, et al. Measuring health literacy in populations: illuminating the design and development process of the European Health Literacy Survey Questionnaire (HLS-EU-Q). BMC Public Health. 2013;13(1):948.

11) Duong TV, Aringazina A, Baisunova G, et al. Measuring health literacy in Asia: validation of the HLS-EU-Q47 survey tool in six Asian countries. J Epidemiol. 2017;27(2):80-86.

12) Okan O, Messer M, Levin-Zamir D, Paakkari L, Sørensen K. Health literacy as a social vaccine in the COVID-19 pandemic. Health Promot Int. Published online January 12, 2022.

13) nippon.com. 新型コロナ騒動から考える日本人の「ヘルスリテラシー」. Published online April 1, 2020. Accessed June 6, 2022. https://www.nippon.com/ja/in-depth/d00551/?cx_recs_click=true

14) 鈴木理香子. 新型コロナを伝えるワイドショーや情報番組とうまく付き合うには. 論座. Published online May 8, 2020. Accessed June 6, 2022. https://webronza.asahi.com/culture/articles/2020050700011.html

15) McCaffery KJ, Dodd RH, Cvejic E, et al. Health literacy and disparities in COVID-19-related knowledge, attitudes, beliefs and behaviours in Australia. Public Health Res Pract. 2020;30(4):30342012.

16) Okan O, Bollweg TM, Berens EM, Hurrelmann K, Bauer U, Schaeffer D. Coronavirus-related health literacy: a cross-sectional study in adults during the COVID-19 infodemic in Germany. Int J Environ Res Public Health. 2020;17(15):5503.

17) Rosário R, Martins MRO, Augusto C, et al. Associations between COVID-19-related digital health literacy and online information-seeking behavior among Portuguese university students. Int J Environ Res Public Health. 2020;17(23):8987.

18) Riiser K, Helseth S, Haraldstad K, Torbjørnsen A, Richardsen KR. Adolescents' health literacy, health protective measures, and health-related quality of life during the Covid-19 pandemic. Pakpour AH, ed. PLoS One. 2020;15(8):e0238161.

19) Wong JYH, Wai AKC, Zhao S, et al. Association of individual health literacy with preventive behaviours and family well-being during COVID-19 pandemic:

mediating role of family information sharing. Int J Environ Res Public Health. 2020;17(23):8838.

20) Leung AYM, Parial LL, Tolabing MC, et al. Sense of coherence mediates the relationship between digital health literacy and anxiety about the future in aging population during the COVID-19 pandemic: a path analysis. Aging Ment Health. Published online January 13, 2021:1-10.

21) Wang H, Cheong PL, Wu J, Van IK. Health literacy regarding infectious disease predicts COVID-19 preventive behaviors: a pathway analysis. Asia Pacific J Public Heal. 2021;33(5):523-529.

22) Gautam V, S D, Rustagi N, et al. Health literacy, preventive COVID 19 behaviour and adherence to chronic disease treatment during lockdown among patients registered at primary health facility in urban Jodhpur, Rajasthan. Diabetes Metab Syndr Clin Res Rev. 2021;15(1):205-211.

23) Nguyen HC, Nguyen MH, Do BN, et al. People with suspected COVID-19 symptoms were more likely depressed and had lower health-related quality of life: the potential benefit of health literacy. J Clin Med. 2020;9(4):965.

24) Nguyen HT, Do BN, Pham KM, et al. Fear of COVID-19 scale—associations of its scores with health literacy and health-related behaviors among medical students. Int J Environ Res Public Health. 2020;17(11):4164.

25) Do BN, Tran TV, Phan DT, et al. Health literacy, eHealth literacy, adherence to infection prevention and control procedures, lifestyle changes, and suspected COVID-19 symptoms among health care workers during lockdown: online survey. J Med Internet Res. 2020;22(11):e22894.

26) Tran TV, Nguyen HC, Pham LV, et al. Impacts and interactions of COVID-19 response involvement, health-related behaviours, health literacy on anxiety, depression and health-related quality of life among healthcare workers: a cross-sectional study. BMJ Open. 2020;10(12):e041394.

27) Abdel-Latif MMM. The enigma of health literacy and COVID-19 pandemic. Public Health. 2020;185:95-96.

28) Nakayama K, Yonekura Y, Danya H, Hagiwara K. COVID-19 preventive behaviors and health literacy, information evaluation, and decision-making skills in Japanese adults: cross-sectional survey study. JMIR Form Res. 2022;6(1):e34966.

29) World Health Organization. Coronavirus disease (COVID-19) advice for the public. Published 2021. Accessed May 21, 2021. https://www.who.int/emergencies/diseases/novel-coronavirus-2019/advice-for-public

30) 厚生労働省. 新型コロナウイルス感染症について. Accessed June 8, 2022. https://www.mhlw.go.jp/stf/seisakunitsuite/bunya/0000164708_00001.html

31) 榊原良太, 大薗博記. 人々がマスクを着用する理由とは. 心理学研究. 2021;advpub.

32) 中山和弘. ヘルスリテラシーとヘルスプロモーション, 健康教育, 社会的決定要因. 日本健康教育学会誌. 2014；22(1)：76-87.

33) Rowlands G, Shaw A, Jaswal S, Smith S, Harpham T. Health literacy and the social determinants of health: a qualitative model from adult learners. Health Promot Int. 2017;32(1):130-138.

34) De Leeuw E. The political ecosystem of health literacies. Health Promot Int. 2012;27(1):1-4.

35) Nutbeam D. The evolving concept of health literacy. Soc Sci Med. 2008;67(12):2072-2078.

36) CSDH. Closing the Gap in a Generation: Health Equity through Action on the Social Determinants of Health. Final Report of the Commission on Social Determinants of Health. 2008. Accessed December 29, 2021. http://whqlibdoc.who.int/publications/2008/9789241563703_eng.pdf

37) Kickbusch I. Health literacy—politically reloaded. Health Promot Int. 2021;36(3):601-604.

38) Baum F, Narayan R, Sanders D, Patel V, Quizhpe A. Social vaccines to resist and change unhealthy social and economic structures: a useful metaphor for health promotion. Health Promot Int. 2009;24(4):428-433.

39) Baum F, Friel S. COVID-19: the need for a social vaccine. InSight＋. Published online 2020. Accessed January 24, 2022. https://insightplus.mja.com.au/2020/36/covid-19-the-need-for-a-social-vaccine/

40) 近藤克則, 飯島勝矢. ［対談］高齢者の健康状態を守るために コロナ禍で求められる社会的処方. 医学界新聞. Published August 24, 2020. https://www.igaku-shoin.co.jp/nwsppr/pdf/3384.pdf

41) 清水康之. 第4回 自殺総合対策の推進に関する有識者会議 コロナ禍における自殺の動向. 2021. https://www.mhlw.go.jp/content/12201000/000851986.pdf

42) Ottawa Hospital Research Institute. Available Ottawa Patient Decision Aids. Accessed May 26, 2022. https://decisionaid.ohri.ca/decaids.html

43) Colorado Program for Patient Centered Decisions. Life support COVID 19. Accessed May 26, 2022. https://patientdecisionaid.org/covid19/

44) Brown LM, Wallick A, Hyer K, Sullivan E, Sobczyk EA. A COVID-19 decision aid: how do I choose when to interact with people or take part in activities outside my home during the pandemic? 2020. Accessed July 2, 2021. https://www.geron.org/images/gsa/documents/GSA_Decision_Aid.pdf

索引

人名索引

著者紹介

中山 和弘
なかやま かずひろ

聖路加国際大学大学院看護学研究科看護情報学分野教授

東京大学医学部保健学科（現 健康総合科学科）卒業、東京大学大学院医学系研究科博士課程（保健学専攻）修了。日本学術振興会特別研究員(PD)、国立精神・神経医療研究センター精神保健研究所流動研究員、東京都立大学人文学部社会福祉学科助手、愛知県立看護大学（現 愛知県立大学看護学部）助教授などを経て、2004 年から現職。

著書に『看護情報学 第 3 版』（分担執筆、医学書院、2021 年）、『健康への力の探究』（共編著、放送大学教育振興会、2019 年）、『看護学のための多変量解析入門』（単著、医学書院、2018 年）、『ヘルスリテラシー―健康教育の新しいキーワード』（共著、大修館書店、2016 年）、『患者中心の意思決定支援―納得して決めるためのケア』（共編著、中央法規出版、2012 年）など。

サイト「健康を決める力」https://www.healthliteracy.jp/ 運営

NDC 498　　239p　　26 cm

これからのヘルスリテラシー
健康を決める 力
けんこう き ちから

2022 年 12 月 6 日　第 1 刷発行
2024 年 1 月 23 日　第 4 刷発行

著　者　中山和弘
　　　　なかやまかずひろ
発行者　森田浩章
発行所　株式会社　講談社
　　　　〒112-8001　東京都文京区音羽 2-12-21
　　　　　　販　売　(03)5395-4415
　　　　　　業　務　(03)5395-3615

KODANSHA

編　集　株式会社　講談社サイエンティフィク
　　　　代表　堀越俊一
　　　　〒162-0825　東京都新宿区神楽坂 2-14　ノービィビル
　　　　　　編　集　(03)3235-3701

本文データ制作　株式会社双文社印刷
印刷・製本　株式会社ＫＰＳプロダクツ